Praxis Thai-Massage

ガイアブックスは
地球(ガイア)の自然環境を守ると同時に
心と体内の自然を保つべく
"ナチュラルライフ"を提唱していきます。

臨床現場で役立てる
タイマッサージ活用法

他の療法と併せて施術効果を上げる
新しいタイマッサージの基本と実践

ウルフ・パーペ 著
(Ulf Pape)

知髙良美 訳

私の内なる創造力に気づかせてくださった
ユルゲン・ツィンマー先生にこの本を捧げます。

Original German edition :
Ulf Pape, Praxis Thai-Massage

©2009 Sonntag Verlag in
MVS Medizinverlage Stuttgart GmbH & Co. KG
Germany

Zeichnungen: Mathias Wosczyna, Rheinbreitbach
Umschlagfotos: Alejandro Lorente, Berlin

重要事項：本書で示したテクニックを用いるときは、使用者（施術者）が安全性に十分配慮してください。患者の体調に少しでも不安があるときは施術を中止し、医師に相談するなど適切な処置をとってください。また、本書で示したテクニックを治療に用いるかどうかの判断は、施術者の責任において行ってください。

注記：本書でいう「中国医学」とは「中国伝統医学（中医学）」を指します。

Anschrift des Autors:
Ulf Pape
Heilpraktiker
Relaxing Art Institute
Praxis und Schulungszentrum für innovative
Massage-und Physiotherapie
Sonnenallee 58
12045 Berlin

まえがき

　東南アジアに滞在していた1992年のことでした。私はある夜、急な発熱に襲われ、ひどい頭痛と全身の筋肉痛に苦しみました。体をわずかに動かすことさえつらい状態でした。私のそんな様子を見た人が、その土地に住む中国人マッサージ師の治療を受けたらどうかと勧めてくれました。目が不自由なその女性マッサージ師は、とびぬけて腕が良いと評判だというのです。とにかく楽になりたかった私は、そのマッサージ師に望みを託しました。

　彼女は流れるような動作で、まず私の体の表面に軽く触れました。最初はゆっくり、様子をうかがうような手つきでした。ところが、やがてあちこちの痛む個所を容赦なく押し始めました。押す手段は指だけではありません。ひじ、指の関節、そしてひざまでもが動員されました。彼女は、押しながらさらに私の手足を痛みの限界まで伸ばします。私は叫び声を上げそうになるのをこらえようと、深く、あえぐように息をしていました。

　治療は1時間ほどで終わりました。すると体がふわふわと浮いているように感じたのです。そこら中がひりひりとしてはいましたが、深く静かに呼吸できるようになっていました。そしてあの筋肉痛がすっかり消えていたのです。マラソンで完走できるのではと思うくらい私の気分は良くなっていました。

　この体験は私を捕らえて離しませんでした。そして「マッサージ」という課題に取り組むことにしたのです。古典的医学マッサージに加えて、指圧や推拿、リバランシング、ジョイント・ポジション、ロルフィング、足裏マッサージなど、さまざまな療法を試しました。さらにはハワイ流のロミロミやアーユルヴェーダまで試してみたのです。その中には納得のいくものもいくつかありましたが、期待はずれの療法もそれ以上に多くありました。それは、先に述べたような強烈な体験が私の物差しとなっていたからです。数年して、ようやくタイでそれによく似た療法と出会いました。他のいろいろな療法を試すうちに、私は押圧とストレッチとの組み合わせ、体を使うテクニックと押圧の強さの共働の二つはどうしても欠くことができないと思うようになっていました。まさにこれはタイ式マッサージの基本そのものだったのです。

　以来、私は長年の治療経験と蓄えた専門知識をもとにタイ古式マッサージを発展させてきました。この本では、タイ古式マッサージの施術法そのものを紹介するのではなく、より高い治療効果をひき出す施術方法を示しました。本書で述べるタイ式マッサージの作用原理が従来のマッサージ療法や理学療法に取り入れられて、それらの療法の効果がさらに高まることを願っています。

ウルフ・パーペ

目　次

まえがき　　v

I　基礎

第1章　タイ古式マッサージ　　2
- 1.1　歴史　　2
- 1.2　文化的背景と現状　　2
- 1.3　展望　　3

第2章　統合タイ式マッサージ　　5
- 2.1　作用の原理　　5
  - 2.1.1　時間的制約による施術範囲の限界　　6
- 2.2　組み合わせが可能な治療形態　　7

第3章　タイ古式マッサージの治療的効果　　8
- 3.1　有効性の基本を成す施術のポイント　　8
  - 3.1.1　受動的ストレッチ　　8
  - 3.1.2　押圧法　　9
  - 3.1.3　無自覚的なトリガーポイントの治療　　9
- 3.2　押圧法の効能とタイ式マッサージとの関係　　10

第4章　複合的な効果を生む他の治療法との組み合わせ　　13
- 4.1　「等尺性収縮後リラクセーション」との統合　　13
- 4.2　意識的ストレッチおよびトリガーポイント治療との組み合わせ　　13
- 4.3　クラシック・マッサージとの組み合わせ　　14
- 4.4　マニピュレイティブ・マッサージによる効果の増大　　14
- 4.5　指圧との統合　　15
- 4.6　推拿との統合　　15
- 4.7　手足の反射区マッサージとの統合　　16
- 4.8　タイ式マッサージとウェルネス　　16

第5章　患者との治療上の距離と押圧の強さ ... 17

第6章　禁忌 ... 19

第7章　統合タイ式マッサージのいろいろな施術の型 ... 20
7.1　施術者自身の体を使った固定法 ... 20
7.2　床の上で行う伝統的な施術 ... 22
7.3　施術台の上で行う施術 ... 26
7.4　可動式マッサージ椅子を使った施術 ... 27

II　実践

第8章　伏臥位への施術 ... 33
8.1　体への触れ方 ... 33
8.1.1　足に触れる ... 33
8.1.2　仙腸関節と腰椎下部に触れる ... 33
8.2　四肢の牽引 ... 34
8.2.1　上肢を牽引する ... 34
8.2.2　下肢を牽引する ... 34
8.3　足への施術 ... 35
8.3.1　足踏みのテクニックを使って両足を押圧する ... 35
8.4　手を使った足への押圧 ... 36
8.4.1　足を面で左右同時に押圧する ... 36
8.4.2　腎経1番を左右同時に押圧する ... 38
8.4.3　足を左右同時に押圧する ... 38
8.5　背中への施術 ... 38
8.5.1　臀部のうっ滞を取る ... 39
8.5.2　背面下部を伸展させる ... 41
8.5.3　脊椎傍をたたく ... 41
8.5.4　腕の陰経を手のひらで押す ... 42
8.5.5　尾骨から脊椎傍に沿って手のひらで押す ... 42
8.5.6　脊椎傍を手のひらで外側に伸ばしながら押す ... 43
8.5.7　上部胸椎から脊椎傍に沿って手のひらで押す ... 44

8.5.8	膀胱経を親指で押圧する	45

8.6 背面上部と首筋にある重要な経穴とトリガーポイントの治療 46
8.6.1	背面の主要な経穴とトリガーポイント	46
8.6.2	背面上部の主要なトリガーポイント	48
8.6.3	背面下部と臀部の主要な経穴	49
8.6.4	背面下部の主要なトリガーポイント	50
8.6.5	連続して施術する	51

8.7 腕を伸ばして行うテクニック 51
8.7.1	左右同時に牽引する	51
8.7.2	両腕を伸展させて首筋を治療する	52

8.8 肩甲骨の脇と下を押圧、牽引する 52
8.9 ダイナミックに肩を回す 53

第9章　仰臥位への施術　　55

9.1 足に触れる 55
9.2 下腹部に触れる 55
9.3 四肢の左右同時牽引 55
9.3.1	上肢を牽引する	55
9.3.2	下肢を牽引する	56

9.4 足の関節と筋肉を柔軟にする 56
9.5 脾経の押圧 57
9.5.1	下肢の脾経を手のひらで押す	57
9.5.2	下肢の脾経を親指で押す	58
9.5.3	下肢の脾経の主要な経穴を治療する	59

9.6 大腿と前脛骨筋の押圧 60
9.6.1	下肢の胃経を手のひらで押す	61

9.7 胃経を親指で押す 61
9.7.1	下肢の胃経にある主要な経穴を治療する	62

9.8 内転筋の軽いストレッチを伴う押圧と肝経下部の治療 63
9.8.1	曲げた脚を手のひらで押す	63
9.8.2	曲げた脚の肝経下部を治療する	64
9.8.3	下肢にある主要な肝経の経穴	64

9.9 足底でハムストリングスを押圧する 65
9.10 ふくらはぎを押圧する 66

9.11	ふくらはぎとハムストリングスのコンビネーション・ストレッチ	66
9.12	てこの原理を応用して腰椎傍を押圧する	67
9.12.1	てこの原理を応用した腰椎傍への押圧と腹部の押圧とのコンビネーション	67
9.13	短時間で行う上部陰経の治療	67
9.13.1	上肢の陰経を治療する	70
9.13.2	胸部を押圧する	71
9.14	手のストレッチと押圧	73
9.15	手首を柔軟にする	74
9.16	手の主要な筋肉の押圧・トリガーポイント治療・可動化	74
9.16.1	リズミカルに押圧しながら手の動きを良くする	74
9.16.2	前腕と手を可動化すると同時に主要な経穴を押圧する	75
9.17	腕を大きく回す	83

第10章　側臥位への施術　　84

10.1	仰臥位から側臥位へのつなぎのテクニック	84
10.1.1	股関節を回す	84
10.1.2	大腿四頭筋と前脛骨筋を同時にストレッチする	84
10.1.3	等尺性収縮後リラクセーションを用いたハムストリングスと腓腹筋のコンビネーション・ストレッチ	84
10.2	ねじって体側をストレッチする	85
10.3	大腿側面の胆経を治療する	86
10.3.1	大腿部の胆経を治療する	86
10.3.2	個別の経穴を治療する	87
10.3.3	個別のトリガーポイントを治療する	87
10.4	体位を戻すための回旋	88
10.5	展望	88

第11章　座位への施術　　90

11.1	仰臥位から座位への移行	90
11.2	頭部の指圧	90
11.2.1	リズミカルに頭部を押す	90
11.3	僧帽筋下行部を手のひらで押す	91

11.4	僧帽筋下行部へのリズミカルなタイ式押圧と胆経21番の治療	92
11.5	大胸筋の準備的ストレッチと広背筋、腰方形筋、脊柱起立筋の境目の押圧	94
	11.5.1　膝を使った脊椎傍の押圧と胸部のストレッチ	94
11.6	腕の外転	95
11.7	ダイナミックな伸展のテクニック	96
11.8	簡易な胸筋のストレッチと肺経の活性化	97
11.9	「フレキシブルなヘッドレスト」を使った押圧とトリガーポイント治療	98
11.10	菱形筋のストレッチ、押圧、トリガーポイント治療	102
11.11	腰椎傍への押圧と同時に行う胸郭のストレッチ	103

第12章　頭頸部の治療　　105
12.1	首筋のマッサージ	105
12.2	頭部の回旋を促す連続治療	105

第13章　顔面の押圧　　108
13.1	顔面の主要な経穴	108
13.2	短時間でできる押圧法	109

III　代表的な施術のプロセス

第14章　施術の進め方　　112
14.1	一次性頭痛の治療方法	112
	14.1.1　一次性頭痛	112
	14.1.2　偏頭痛、頚椎原性頭痛、緊張型頭痛	113
	14.1.3　頭痛患者への施術例	115
	14.1.4　施術例の解説	126
14.2	施術台を使って行う腰痛治療	127
	14.2.1　腰痛患者への施術例	127
	14.2.2　施術例の解説	133

第15章　付録　　134
　図版の典拠　　134
　参考文献　　134

索引　　136

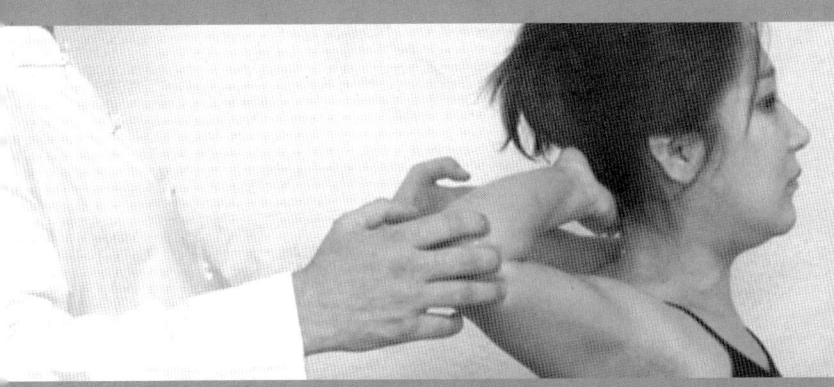

基礎 I

第1章　タイ古式マッサージ

　タイ古式マッサージ（＝ヌアット）は、リズミカルな押圧と、ヨガをとり入れた受動的なストレッチが相乗的に効果を発揮します。このマッサージ療法は押圧マッサージともヨガマッサージとも呼ばれ、タイ・ヨガマッサージという呼び方もされています。タイ古式マッサージとは、いくつもの型、スタイルをもったタイ式治療マッサージの集合概念なのです。

1.1　歴　史

　タイ式マッサージのルーツにたどり着くには、3500年ほど遡らなければなりません。その起源は仏教が起こる以前の時代にあり、場所も今のタイ国とは違っていました。

　さらにそのずっと前に、古代インドの高度文化の中でアーユルヴェーダ医学が生まれました。この医学に関連して描かれたタイの古い絵をエネルギーラインとチャクラに注目して見ると、インド由来の特徴が目立ちます。しかし、今日行われている多種多様なタイ式マッサージの中でも、特に仏教文化の影響を受けて形成されたものは、インド発祥のアーユルヴェーダ・マッサージとはほとんど似るところがありません。

　伝説によれば、インドのマガダ王国から来た宮中医で仏教徒のジヴァカ（紀元前500年頃）がタイ式マッサージの創始者であるということです。このジヴァカは実在した人物で、今日のタイでは神のように崇拝されています。仏教の聖典であるパーリ聖典もジヴァカについて何度も触れています。彼は仏教の祖、釈尊の弟子であり、たいへん優れた治療師でした。

　今日では、紀元前後にかけて、旅僧を通じてインド医術のさまざまな考え方が現在のタイに持ち込まれたのではないかと考えられています。今では少数派となったクメール人の文化が勢いをもっていた時代でした。今日のタイ人の祖先は7世紀頃に中国から入ってきて、中国医学の豊富な知識の一部を、当時支配的だった医術に融合させました[38] *以下[　]数字は巻末の参考文献番号。この流れをくんだ系統は、やはり今日のタイ式マッサージのエネルギーライン、中でも押圧ポイントに影響を与えており、その位置取りには多くの点で中国との関係が表れています。今日のような形のタイ古式マッサージは、その解釈も含め、この時代に起源をもっているとされています。

　タイ式マッサージを体験した最初のヨーロッパ人はあるフランス人外交官で、1690年のことでした。彼は次のように述べています。

　「サイアム（タイのこと）で病気になると、熟練の治療師によって体中を痛めつけられる。治療師は患者の体の上に襲いかかって、そこら中を足で踏んづけるのだ」[38]

　タイ式マッサージの治療師は、現在も手や指先だけでなく体の他の部分、すなわち肘や膝、こぶしや指関節、足、手の縁、尺骨まで使って押圧します。何世紀も前の外国人訪問者を怖がらせたこの施術法は、今もなお一部の治療師によって行われています。この伝統的な方法は、一方で治療師の疲労や関節の磨耗を防ぐ効果ももっています。患者自身は体を伸ばしたりツボを押されたりと、さまざまな刺激を体に受けることを通じて、どんどん効果を上げていく治療の徹底性を体感します。このような施術の形態には、治療中にインスピレーションを得たり、技術を向上させたりという施術師にとっての効用もあるかもしれません。しかしながら、タイ古式マッサージの施術師と話をすると、その型どおりの解説や現代医学の知識の貧弱さに、しばしば時間が止まっているような印象をもちます。それは、彼らの知識の大半が、古来から言い伝えられてきた考え方に基づいているからです。

1.2　文化的背景と現状

　タイではごくあたりまえになっているタイ古式マッサージの考え方は、特に医学や自然科学に通じた人たちにとって理解し難いようです。現今の知識水準に照らせば、もう時代遅れとされるような人体のとらえ方が、タイでは非常に優秀な教育機関でも少なからず教えられています。タイのマッサージ師は、ときどき危険この上ない教科書どおりのテクニックを使うことがあります。とはいえ、背骨や手足の関節が動かなくなったりした患者の苦痛がすっかり和らぐ様子を目のあたりにすれば、彼らは国民

の健康維持に一定の貢献をしているといえるでしょう。この二面性をもつ治療術を理解するためには、このマッサージ療法の背景を知る必要があります。

この治療学が目ざすさらに上の目標は、体のバランスが失われ、乱れてしまった「エネルギー」の状態を調和させ直すことです。そのためには、局所的な症状だけにとらわれることなく、身体と精神の総合的な状態を観察することです。この考え方に立って、薬草の活用など、別な視点の治療手段も治療法の一つとして取り入れられています。施術プロセスの中には、必ずといってよいほど深いリラクセーションが取り入れられます。これは治癒を促し、同時に施術による事故のリスクを軽減する効果ももっています。タイ式マッサージでは必ず全身にくまなく施術します。リズミカルに行われるタイ式押圧法は、ヨガから取り入れられたストレッチの他、皮膚の上からの薬草治療としばしば組み合わされます。

加えて、タイ式マッサージには中国医学の経験が融合されて、高い効果が生まれます。タイ式マッサージで「セン」といわれるエネルギーラインは、中国の鍼法・押圧法でいう経絡と似ていますが、タイで考えられているエネルギーの道は、中国と同じように標準化されているわけではなく、もっと大ざっぱに決められ、異なる形で表され、根拠づけられています。ところが、特定の症状に対して治療する標準的な押圧点は、しばしば中国でいわれている経穴と一致します。

文化固有の経験を次代に引き継ぐことの重要性は、タイ式マッサージの施術法においても変わりがありません。経験と知識は世代から世代へ引き継がれていきます。未来のマッサージ師は、幼少の頃すでにマッサージのタッチ一つ一つの感覚を体験していることも多いのです。彼らはタッチのしかたを見よう見まねでどんどん上達させていきます。このプロセスは言葉の上達と同じように、無意識に、あるいは遊び半分に進んでいきます。また、マッサージの動きを練習していくうちに[14]、体の感覚が研ぎ澄まされ、安全性や感受性が高まり、さらには技術も上達していきます。体と体の接触のしかたや、触診のしかたを身につける過程もまた同じです。

タイ式マッサージの施術師は、長い時間をかけて触診の完成度を高めますが、こうして感知力を鍛え、解剖学・生理学の知識がなくてもバランスの悪いところや痛いところを探し出し、鍛えた直観で適切な治療方法を見つけます。このような治療師は、押圧点を正確につきとめることにしばしば並外れた勘を発揮します。また、押圧の強さを患者に合わせて調整し、効率的な治療方法を考え出すたいへん高い能力をもっています。

今日もなお、タイ古式マッサージは仏教文化と密接に結びついており、特に僧院ではよく行われています。しかし、前に述べたような旅僧の影響で、何百年も前から今日に至るまで、僧院の外でもこの治療スタイルが広く受け入れられ、町々、村々に定着し、民間療法の一つとなっています。このような発展は、タイに暮らす仏教徒の多くが、短い期間を修行僧として僧院で過ごすならわし、すなわち常に僧院と「外界」の往き来が行われていることによって支えられて来ました。これは今後も変わることがないでしょう。

今日では、マス・ツーリズムの広がりとともに、タイ式マッサージは客を呼び込む商品となってしまいました。いつの間にかタイ式マッサージが浜辺やホテル、無数の小さな店で行われるようになりました。本来のヌアット・マッサージは観光の呼び物へと変容し、それまで保たれていた質も変化しています。今となっては、本物のタイ式マッサージのプロに出会うことは、人からの紹介や偶然を頼るか、忍耐強く探す以外にほとんど不可能になりました。一方、このような発展にともなって、タイ式マッサージの概念は風俗街でのサービス行為と結びつけられるようになっています。この連想から、本来の治療を目的としたタイのマッサージ文化に対する評価が下がってしまうのです。タイ古式マッサージには「服装規定」があり、専門的な観点からの体間距離が定められています。治療者と患者は風通しのよい長袖の衣服を着て治療時の距離を保ちます。

本来、プロが行うタイ式マッサージを見たり、それを実際に体験することは、非常に魅力的なことです。一つのテクニックが別のテクニックと互いに溶け合い、極東の格闘技のように、まるで踊っているかのような動きをみせます。タイ式マッサージ師は個々のテクニックごとに体の重心を移すので、効果的な押圧をかけることができるのです。その際、背中はまっすぐにし、腕はたいてい伸ばします。ヨガを取り入れた動きでは、施術者の体と患者の体の動きが同調します。ストレッチと押圧は交互に行うこともあれば、同時に行うこともあります。

1.3　展　望

タイ式マッサージの根本的な魅力は、その驚くべき作用と、そこから生まれる優れた治療の成果にあります。ストレッチを加えながら部分的に極めて集中的に行う押圧と、巧みなテクニックとのコンビネーションによって、神経生理学的なプロセスとその影響を受けて活性化された内分泌プロセスが、手技治療の作用メカニズムと共働して効果を上げるのです。特に慢性的な背部痛と頭

痛、関節のトラブルといった症状には、タイ式マッサージのたいへん高い治療効果が期待できます。

加えて、タイ式マッサージは、さまざまな治癒過程を間接的に活性化し刺激する作用を発揮します。治療が終わった後に、患者は「生まれ変わったような感じ」とか、「体が整ったよう」、「エネルギーがみなぎっている」などとよく口にします。痛みの限界まで押圧を施すこともよくありますが、ソフトに押圧することもあります。タイ式施術法は、押圧の強さを変えることによって、全身のリラックスと「健康的な疲労感」をもたらすことができるのです。一連の施術をややソフトに行えば、たいてい鎮静効果のほうが大きくなります。

このような経験や成果は、今日のマッサージテクニックや理学療法の充実に役立ちます。タイでは、伝統的な治療法と近代医学を結びつける試みや、それを基礎に両分野の共同研究を促進しようという提唱がなされ、政府はもとより王室からも支持されています。ここドイツにおいても、将来的には、鍼や押圧法の学問的研究の中でタイ式マッサージが注目されるようになると期待しています。

タイ式マッサージに関する欧米の出版物には、伝承知識が決まりきった解説とともにほとんど無批判に引用されています。そこで次の章では、タイ式マッサージの重要な効能について、そのとらえ方を示すことにします。目的は、タイ古式マッサージの多角的な効果を現代のマッサージ療法、理学療法に統合させることです。それはすなわち、伝統的な治療法と、今日の療法の知識との統合を目指すものといえるでしょう。

第2章　　　統合タイ式マッサージ

　統合タイ式マッサージとは、タイ古式マッサージの作用原理を、専門的なマッサージ療法や理学療法の知識・治療経験と統合したマッサージ法です。

2.1.　　作用の原理

　タイ式マッサージ療法を欧米のマッサージ療法や理学療法に統合させるというテーマは、次に挙げる3つの観点を土台としています。
- 作用の原理
- してはならないこと
- 時間的制約による施術範囲の限界

　統合療法のあり方を考えるときに、次のような観点から整理してもよいでしょう。
- 全身治療の観点
  - 瞑想的な身のこなしと流れるようなダイナミックな動作、施術者の重心移動によるテクニック。
  - 全身の治療。局所的なトラブルも治療する。広範囲に及ぶ神経生理学的な刺激と活性化。それに伴って生じる内分泌の活発化。同時に全身の押圧・牽引・ストレッチにより体と精神の深いリラックス状態を生む。
  - 治療目的に合わせた遠隔ポイントへの施術(頭痛の緩和に効く手足の経穴を押すなど＝全身の反射区マッサージ)。
- 局所治療の観点
  - 局所の押圧と局所の筋肉ストレッチを組み合わせる。以下にこの観点からの治療例を二つ紹介します。

押圧と筋肉ストレッチを組み合わせる局所的な治療
開始の姿勢
　患者はあぐらをかいて施術者の両脚の間に座ります。施術者は患者の後ろ側で膝をつき、脚をやや開きます。このとき背中はまっすぐ伸ばします。

施術のしかた
　患者の上腕をあごの下に引き寄せ、そこで押さえて固定します。すると僧帽筋横行部と菱形筋が十分に伸びます。その状態のまま、空いているほうの手で両筋肉のト

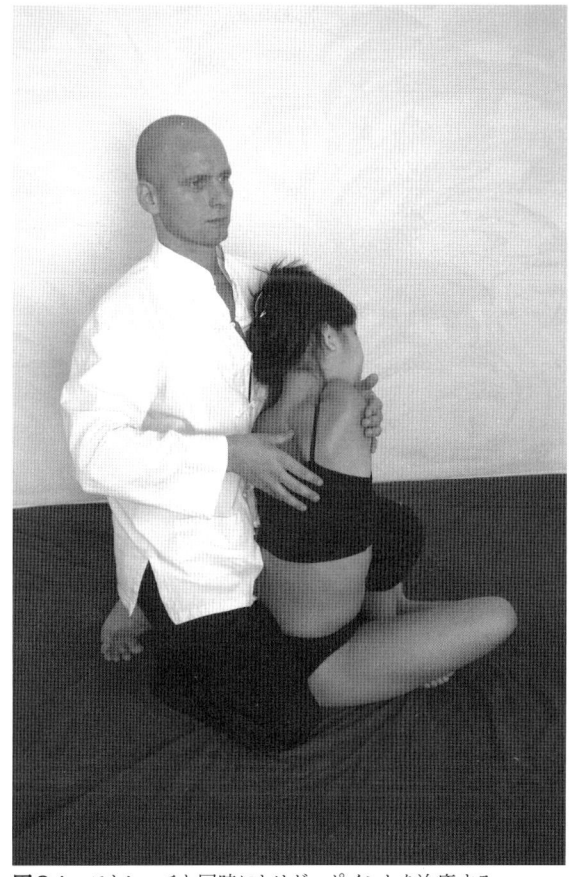

図2.1　ストレッチと同時にトリガーポイントを治療する

リガーポイントか経穴を治療します(図2.1)。両方のポイントを同時に治療することもあります。その際、施術者は親指か指の中間関節、または肘を使いますが、尺骨の縁を使う場合もあります。トリガーポイント治療には特殊な木のスティックを使ってもよいでしょう。押圧の強さは徐々に上げていきます。親指などの体の一部か木のスティックで、それぞれのポイントを、軽い振動も加えながら時計回り、反時計回りと交互に回して押します。患者は深く呼吸するよう心がけます。初めは下腹に意識をもっていき、それから痛みのある場所に意識を集中するようにします。施術者は、強弱をつけながら患者の腕をあごの方に引くことによって、ストレッチと押圧の力に変化をつけることができます。

目　的

僧帽筋横行部と菱形筋のストレッチ。

隣接する筋肉群のストレッチと同時に行う局所の押圧

開始の姿勢

患者はあお向けに寝ます。片方の脚を垂直に上げ、もう片方は膝を曲げて、すねを垂直に上げた方の脚にもたせかけます。

施術者は患者の足元に立ち、片方の脚で患者の垂直に上がっている脚の膝あたりを支えます（図2.2）。

施術のしかた

この姿勢で、患者の曲げた方の脚は内転筋が伸び、伸ばした方の脚はハムストリングスと腓腹筋が主に伸びます。施術者は、このとき肘を使って足の裏を押します。

目　的

曲げた方の脚の内転筋、伸ばした方の脚の主にハムストリングスと腓腹筋のストレッチ。このテクニックはスポーツ理学療法でよく使われ、時間の節約にもなります。ただし、この施術を十分に行うには、患者に一定のストレッチ能力がなければなりません。

患者への触れ方と施術動作を習得するためのポイント：
- 体の重心をうまく移動させることにより、流れるように動く練習をすること
- 練習と応用を積み重ねることにより、複合的な触診方法を習得し、感知する能力を磨くこと

> **重　要**
>
> **してはならないこと**
> - 安全基準・教育基準を満たした資格を得ずに手技などのテクニックを使うこと
> - 理学療法の標準に沿った体の固定・体位の基準を無視して施術すること

2.1.1　時間的制約による施術範囲の限界

時間的な制約がある場合には、次のような解決方法が考えられます。
- 治療期間を長くすること。
- 従来のマッサージ、トリガーポイント治療、治療体操などに二、三の有効なタイ式マッサージの要素を取り入れること。
- タイ式マッサージとの創造的な統合。すなわち、治療法をさらに発展させることによって、タイ式マッサージの要素と他の治療法とを統合させ、効果を上げること

「統合タイ式マッサージ」とは、これらの観点を部分的、あるいは全面的に欧米のマッサージ療法・理学療法に統合することです。ティルシャー（Tilscher）とエーダー（Eder）[42]が、薬剤に頼らない鎮痛治療の研究で構築した「目標を定めたポリプラグマシー（多剤療法）」の概念は、この統合の方向性が正しいことを示しています。彼らの考え方を借用すれば、経験上有効とされる方法、または部分的に組み合わせる方法、さもなければ相互に補い合えるような方法を使うことで効果を上げるのです。ティルシャーとエーダーは、この「目標を定めたポリプラ

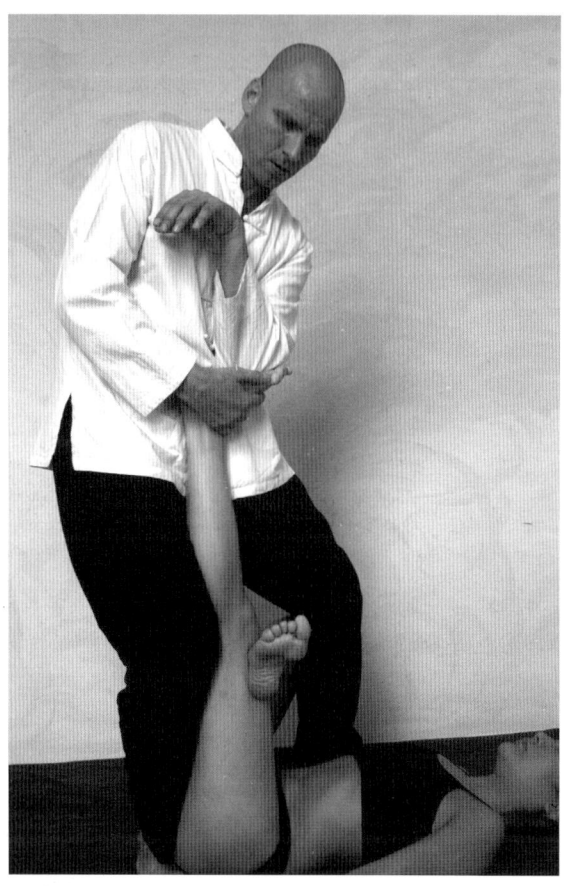

図2.2　「スペインの異端審問」という名のついたストレッチと押圧の複合的な型。近代の初めに、サイアム（タイ）で古くから行われていたヌアット・マッサージを目にしたヨーロッパの旅商人が、その戦闘心をそそるような強烈なテクニックから、スペインにおける異端者弾圧の責め道具の数々を想起したという言い伝えによる。

グマシー」を「無批判な診断上のポリプラグマシー」とははっきり区別しています。二人はそれだけでなく「反射区治療」の概念を、鎮痛治療の集合概念として作り上げました。

「反射区治療は薬によらない治療方法であり、神経の切り替え段階（脊髄・脳幹・皮質）を経由して作用を発揮し、刺激への反応を弱め、抑える働きをする。」[42]

> **重要**
> 統合タイ式マッサージの治療原理は
> ● 急性症状には ― 刺激を和らげる
> ● 慢性症状には ― 刺激を与える

「治療対象の病気の種類や程度、発現している症状（局所痛や放散痛、知覚過敏、関節または筋肉に起因する運動障害、その他）はさまざまであるから、複数のうまく調和しあう治療法を組み合わせて使うことは合理的だといえる。一つの症候にいくつかの反射区治療法を用いることは、（中略）否定的な宣伝とは縁のない『目標を定めたプラグマシー』といってよい。構造分析と現実性の診断を行って、一つの治療法を選ぶか『目標を定めたポリプラグマシー』による組み合わせを選ぶかを決めるのである。」[42]

この概念は、自然科学的とはいいがたい解釈から生まれた治療法（中国鍼など）や、科学的な観点から解釈が非常に疑視されている治療形態（足の反射区マッサージなど）にも当てはめることができます。非科学的な解釈が必ずしも無益であるとはいえません。昔の考え方（鍼の効能についての昔の中国的な解釈など）を知るための参考とすべきものなのです。その考え方は今日に至っても部分的に支持され、一部には治療体験と思想的に通じるものがあります。

ただ、ポリプラグマシー的応用の観点からタイ古式マッサージを欧米の治療法に統合する際には、伝統的なタイの解釈は捨て去ったほうがよいでしょう。そうすれば、実践的なタイ式マッサージから、多くの有用な要素がマッサージ療法・理学療法の今後の発展に引き継がれていくでしょう。中でも押圧やストレッチの形態には、統合に適するものが数多くあります。

2.2. 組み合わせが可能な治療形態

統合タイ式マッサージの革新的な治療コンセプトでは、タイ古式マッサージの作用原理を次のような治療形態と組み合わせます。
● アジアの治療形態
　－指圧
　－推拿
　－手と足の反射区マッサージ
● 欧米の治療形態
　－クラシック・マッサージ
　－トリガーポイント治療
　－徒手によるストレッチ法、特に等尺性筋収縮後リラクセーション
　－マニピュレイティブ・マッサージ

何人かの治療師はタイ古式マッサージを、手技療法の複合的なテクニックやロルフィング、さらに理学療法のいろいろな体操と組み合わせて施術しています。また、オステオパシーの補完的な療法として用いる治療師も数人います。そのほか治療的効能よりも、リラックスや気持ちよさを生む効果を期待して、そのテクニックをアーユルヴェーダやホットストーン・マッサージと組み合わせることも考えられます。

この本では、タイ古式マッサージの発展形と、先に挙げた治療形態とのコンビネーションによる私自身の治療体験を紹介していきます。

> **重要**
> 統合タイ式マッサージでは、タイで考えられているエネルギーの通り道（セン）に基礎をおくことはしません。センの経路についてはいろいろな解釈があり、その働きについても世に知られている研究がないからです。そのかわり、既知の中国式のエネルギーライン系統（経絡）をその包括的な体系とともに取り入れています。なぜなら、中国で考えられている経絡は、タイ古式マッサージでいうセンにその経路と働きがたいへんよく似ているため、この体系をよりどころにしたからといって、伝統的なタイ式押圧法の効能の視点が失われることは決してないからです。わかりやすい経絡とその上にある押圧点（＝経穴）の基礎知識を取り入れることにより、マッサージ治療の有効性は高まるのです。この体系は、中国医学についての確かな知識がない人にも理解しやすいものです。

第3章　タイ古式マッサージの治療的効果

　この章では、独特なストレッチと押圧によるタイ古式マッサージの治療的効果について述べます。

3.1　有効性の基本を成す施術のポイント

　タイ式マッサージの有効性の根拠となるポイントは次の3つです[26]。
- 受動的ストレッチ
- 押圧
- 無自覚的なトリガーポイント治療

3.1.1　受動的ストレッチ

　受動的ストレッチとは、外的な力の作用 −例えば自身にかかる重力や一緒に組む相手の力、タイ式マッサージの場合は施術師の力など− 借りて行うストレッチのことです。自分の力で行う能動的なストレッチと比べると、本人が消費するエネルギーは少なく、筋肉のストレッチが主体となります。靱帯や腱、筋膜や関節包にも作用は及びますが、その伸張度はぐんと減ります。腱や靱帯は5％ほどしか伸ばせません。それに比べて筋肉は150〜200％も伸ばせるのです[34]。かつて考えられていたように、何度も繰り返して伸ばした結果、筋肉の中で構造的な変化が起こるようなことはありません。筋肉の10〜15％は結合組織です。筋肉のストレッチを繰り返すと、結合組織の伸張能力も向上します。

　「かつては、伸ばすことによって筋肉の構造が変化すると考えられていた。(中略)20年ほど前にタイチン(Titin)という構造成分が発見された。この成分は分子のばねのようなつくりになっていて、筋節内の動きを制限し、その構造を維持している。つまり、タイチンは筋肉が伸びた後、アクチンフィラメントとミオシンフィラメントの重なり部分をもとの状態に戻す役割を担っているのである。この働きがなければ、体の筋肉の協調運動は崩壊してしまうはずである。(中略)筋肉の構造を伸ばそうとすれば、何週間、何か月も継続して伸張刺激を与え続けなければならず、これはもうストレッチの概念を超えている。ストレッチはそれとは対照的に、主体的に伸ばすことのできる範囲を広げるのを助ける運動である。」[18]

　ゆるやかなストレッチは、関節の磨耗や損傷の予防、筋肉のバランスの調整、関節の可動域の拡大に有効です。遺伝的素質に対応した伸縮性をもつ筋肉が肉体的、運動技術的な能力を高めます。ウォーミングアップや疲労回復時など、体に負荷をかける前後にストレッチを行うことは、筋肉組織の活動状態に良い影響を与えます。

　とりわけ日々の仕事で、緊張しやすい筋肉組織が過剰な負荷を受けると、一つ一つの筋肉や筋肉群の短縮が進みます。また、主に支持機能を果たす筋肉(腰部脊柱起立筋、腰屈筋など)は、使われ方が足りなかったり、逆に過剰になったりします。腹筋や殿筋のように主に体を動かす働きをする筋肉では、負荷がなさすぎるか、あっても不適切なかかり方をするために、筋力が衰えてしまいます。

　一連のマッサージの流れの中に受動的ストレッチを取り入れることによって、そのような筋肉のアンバランスや姿勢の欠陥を改善する効果が得られます。さらに他のマッサージの要素との相乗効果により、筋肉組織の血行が促進します。それはアンバランスや悪い姿勢から引き起こされる痛みの緩和にもつながるのです。受動的ストレッチは、マッサージや押圧のテクニックと互いに影響しあって患者の全身に活力を与えます。一連の施術が終わると、患者はたいてい施術前よりもリラックスし、良い気分を味わいます。その体験が能動的なストレッチに対する動機づけにもなるのです。

　ストレッチをすると交感神経系の働きが抑制され、副交感神経系が活発になって全身がリラックスします。「コルチゾールやカテコールアミンといったストレスホルモンの分泌に変化が起こる」のです[18]。ここで注意しなければならないのは、人によって生まれもった活動性に大きな違いがあることです。最終的にはその活動性が個々人のストレッチ能力を決めることになります。

　目的に合わせたさまざまな刺激を与えることにより、施術しているうちに苦痛が緩和されていくはずです。伸張能力を高めるために、長時間にわたって連続してストレッチを施すこともありますが、それは病理学的な筋縮小が苦痛の主な原因であるときにのみ有効です。受動的スト

レッチにおいては、患者の気持ちになることが最も大切です。タイ式マッサージでは、体の重心の移動による牽引のほか、てこの原理も利用されます。ただし、この方法を使うにはある程度の経験を積んでいることが前提となります。

> **重要**
>
> 　一つ一つのストレッチの動作はゆっくり行わなければなりません。筋肉の損傷に対する防御反射の一つである伸張反射を起こさないよう、慎重に伸ばしていきます。筋肉を治療的に「非常事態」か、それに近い状態に持っていかなければなりませんが、その程度には個人差があります。
>
> 　遺伝的素因も重要です。生まれつき体が硬い人は多く、反対に軟らかすぎる人もいます。軟らかすぎる人に強いストレッチは禁物です。また、ホルモンの影響で、ふつう女性のほうが男性より体に柔軟性があります。さらに、加齢とともに筋肉の伸張能力は衰えるため、高齢者を治療する際には注意が必要です。一般に、体が温かいほど筋肉も伸びやすくなります。

　施術者は、患者が発するいろいろな信号にできる限り配慮する心構えが必要です。また患者は、ストレッチをしている間深い呼吸を保ち、ストレッチが強くなったときに息を吐くようにします。ただし、ピラティスなどでは、ストレッチをしながら息を吸うことが有効な場合もあります。重要なのは意識的に呼吸をすること、患者が自分の体の状態を感じ取ること、そして施術者が患者の状態に配慮することです。

> **重要**
>
> 　患者の呼吸が小刻みで激しくなったら、患者の体は限界を超えつつあると考えられます。

　患者の全身の健康状態を知ることと、ストレッチの施術中に患者の身体を適切に固定することも同じように重要です。タイ式マッサージで行われるヨガを取り入れたストレッチにも、やはりアジア的な考え方の典型が表れています。存在すると考えられている(または感じることのできる)体のエネルギーの通り道が、このストレッチによって活性化されるのです。楽器の弦が調律されて響き合うように、患者は自分の体がふさわしいバランスに整っていくことを感じます。患者の呼吸は深くなり、体の調和がとれていく様子が見てとれます。アジア的な考えでは、このように、バランスを取り戻そうと努めた施術後の体は、肉体的・精神的バランスが回復した状態にあるとされます。それは、もっと大きな視点で言えば、水の流れや天体の奏でるハーモニーとのユニゾンであると言ってもよいでしょう。

3.1.2 押圧法

▶押圧法とは、中国の鍼治療のように、経絡や特定の圧点をポイント的にマッサージする治療と解釈されています。この種の治療法で最も知られているのは中国の推拿療法です。中国に起源をもち、日本で近代に起こった「指圧」も、押圧マッサージの一つです。◀

　押圧法ではさまざまなテクニック(回す・さする・振動を与えるなど)を使って体の特定の個所を刺激します。経絡は関連し合うたくさんの経穴(押圧点)を結ぶ道のことです。この経穴がもつ関連性は、特に中国医学では大きな意味をもっています。中国医学は、経穴、経絡、臓器、精神状態、さらには食事に至るまでのいろいろな要素間の直接・間接のつながりを理論の出発点としています。それに比べ、タイ古式マッサージの定義はより単純です。タイ式では、症状に応じてエネルギーラインとさまざまな押圧点に体系化された治療を行えば、体のバランスが整うとされています。

3.1.3 無自覚的なトリガーポイントの治療

▶トリガーポイント(trigger＝引き金となる)という言葉は、西洋医学では横紋筋組織の線維と筋膜の痛みのポイントを意味し、靱帯、腱、筋肉付着部の近くに多く存在します。それらを触ると、放散痛や自律神経性の症状が現れます。◀

　外部からの刺激がなくても放散痛を起こすポイントのことをアクティブ・トリガーポイントといいます。例えば、筋肉や筋膜にある硬くなったトリガーポイントは、引きつるような痛みを引き起こします。特徴的なのは、トリガーポイントの近くに現れる反射痛です。ただし、トリガーポイントから遠く離れた場所で痛みを感じることもしばしばあります。その痛みはほとんどの場合、関係のある脊髄の部位と一致します。このことから、トリガーポイントは、複雑な痛みの引き金となるポイントであると定義されます。

　ほとんどのトリガーポイントは、強く触れると健康な人でも痛みを感じます。触れたときにだけ痛みを感じるポイントをレイテント(潜在性)・トリガーポイントと呼びます。

主となるトリガーポイントの周辺には、それより活性の低いいわゆるサテライト・トリガーポイントが存在します。また、皮下の神経が密に交差しているところも痛みを強く感じます。中国医学で言う経穴の7割にも、からみ合ったごく小さな神経索が高い密度で存在します[13]。筋膜のトリガーポイントは、その71％が経穴と一致しています。トリガーポイントと経穴は、その存在場所と痛みを発するポイントという点で一致しており、両者が隣り合っていることもよくあります。

トリガーポイントが活性を増すと、二つの現象が見られるようになります。痛みが隣接するポイントに連鎖反応のように伝わる現象と、近くのポイントの痛みが軽減する現象です。一回の施術中に両方の現象が交互に現れることがあります。押圧法、クラシック・マッサージ、侵襲性の治療、電気療法と、その手段は違っても、トリガーポイントを治療すれば硬化した部位の血行が促進され、その結果筋肉の硬結は消失します。この治療で放散痛は解消するか、そうでなくても大きく緩和されるのです。医療機関では、トリガーポイントは注射、鍼、電気など別の方法でも治療されています。タイ古式マッサージでは、意識しなくても指や指関節、肘、膝を使ったトリガーポイントへの圧迫治療が行われています。患者から、タイ古式マッサージの施術中に特定のポイントがひどく痛んだと聞くことも珍しくありません。そこはトリガーポイントの活性が高まった場所なのです。

3.2 押圧法の効能とタイ式マッサージとの関係

押圧法については、その効能、そして特にその科学的根拠をめぐって激しい論争が行われています。昔ながらの非自然科学的な根拠による説明が試みられている一方、経験上の効能を科学的に裏づける試みもなされています。効果の有無はもっぱら患者がそれを信じるかどうかにかかっていて、結局偽薬のようなものではないか、というのが反対論者の言い分です。このいわゆるプラセボ効果は、これまでに西洋の治療法でも裏づけられているため、体と心の相互関係がどんな治療法においても一定の意味をもっていることははっきりしています。そこで、押圧法の効能を理解するためには、中国的解釈の本質と自然科学的解釈の双方と取り組むことが欠かせません。

中国医学の成り立ち

伝統的な中国鍼に最も近いのが推拿療法（推拿マッサージ、または推拿押圧法ともいう）で、中国医学の一領域となっています。「推」は押す、「拿」はつかむという意味をもっています。このマッサージ法が最初に記録に現れるのは紀元前230年のことです。紀元6世紀以降になると、鍼と並んで中国医学の教育課程にこのマッサージ法が取り入れられるようになります[25]。いわゆる整体療法としての推拿は、鍼と同じ基本理論をよりどころとしているため、この押圧法の古い形を鍼についての論考にくるめることは理にかなっています。その基本となる概念は陰・陽と五つの要素、すなわち「陰陽五行」と、経絡、そして「気」から成っています。

中国の思想では、陰と陽は対極をなしながら一体となっているものを指します。押圧治療に際しても、施術師は意識的に陰と陽の経絡（陰経と陽経）を治療します。「陰」は「軟」「深」「本質」「静」を象徴するものです。西洋医学的に解釈するなら、副交感神経の作用と関連づけることができるでしょうか。しかし、中国哲学の観点では「陰」は違った意味をもちます。

「この思想は、天・太陽・昼・火を『陽』、土、月、夜、水を『陰』とするような、大ざっぱでわかりやすい関係づけから出発したが、これを受け継いだ者たちが徐々に細かい意味を付け足し、観念的な現象（中略）をも盛り込んでいった。これは、いわば、全ての現象（中略）に存在意義をもたせるためだったのである。そうすることによって、その属性と機能を、生成・行動・消滅の包括的な力学の中で理解し説明することができるからである。」[43]

「陽」は「硬」「活」「外形」「うわべ」を象徴します。これは、概念は同じではないものの、交感神経に例えると理解しやすいでしょう。例えば、一つの陰経とそれと同じ属性の陽経を押圧すれば、古来の考え方では、五つの要素のうちの一つに関係する循環経路を治療することになります。この概念は五行、つまり五つの様態 – 水・土・木・火・金と関連しています。中国古来の考え方では、これらの様態と特定の物質的な性質が結びつけられます。これらの性質は相互に関連しています。土は金を、金は水を、水は木を、木は火を、火は再び土を、というように、一つの要素は他の要素を生み出します。また、各要素は他の要素を抑制したり（水が火を消す）、圧倒したり（木が土から養分を吸い取る）します。自然界にふつうに見られるこうした原則に基づく関連性から、いろいろな作用とその複合形が導き出され、病理学から逸脱したような解釈がなされ、治療法が発展したのです。

中国医学は、西洋の自然科学的な医学と共通点をほとんどもたないにもかかわらず、その概念と成立の根拠

が、中国における西洋医学の専門課程に取り入れられています。押圧法の概念もその一つです。このように中国医学の概念はたびたび借用されて、その治療法の本来の考え方とはほとんど共通項をもたない一つの理論が発展していきます。

昔から人間の体は社会の思想の肖像だといわれます。すなわち、人体は古代中国のイデオロギー、神話、行動様式、文化をそのまま写しているともいえます[15,43]。経絡は土地を潤し、主食となる米を作るのに欠かせない河川や水路のネットワークに似ています。その流れが一本でも滞ると全体の水の循環の調和が乱れてしまうように、流れが滞ってぱんぱんに張った経絡は、体の調和に障害をもたらします。このような時は、適切な経絡上のポイントを、親指を動かしながら「なだめる」ように押してゆきます。よどみに沈んでいる小石を川底から引き離すのに似ています。逆に、経絡の一部が空っぽになれば、河床に水がほとんど残っていない、つまり経絡のエネルギーが足りないということになります。この場合、活力を注ぐように流路を深く押します。そして水、あるいはエネルギーがまた流れをつくれるように押す力を強めていきます。このようなエネルギーのことを中国では「気」と呼び、普遍的な生命エネルギーの象徴とみなします。気の流れが調和しているとき、すなわちエネルギーのバランスが取れているときは、人は健康です。漢字の氣(＝気)の中に「米」という字が含まれているのは偶然ではないのです[13]。

中国医学全般も、またその中の一治療法である押圧法も、神話上の世界観と経験的に形成された世界観とに基づいています。健康と病気、緩和と治癒、危険と予防に関する経験は神話を通して解釈され、標準化され、伝えられてゆきます。自然科学的な根拠や適切な研究と証明が足りないからといって、中国の療法や施術法は効果がないとはいえません。ヘンプテン(Hempten)は、中国医学が科学的な特性をもっていることを強調しています。その裏づけとして、彼は次の三つの基準を挙げています[13]。

- 実証的な方法(経験データに依拠する)
- 規準の取り決め(専門用語)
- 経験データの合理的なネットワーク化(体系化)

これらの基準は実証主義的な社会学を前提としており、ヘンプテン自身が触れているように、社会的・歴史的背景は基準から除外されています。

これにより科学性を主張する根拠を探ることができます。それでもこれらの三つの基準を用いるときには注意する必要があるでしょう。この基準は、中国医学は神話にすぎないとか、プラセボと同じだというような偏見を生む可能性をはらんでいるからです。しかし、治療師にとっては実践が第一です。とりわけ、その治療法が苦痛の緩和にどれだけ効果を現すのかが何より大事なのです。治療の過程で難しい決定をしなければならないときは、先述の概念に従った押圧法が苦痛を緩和する助けとなるでしょう。また、複合的な症状は、西洋医学、東洋医学双方の見地から診るほうがよいことは経験的に実証されています。そうすることで患者本位の効果的な治療方法を発展させるのです。

西洋的な解釈

西洋では中国医学を解釈するときに、統計、実験に加えて、自然の法則と近代的な技術に基づいた測定をよりどころとしています。その研究内容はとうてい一つに集約できるものではなく、明らかに疑問視されるものから、好感をもって肯定できるものまでさまざまです。後者にあたるものは、次のような研究結果と解釈を基にしています。

- 知られている経穴の70%は、皮下の小血管および神経の交差部と解剖学上の関連性をもっている。したがって、これらの経穴に効果的な刺激(マイクロトラウマ)を与える治療は考え得る。押圧によって呼び起こされた神経生理学的プロセスと、その結果活性化された内分泌プロセスが、神経伝達物質と、体特有の痛み・炎症の抑制物質を放出する。
- 痛み刺激を抑制する作用をもつ太い神経線維を刺激することにより、痛みが代償される(ゲート・コントロール理論)[42]。
- 知られている経穴の71%がトリガーポイントと一致し、その治療によりトリガーポイントを治療した場合とほぼ同じ効果が得られる[13]。

経絡に沿って押圧していけば、手による刺激で数多くの経穴を系統的に活性化することができます(タイ式マッサージのエネルギーラインはこの中国の経絡に似ています)。このとき、上に挙げたいろいろな作用がことごとく効果を発揮します。

押圧法の効能についての西洋医学的な根拠づけは、鍼治療の研究によって確認されていくことでしょう。鍼治療による痛みの緩和に関するこれまでで最も大きな研究はGERAC(ドイツ鍼治療試験)です。この研究は、ややもすれば経験的知識に基づいて行われてきた鍼による刺激療法が、痛みに対する緩和率において、中国医学の基準に沿った鍼治療とほぼ同じ値(約46%)を示すことを明らかにしました[6, 11, 32, 7, 8]。その理由について、多くの学者は、神経生理学的・内分泌的作用の効果というよりは、むしろ多くの経験的知識によりつくり上

げられた、系統立った施術形態に被験者が影響を受けた結果ではないか、と推測しています。プラセボ効果も議論の対象になっています。この研究結果に疑問の目を向ける人は大勢います。

ここで見過ごされがちなのは、この研究では、慢性背部痛の緩和などの例に見られるとおり、鍼治療が、治療体操や「クラシック・マッサージ」治療（痛みの緩和率27％）と比べて、総合的に効果を上げているということです。とはいえ、旧来の理学療法はもちろんのこと、中国医学による古来の鍼治療も、「簡便な鍼治療」（直観的に鍼を打つ方法）も、この研究において50％を超える明らかな緩和率を示しませんでした。このことを考えれば、より有効な治療法がまだあるのではないかという疑いが残ります。

三つの治療法すべてが、それぞれ一部（50％以下）の被験者にしか顕著な効果をもたらさなかったのなら、鍼法と押圧法、そして既存の西洋的理学療法が共働して効果を発揮するような治療方法に目を向けるべきではないでしょうか。

タイ古式マッサージは、まさに、そのテクニックの特性によりこれを可能にするものです。タイ古式マッサージではストレッチと押圧を同時に行います。ほぼ全身を押圧しながら、知らないうちに重要な筋肉のトリガーポイント治療ができるのです。この効果を知っていれば、中国医学の経験的知識を治療術に融合させて、目的に合った治療をすることが可能になるでしょう。

第4章　　　複合的な効果を生む他の治療法との組み合わせ

4.1 「等尺性収縮後リラクセーション」との統合

　等尺性筋収縮とは、筋肉が長さを変えず、収縮したまま静的状態にあることを指します。等尺性収縮の状態にあれば、筋の起始と停止は動くことがありません。動かないのは、このとき生じる筋肉の緊張の度合が外的な抵抗と釣り合っているからです[34]。つま先立ちをすると腓腹筋に自分の体重がかかりますが、この体重は抵抗の力の一例として挙げられるでしょう。また力が向かっていく先の静止した対象物も抵抗となり得ます。統合タイ式マッサージでは、この抵抗を施術者が自分の体を使って作り出し、患者が指示に応じてそれを押し返します。等尺性収縮は、何ら動きがないにもかかわらず、エネルギーを消費する厳しい運動なのです。

　等尺性筋肉トレーニングをごく短時間行っただけで筋力はすぐにアップします。ただ、中断すればたちまちまた衰えてしまいます[34]。

　等尺性収縮後リラクセーションとは、10〜12秒継続して筋肉を緊張させた後、少しの間緊張を緩め、続いてその筋肉を伸ばす方法です。こうすると筋肉は弛緩する上、効率的に伸張します。次のような方法なら、等尺性収縮後リラクセーションを短時間で行うことができます。まず患者には、施術者の力に逆らうように、筋肉を緊張させてもらいます。その後力を抜くよう促し、そのすぐ後に施術者が患者の筋肉を伸ばします。一連の動作を5〜6回繰り返すと、たいていははっきりわかるくらいに病理学的緊張状態が緩みます。

　筋肉の伸張能力を向上させるのに最良の方法、それがこのストレッチングなのです。

　「ストレッチングは、伝統的なダイナミックに行うスポーツ体操とは区別される伸張体操の特殊な一方法といえるかもしれない。伝統的スポーツ体操が勢いをもって弾むように行われるのに対して、(中略) ストレッチングはゆっくり伸ばし、その伸ばした姿勢を保持する体操である[34]。

　ストレッチングとしての、等尺性収縮後リラクセーションは次のように行います。

　「収縮－弛緩－伸張法」によって、当該の筋肉をまず最長5〜10秒間収縮させた後、1〜2秒間緩める。さらに続けて10〜20秒伸張させる。」[34]

　集中的な筋収縮と腱の逆伸張反射が相乗的に作用するため、筋肉は目立って弛緩します。ただし、その後急激に伸ばすと、筋紡錘がこれを感知して収縮を誘発する伸張反射を招くので、これを避けるため、伸張法はゆっくりと慎重に行います。この方法をもっと徹底して行いたいときは、筋肉をまず約30秒にわたって予備伸張させ、短時間緩め、その後約60秒間伸ばすという方法もあります。この60秒のうち、最後の10秒は、患者が拮抗筋を緊張させて伸張を強めるようにすべきです。するとその後に筋肉は弛緩します。このやり方は効果が高いのですが、時間を要します。実際の診療では、短縮または痙攣した筋肉だけの治療ですむ場合はほとんどありません。そこで、明らかに硬化や短縮がみとめられるアクティブ・トリガーポイントの周辺などに限って、時間をかけて処置することを勧めます。

　統合タイ式マッサージには、等尺性収縮後リラクセーションを効果的に実行するテクニックがたくさんあります。施術者の体がいわば固定材となり、抵抗の役目をも果たすからです。等尺性収縮後リラクセーションのテクニックをトリガーポイント治療や関節の可動化法と組み合わせたり、押圧法と純粋な受動的ストレッチ法と組み合わせたりして、時間的効率を上げることができるのです。

4.2 意識的ストレッチおよびトリガーポイント治療との組み合わせ

　自然科学に根拠づけられた理学療法の見地からは、直観的に使われているように見えるタイ古式マッサージのテクニックを、解剖学的、生理学的、病理学的知識をふまえて、意識的に使うこともできます。すなわち、意識的に特定の筋肉と筋肉群を伸ばす、あるいは目的を

定めてトリガーポイントを治療するというように、治療措置に軽重をつけることも可能なのです。

特に効果が高いのは、ストレッチとトリガーポイント治療の組み合わせです。トリガーポイントを治療すれば当該の筋肉の緊張状態を変えられるからです。当該のポイントを弛緩、伸張、収縮した状態で「トリガーする」と、その筋肉の頑固な硬化が短時間のうちにほぐれるのです。その際、治療的施術の方向づけと組み立てに経絡の延び方が参考になります。特に複雑な筋肉構造と多数のトリガーポイントをもつ部位（頸腕部など）を治療するときに、経絡の助けを借りることは有益です。トリガーポイントが経穴と一致しているか、またはごく近くにある場合はなおさらです。

4.3　クラシック・マッサージとの組み合わせ

クラシック・マッサージをタイ式マッサージと組み合わせることは難しそうにみえますが、タイ式マッサージのテクニックを融合することによって、驚くような結果を生むことができます。

まず最初の一歩は、クラシック・マッサージのときより施術台の高さを下げることです。台が低ければ、施術者は体の重心を患者の脇からより上の方に移すことができます。施術者は、なるべく片方の脚を施術台の上に立てるようにします。それは、より安定を保つためであり、また施術に体の重心を利用するためでもあります。こうすれば押したり引いたりする力が発揮しやすくなるのです。広いマッサージベッドが用意されている場合でも、ふつうの施術台を上に置き、その上で治療を行うことができます。その場合は小さなマットの上で施術するときと同じテクニックを使います。体の重心を利用して力を発揮することにより、古典的テクニック － さする、たたく、もむ、旋回させる、振動させる － がたいへん効果的に機能します。施術者は自分の体重を利用することで力を節約し、体力の消耗を防ぎます。特に背中はいつもまっすぐに伸ばし、腕も伸ばします。こうして練り上げられたテクニックは強さが増して、タイ式押圧法はもちろん、他のいろいろなストレッチ法とも抜群の連係プレーを生むのです。その上、施術者自身の体を患者の固定や独特の体位の保持のために使うことができます。

4.4　マニピュレイティブ・マッサージによる効果の増大

マニピュレイティブ・マッサージとは、手を使ってあらゆる関節に対して行う反射区治療のことをいいます。この療法はスイス人のジャン・クリスチャン・テリア（Jean Christian Terrier）が開発しました[39]。この療法では、縦方向と横方向のストレッチと受動的可動化法をクラシック・マッサージの要素と組み合わせます。マッサージと可動化は同時に行います。

「主に近接する関節周辺の反射を引き起こす部位やゾーン、すなわち筋肉の両端、腱、腱の付着部、靱帯をマッサージする。多くの場合、マッサージの圧力は関節包にまで達するので、脇役とはいえ、皮膚と皮下の結合組織もその圧力の影響を受けることがほとんどである。治療した部位は可動域が広がり、伸張と弛緩の正常な動作が可能となるような方向、範囲、リズムを獲得する。この方法の基本となる考え方は、マッサージと受動的な動きの各々の神経生理学的刺激が確かな関連性をもっているという認識に基づいている。この関連性は、支持器官と運動器官の末梢の神経筋制御器官付近にある、両者に共通する作用ポイントにみられる。」[39]

マッサージ圧と可動化・ストレッチテクニックが共に作用すると、それぞれの施術を単独で行うよりも支持器官、運動器官の末梢刺激受容体を強く興奮させます。収縮と伸張、緊張と弛緩の複合的な共働から生まれる受動的な可動化運動は、施術者を介して自然で能動的な動きを刺激します。また追加的、同時的に施されるマッサージテクニックにより、反応を引き出す刺激は増大します。これは可動制限を改善するために良い影響を及ぼします。数多くの刺激反応連鎖を経て複合的、自律的なプロセスが刺激されるからです。

「支持器官、運動器官の機械受容器や他の固有受容器に達して、運動実効器の目的にかなった反応を起こす刺激は、基本的に"内部の"情報、つまり体がもともともっている固有の情報を運ぶ。そして器官の可動性・収縮性をもつ構造の機能状態が正常であるか異常であるかを絶えず伝え、トーヌスの状態を自動的に適応させ、修正する。」[39]

タイ式マッサージでは押圧と可動化を同時に行うので、マニピュレイティブ・マッサージと同じ作用関係が生まれます。しかし、タイ式施術法のほうが古典的テリアー式よりもおそらく徹底しているでしょう。押圧テクニックと平面的な古典的マッサージテクニックは、関節周辺でもやはりすばらしい連係プレーを見せます。そこに目的に合った筋膜のトリガーポイント治療を融合させれば、マニピュレイティブ・マッサージの効果はまた高まります。

さらに、統合タイ式マッサージの動きと固定法の型を取り入れれば、テリアーのマニピュレイティブ・マッサージのテクニックを、今より良いものに変えることが可能です。そうすることにより、施術者は施術に使う力と蓄えた体力の消耗を軽減することができます。また、患者も快適な姿勢でしっかりと固定されることで、リラックスと安心感を得ることができるため、回復に良い影響が及ぶのです。

4.5　指圧との統合

「指圧」はまだ歴史の浅い、日本で発展した押圧マッサージの方法で、ここ数十年の間にいくつもの流派や系統が生まれました。指圧は指で圧すると書きますが、肘や指以外の手の部分、さらに膝まで使って行われます。指圧はもともと、経絡を重視する古代中国の鍼法と押圧法の体系を基礎にしています。指圧師にとっては、経絡に気が満ちているか、それとも空っぽになっているかを探り当てることが重要となります。エネルギーのバランスを整えることは、指圧においても治療の優先目標なのです[45]。

指圧においては、「腹診」が特別な役目をもっています。この「腹」とは下腹を指し、へそと恥骨のちょうど中間にその中心があり、エネルギーの源となっています。物理的に見れば、そこは体の重心があるところです。武士は不名誉や恥辱を受けたときに、自分の刀で腹を刺して自害することがならわしとなっていました。熟練の指圧師なら、腹付近の触診によって、患者の状態をきわめて的確に言い当てることもしばしばです。そして適切な治療を腹に施すことにより、胃腸にはじかに関係のない病態を大きく改善することができます。

指圧の施術法はタイ古式マッサージに似ています。楽な服装をした患者を同じように床の上で治療します。体の重心を使って押圧し、伸ばし、緩め、ほぐします。ただし、タイ古式マッサージに特徴的なリズミカルで規則正しい押圧法はとりません。指圧のしかたは触診した経絡の状態に左右されるので、タイ式マッサージよりは一か所を治療する時間が長くなります。指圧の圧力は基本的にタイ式マッサージのそれよりも弱いという誤解があるのも事実です。ヨーロッパと北米ではややソフトな指圧が行われていますが、発祥国日本では、指圧治療の後に血腫ができることも珍しくありません。

指圧とタイ式マッサージは、組み合わせにたいへん適しています。指圧は中国の経絡の考え方を借用しているため、中国の鍼法と押圧法の豊かな経験をすぐに応用できます。この理由から、統合タイ式マッサージでも主要な経絡を治療に用いています。タイ式マッサージに独特のリズミカルな押圧法は、どちらかといえばゆっくりで一か所にとどまりがちな指圧よりも時間的効率がよいといえます。そのため、リズミカルで流れるようなタイ式の押圧法のほうが、日常の治療に取り入れやすいのです。

4.6　推拿との統合

他の押圧マッサージと同様、推拿もまた統合タイ式マッサージとの組み合わせにたいへん向いています。中国推拿の思考体系は、治療についてのすばらしい基盤を提供してくれています。推拿の伝統的施術法は、しかし、中国医学への徹底的な取り組みを前提としています。それでも、ふつうの理学療法を行う中で、効果を上げる目的で、特例的に押圧法を用いた医療マッサージを行う分には、それほど大げさに中国医学と対峙する必要はありません。ことに腰痛や頸肩腕症候群といった、理学療法の標準的な適応症を治療するのなら、それに適した比較的易しい押圧テクニックと施術法の多くは、問題なく統合することができます。

しかし、もし複雑で病理学的な、とりわけ器質的なトラブルを解決しなければならないときは、中国医学との徹底的な取り組みが不可欠です。ただ、その理論の予備知識がなくても推拿のテクニックを統合タイ式マッサージと組み合わせることは可能です。そのほうが伝承された推拿の施術法より革新的なものになることが多いのです。クラシック・マッサージと同様、推拿治療でも重心移動、すなわち自分の体の重心を利用して施術することはほとんどありません。タイ式マッサージや指圧で行われている姿勢のとり方と力の入れ方を推拿に取り入れれば、施術者から受ける患者の感覚は強まります。また、施術のテクニックが力強さを増し、効果も高まります。さらにもしタイ式マッサージのストレッチや可動化法がもつ微妙なニュアンスを推拿に組み合わせれば、効果はさらに増すでしょう。反対に、推拿をタイ式マッサージに取り入れるなら、この複合的な押圧法がもつ特別な効果

がタイ式マッサージに付加されて、統合推拿押圧法としてタイ式治療法の分野で発展する可能性が開かれます。

4.7　手足の反射区マッサージとの統合

多くの文化の中には、体の個別の部分、例えば耳、腹、足、手などに体の全組織の縮図が表れているという考え方がみられます。この仮定に従えば、特定のポイントが実際の内臓器官に対応していることになります。これは現在のところ自然科学的には立証されていませんが、事実、足や手には非常に多くの神経終末が存在するので、押圧刺激によってホルモン調節をする神経生理学的プロセスが活性化されることは考え得るのです。この押圧刺激そのものは、治癒のプロセスを助け、自律神経系の緊張を解く働きをするため、神経生理学的刺激として有効かもしれません。[20, 44]。

そうした反射点の位置や作用についてはいくつもの解釈があります。反射区を示した図には一つとして同じものがありません。しかし、各々の経験から生じた違いはあっても、それらの解釈は時として驚くほど似かよっています。それが実際に効能を表す可能性の根拠ともなっているのです。

中でも統合足マッサージは驚くべき効果を現します。睡眠障害をもつ患者の中には足への施術中に熟睡してしまう人が少なからずいます。また、頭痛が急に消える人もいれば、しっかりとした深い呼吸を取り戻す人もいます。系統立てられた集中的な足への施術が有効なことは明らかなのです。そのような効果を考えると、足への施術はマッサージの手順の一つとして欠かせない重要なものといえます。その方法としてマルカート（Marquardt）式足反射区治療法、タイ式マッサージ法、指圧法、あるいはこれらの組み合わせなどが考えられますが、どれを採用するかは大きな問題ではありません[23, 24]。

> **重要**
>
> 肝心なのは患者に対する効果ですが、足や手への施術はその意味でおおむね有効です。禁忌は足の特異な過敏症がある場合だけです。あまりにもくすぐったがる患者や痛みを感じやすい患者には、強い足治療はやめたほうがよいでしょう。大切なことは、穏やかに、系統立てて、ちょうど痛みの限界に達するくらいの押圧を加えることです。マッサージや押圧法にも一般に言えることですが、患者がリラックスして深い呼吸をしていれば、押圧の強さが適切であると考えられます。

4.8　タイ式マッサージとウェルネス

ウェルネスというテーマ一般、あるいは個別のウェルネス・マッサージについてはっきりさせておかなければならないのは、作られたウェルネスの姿が、思いやり、経験、そして想像力に基づいていることです。したがって、それらの治療を行うためには、何よりも想像力と、それに加えて、練習を続ける中で得る少しの経験が必要になります。必要なことはそれ以上でもそれ以下でもありません。統合できそうなウェルネスの要素の例としては、簡単に習得できるアーユルヴェーダ・マッサージやサウンド・マッサージなどのテクニックが挙げられます。

多くのウェルネス・マッサージの中には、ただ心地よさを与えるだけでなく、症状の緩和や治癒にかなりの効果を及ぼす要素もあります。例えば、ホットストーン・マッサージをタイ式マッサージと組み合わせれば、治療効果が早く上がるでしょう。私の経験では、バルト海沿岸やライン川渓谷などの自然石で十分です。温めた石を手に持って行う「古典的な」マッサージは、筋肉の硬結を速やかに取ってくれます。ひきつりがひどく、痛みに敏感な患者には、ソフトな「アーユルヴェーダ的」マッサージで緊張を解いてやれば、ややもすると痛みを伴う押圧術を緊張させずに行うことができます。一連の施術の締めくくりとして、体の上にシンギングボウルを分散させて置き、発生する振動によって治療の効果を強める方法も考えられます。

このような方法なら、タイ式マッサージばかりでなく、他の治療形態のほとんどにウェルネス・マッサージを組み合わせることができるでしょう。治療とウェルネスは矛盾しません。効果的な治療法とは、系統立った治療的応用と、ひとりひとりの患者に配慮した取り組みとの統合なのです。

第5章　　患者との治療上の距離と押圧の強さ

　マッサージと聞くと、ほとんどの人は気持ち良さ、リラックス、治癒といった言葉を連想します。マッサージの概念は救急医療(心臓マッサージ)から官能的なものまで含みます。マッサージは総じて直接に快感をもたらすものであり、感情を伴った接触が基本になっている以上、施術者は患者との間に意識的に距離をおく必要があります。治療に集中するために、次のことを参考にするとよいでしょう。

> **重要**
>
> 　少しの間手を休めて瞑想し、内観することです。タイでは多くの施術者が、施術の前に少しの間目を閉じることを習慣にしています。小声で経を唱える者もありますし、そうでない者も20～30秒ほど黙想します。私自身は短時間目を閉じ、心の中で「今からどんな心配事も欲求も脇におき、治療上の距離を保ちつつ、全力で患者と向き合おう」と自分に語りかけます。同様のことを治療の最後にも行います。少しの間自分を振り返り、それから治療前の世界に戻ります。その後冷たい水で手を洗って終了します。小さな儀式ではありますが、これが無駄になることはめったにありません。この儀式は、患者の不安と必要性に応えて、施術の信頼性とあるべき距離感とを意識させる役目をもっているからです。

　患者に対して好感や嫌悪感をもつことはふつうですが、日常の診療においてはこれらはまた別の要素です。患者に対する距離と感情移入との間に生じる矛盾を解消するため、そして治療の質を決める施術内容と患者に対する思いやりの両方を高いレベルで同時に発揮するためには、高度の経験が必要です。感情移入と思いやりはコミュニケーションから生まれます。統合タイ式マッサージを行うときは、主に施術の前と後に言葉によるコミュニケーションを交わします。施術中は言葉によらないコミュニケーションが主体です。施術者側のコミュニケーション手段はテクニック、その中でも手で触れることであり、それは、いわば「発信者」としての行為です。一方、患者側は、呼吸の状態、筋トーヌスの変化、鳥肌やぴくつきなどの体が発する信号を、返信として「発信者」に送ります。治療が適切に行われているときは、穏やかで協調的な無言の対話が生まれます。もちろん、施術中の会話が禁じられているわけではありません。

> **重要**
>
> 　必要なことのみ言葉で伝え、可能な限り言葉に頼らないコミュニケーションを取りましょう。

　言葉を伴うか伴わないかにかかわらず、意思疎通するものどうし、対話は同じ目の高さで行うことが基本です。体と健康状態のことであれば、患者自身が一番よく知っているのはあたりまえです。一方施術師は専門知識と技量を生かして患者を助けます。それゆえ施術者が患者のことを、その不安や感情とともに真剣に受け止めると同時に、治療の方針を決める際に独自性を守ることが基本となります。この真剣さは治療の結果に少なからず影響を与えます。治療の初めが肝心なのです。簡単に治療を始めてしまうのは、患者に対する敬意の欠落といえるでしょう。手を当てるなどの導入的なコンタクトは、言葉に頼らない効果的なコミュニケーションへの一つの鍵であり、思いやりと敬意を形にして患者に伝えるものです。

　タイ古式マッサージでは、施術を始めるに当たって、まず手を足の関節に置くことがしばしばあります。指圧ではたいてい腹の上に、他の治療法では足の裏に置きます。私はさまざまな理由から、足の裏に置くことにしています。ドイツの文化圏では、足がエロチックな連想と結びつくことはまずありません。それに、足を触ることにより、多くの人が「大地とつながった」ような感覚をもつほどリラックスします。心が落ち着き、体のバランスが整うのです。足の冷えは精神状態を示す重要な症状です。しかし私の患者たちについて言えば、施術中に足が冷たくなることはありません。実際のマッサージに入る前に、私は患者の足を温める処置をします。少し創造力を発揮すれば、氷のように冷たい足でも、ほとんど手をかけずに冷えを取り除くことができるのです。このようなときに私は温めた石を使います。石はあらかじめ湯せん用の鍋で温めておき、足の裏に少しの間のせます。それからその石を使って1～2分間、足のマッサージを行います。続いて温かい泥パックを足にのせ、そのあと本来の治療を始めるのです。この処置を受けることにより、患者は自分に対する施術者の配慮を感じ取ると同時に、安心

17

感をもちます。また施術者への信頼も生まれてリラックスしてきます。この初めの状態が、時として治療の成果に大きく影響するものです。

施術プロセスの初めに手を置く儀式が大事なように、その終わり方もまた大切です。施術の最後には両手を数秒間患者の体の上に置いたままにし、それからゆっくりと離していきます。唐突に治療が終わると、患者は日常の「冷水」の中に突き落とされたように感じるでしょう。いきなり患者を平常の世界に向かって突き放すのではなく、ゆっくり戻すようにすべきです。そのためには、患者が治療後も数分間、横になったままいられるような配慮が施術者に求められます。施術を始めるときに足を優先するのと同じく、私は終わるときも、足をどの部位よりも優先します。

施術をソフトに行いソフトに終えれば、患者に各施術プロセスの強烈さを意識させないですみます。良質の統合タイ式マッサージでは、ゆっくりと流れるように、患者に気づかれることなく、施術要素がソフトなものから痛みの限界に達するような強いものに移っていくため、それが可能となるのです。この限界の痛みとは、だれしも覚えがあるように、大きなストレスの後に張った背中をマッサージされたときのような肯定的な痛みの感覚なのです。かろうじて気持ちよさを感じる範囲内で痛みの限界まで施術し、今度はソフトなタッチに移る。そしてまた痛みの限界まで押圧の強さを増し、再び弱くするというふうに施術します。

その際問題となるのは、強さに対する感受性が患者によって違い、体調にも左右されることです。このひとりひとりの限界を見つけ出すことが、施術者の腕の見せどころです。最適な押圧強度を知る最も重要なサインは患者の呼吸です。深い呼吸は押圧強度が適切であるという確実なサインです。そこで、ストレス状態にあり、浅い呼吸をしている患者に対しては、押圧が強まるのに合わせて呼吸を深くするように、治療前にアドバイスしておくのが賢明です。こうしておくと痛みの許容度が上がり、全身の酸素供給量が増えます。同時に、深く息を吐くことによって筋肉組織がよく伸びるようになります。初回の施術時には、押圧の強さが適当かどうか患者に確かめるとよいでしょう。

とはいえ、適切に施術していても痛みの強い経穴やトリガーポイントはあるものです。ところがそこに刺激を加えることはたいへん重要なのです。そうしたポイントには補正処置を行いましょう。ポイントへの施術と同時に、空いているほうの手で敏感になっている体の表面を治療します。特に効くのは足の裏と手のひらです。さらに、患者と一定の信頼関係が築かれているときは腹に行ってもよいでしょう。治療のしかたの一例を挙げると、内側腓腹筋にある痛みの強いトリガーポイントの治療と同時に、足の裏を円を描くようにマッサージし、押圧します。痛みの許容度が明らかに上がるため、より強い施術が可能となり、患者に緊張を与えることなく、硬くなったところをほぐすことができます。また、痛む部位に向けて念じるように息を吹きかけると、治療の痛みを緩和できることがあります。

足への触れ方

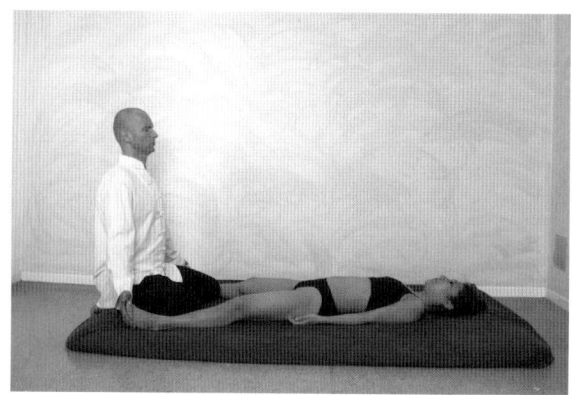

図5.1 足への触れ方

開始の姿勢

患者は仰向けになり、両脚を軽く広げます。施術者は患者の両脚の間、下腿の位置あたりに膝をついて座ります。

施術のしかた

触れようとする足の部位に上方から両手を数秒間かざします。施術者はその際に下腹で深く呼吸し、自律訓練法を行うときのように、エネルギー（温かさ）が手を流れるという自己暗示をかけます。訓練を続けていると、実際に手が温かくなり、その温かさが患者に伝わります。それと同時に精神を集中させて、患者の気持ちの揺れを感じ取ることを試みます。患者はこの時点で、もう手が足にのせられていると勘違いすることもしばしばです。この後、本来の接触を伴った施術に入ります。患者の両足に少なくとも10秒間、両手を当てます（図5.1）。

目　的

患者と接触をもつことと患者の状態を感じ取ること。

第6章　禁　忌

患者に非常事態が起こったとき、炎症、負傷があるとき、それに特定の血管疾患があるときには施術してはいけません。以下にその主な例を挙げます。

非常時

!注意! 骨盤静脈を含む深部の静脈血栓症が疑われるときは施術しないこと！　肺塞栓症を起こす危険があります。また、動脈塞栓症の疑いがあるときも施術せず、直ちに医師の治療を受けさせること！

- 急性の神経障害を発現する腰部脊椎症が起きたとき。膀胱と直腸の排泄障害、突然力が抜ける筋肉麻痺、触れられている感覚の喪失、痛みのあった神経経路の突然の痛みの消失などがその症状です。これはたいへんまれなことではありますが、それまで興奮していた神経が、働きを止めてしまった可能性があります。このようなときは即刻、神経科と神経外科の専門的検査を受けさせなければなりません。
- 感染性疾患をもっているとき。回復期に入った場合に限り、鍼治療の代わりとして押圧治療を行うのは差し支えありません。

炎症時

炎症のサインは赤くなって腫れる、熱をもつ、痛む、そして機能障害です。炎症は皮膚と皮下組織、最下層の細胞組織と筋肉組織、骨膜と骨実質、骨髄と神経、および内臓に起こります。通常、炎症の病巣が深ければ深いほど、その部位を確定することは難しくなります。疑わしい徴候があれば、それがごく小さなものであっても注意する必要があります。組織に機械的な刺激を与えたときに起きるふだんと違う痛みは、何らかの炎症のサインであることがほとんどなのです。患者には専門的な診断を受けさせなければなりません。

炎症がおさまれば、専門知識のもとに押圧を施してもよいでしょう。施術は患部の周辺だけにとどめます。患部に直接施術してはいけません。

負傷時

- 筋膜断裂と筋ヘルニア
- 筋断裂（限局的な小さな肉離れは除く）[37]
- 腱断裂（筋腹が盛り上がったり、移動したりしているために気づくことがよくあります。最も確実に判断がつく症状は、該当する筋肉が動かなくなることです。）
- 創傷全般
- 内部損傷
- 血腫
- 脱臼
- 骨折
- ズーデック萎縮。主に軽い神経の損傷後に起こります。症状は、にぶく場所が特定しにくい痛み、浮腫、体温の変動や汗の分泌障害、知覚・運動障害など。さらに症状が進むと、骨からミネラルが失われていきます。神経医学的治療が不可欠です！

禁忌条件にあてはまる血管疾患

- 静脈炎全般。特に脚の深部静脈血栓症。症状は呼吸が速い、静脈が硬化して手に触れる、強い圧痛、咳をすると増す全身の痛み、脚のほてり、局所的な腫脹、脚の皮膚の変色（青紫色）、発熱などです。脚を横にして休め、すぐに救急医に連絡してください！
- リンパ管炎・リンパ節炎。皮膚の表面に赤い筋が出て、リンパ節の腫れがみられる。
- 動脈疾患。動脈硬化症患者の急性動脈閉塞。亜急性の局所痛が出たり、部分的または完全な血流の停止により、手足が白くなったりします。救急医に連絡すること！　特に高齢者には、動脈硬化の疑いがあるなしにかかわらず、ソフトにマッサージすること！

その他、手術後の不安定なとき、中でも脊柱周辺の手術後、およびマッサージの禁止されている期間は施術してはいけません[37]。

第7章　統合タイ式マッサージのいろいろな施術の型

7.1　施術者自身の体を使った固定法

　西洋のマッサージ療法と理学療法は、さまざまな専門器具を使うのが一般的です。徒手による筋肉ストレッチの専門書を見れば、患者を固定するためのベルトやクッション類を備えた数々の油圧式・電気式の調節可能な施術台が登場します。ある特定の筋肉を伸ばすためには、これらの装具を使って、一つ一つの筋肉や筋肉群を孤立させなければなりません。ところが、統合タイ式マッサージの固定法を使えば、そのような高価な装備は必要ありません。ただ、体に大きく制約のある患者(事故後などで)にはタイ式マッサージの固定法は十分とはいえません。しかし、通常は幅の広いマットか同じように幅のゆったりした安定性のある施術台が一つあれば十分です。高さの調節機能がついている必要はありません。

　これまでに挙げた原則は、良質な統合タイ式マッサージを行うための基本となるものです。それは、伝統に従って床の上で行う場合でも、または施術台の上、あるいは可動式のマッサージ椅子の上で行う場合でも変わりはありません。

ハムストリングスと腓腹筋の
コンビネーション・ストレッチ(図7.1)
開始の姿勢
　患者は仰向けに寝て、両脚を伸ばします。
　施術者は患者の脇、腰の位置あたりに膝をつきます。

施術のしかた
　施術者は片脚を曲げて患者の下腹を固定します。もう一方の脚で患者の股関節を支えます。片方の手で患者の膝を固定し、もう一方は前腕でこの形をつくり、患者の足の裏の上からかかとをつかみます。施術者は曲げた方の脚の内転筋を緊張させて、患者の大腿四頭筋を圧迫します。これにより患者のハムストリングスが伸びます。同時に足裏の上に置かれた腕のてこを使って、患者の下腿三頭筋をよく伸ばします。

目　的
　ハムストリングスと下腿三頭筋のストレッチ。

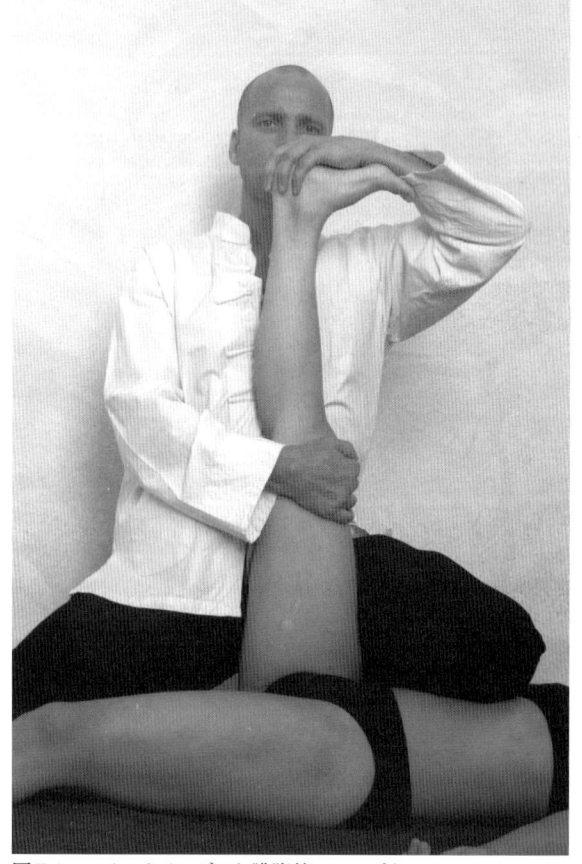

図7.1　ハムストリングスと腓腹筋のコンビネーションストレッチ

　実際の施術で示されるとおり、人の体はコストの安い道具となるだけでなく、柔軟で適応力をもっています。その体を効率的に使うことによって、患者の体位を整えたり固定したりするために費やす時間を節約し、治療時間を短くできます。施術位置を変えたり、別の筋肉を伸ばしたり、施術のしかたを変えたりといったことがすばやくできるのです。例えば隣接する関節を動かしたり、拮抗筋を伸ばしたりすることも可能です。押す力、引く力を自在に発揮するために、ここでもやはり重心移動の原理が活用されます(図7.2, 図7.3, 図7.4)。

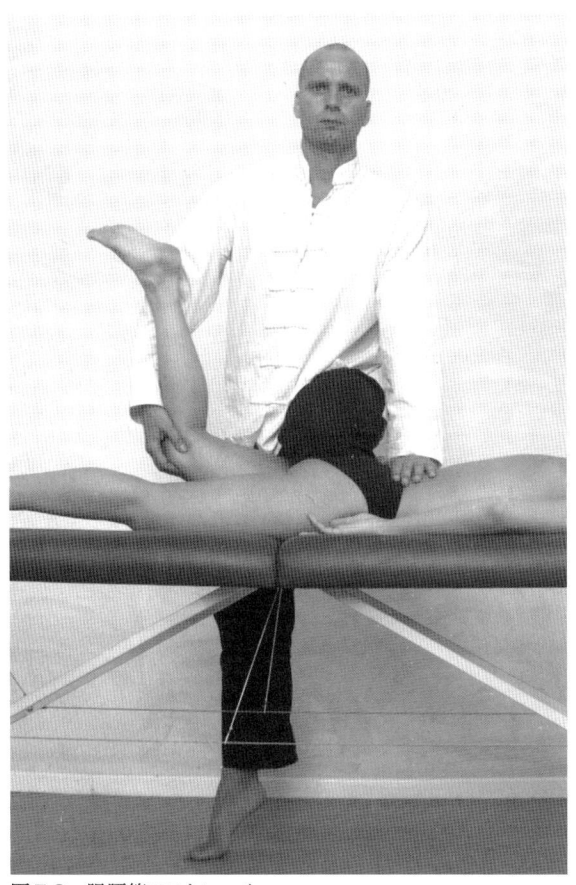

図7.2　腸腰筋のストレッチ

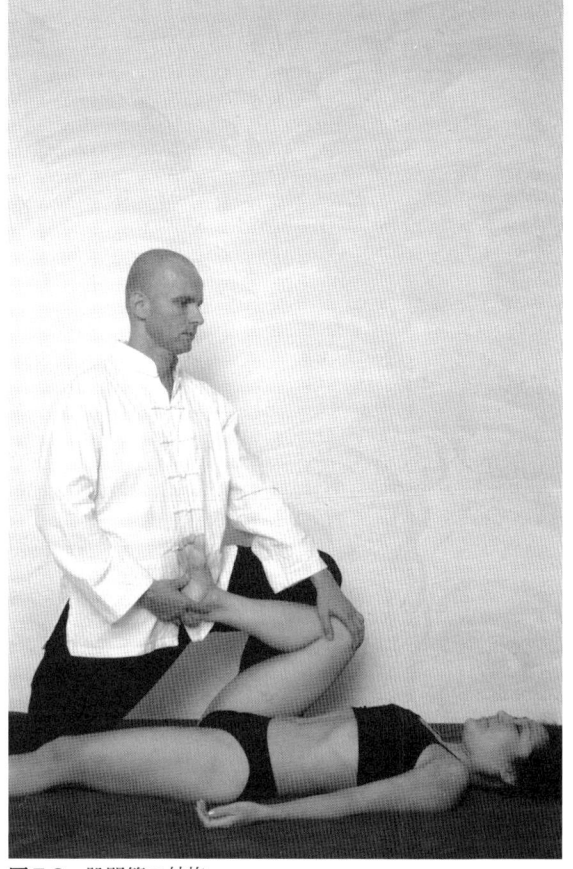

図7.3　股関節の外旋

腸腰筋のストレッチ（図7.2）

開始の姿勢

　患者は施術台の上でうつ伏せに寝ます。
　施術者は患者の腰のあたりに片脚で立ち、もう片方の脚で患者の臀部を固定します。

施術のしかた

　施術者は片手を患者の背中の下の方に置き、固定を補強します。もう片方の手で患者の膝を下からつかみます。体の重心を患者の頭の方向に移していき、患者の曲げた脚を頭の方へ引きます。

目　的

　腸腰筋のストレッチ。

股関節の外旋（図7.3）

開始の姿勢

　患者は仰向けに寝ます。
　施術者は患者の脇、膝あたりの位置に自分の膝をつき、片膝を立てます。

施術のしかた

　施術者は自分の下腿を患者の大腿に添え、片方の手で患者の膝をつかみます。もう片方の手のひらで患者のかかとを包むようにします。その親指で患者の足裏の中央を押します。押しながら自分の腰を外に回します。すると、それに伴って患者の股関節が受動的に回旋します。全身のリラックス感を高めるために、親指でさらに患者の足裏全体を押圧してもよいでしょう。

目　的

　股関節の動きをよくする。

大腿四頭筋と前脛骨筋の同時ストレッチ（図7.4）

開始の姿勢

　患者は仰向けに寝ます。
　施術者は患者の脇、膝あたりの位置に自分の膝をつき、片膝を立てます。

施術のしかた

　施術者は自分の下腿を患者の大腿に添え、片方の手

第7章　統合タイ式マッサージのいろいろな施術の型

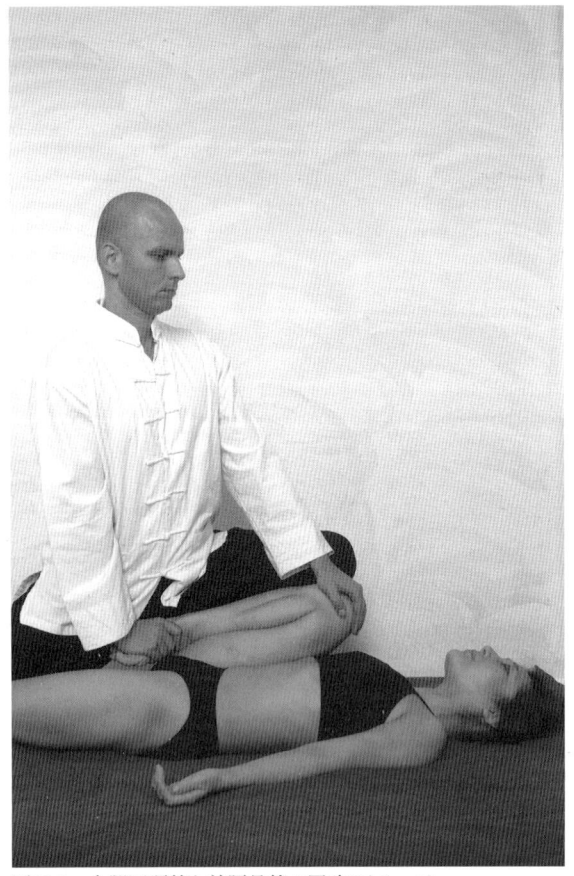

図7.4　大腿四頭筋と前脛骨筋の同時ストレッチ

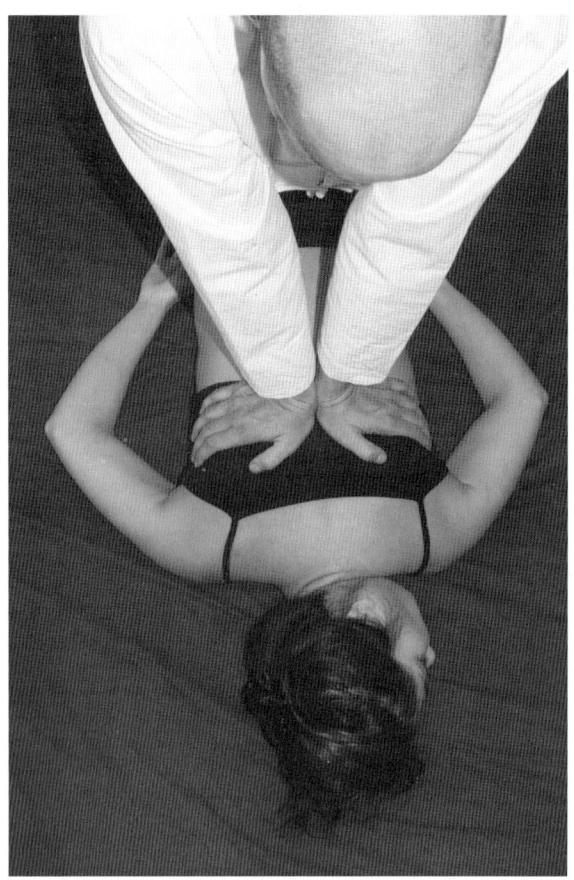

図7.5　手のひらを使った脊柱傍への押圧

で患者の膝をつかみます。もう片方の手のひらに患者のかかとを包むようにします。施術者は、自分の体の重心を沈めることにより患者のかかとをその臀部に押しつけます。

目　的
　大腿四頭筋と前脛骨筋のストレッチ。

7.2　床の上で行う伝統的な施術

　床の上で施術するときは、幅の広い、軟らか過ぎない施術マットを用意します。マットは跳ね返りがあるようなものは避けます。マットの長さは、施術者が横になったとき、頭の上と足先に十分な余裕がとれるくらい、また、幅は少なくとも1.5mはあったほうがよいでしょう。7.1で述べた体位と固定の原則、そして体の重心の利用法（圧迫と牽引を行うとき）を、床の上での施術に応用します。床の上での施術には長所と短所がありますが、最大の長所はコスト面にあるといえます。

　図7.5 ～ 7.7に示したテクニックは床の上で行うのに適しています。施術者の重心がかけやすいので、引いたり押したりする力や、てこの原理が効率よく発揮されます。

手のひらを使った脊柱傍への押圧（図7.5）
開始の姿勢
　患者は床の上でうつ伏せに寝ます。
　施術者は患者にまたがって膝をつきます。

施術のしかた
　施術者は膝と足趾球で自分の体を支えながら重心を前方に移します。棘突起に触れないように母指球を患者のL5の脇に置き、手先を外に向けます。この位置から頭部に向かって胸椎を通り、C7の手前までの間を、母指球でステップを踏むように交互に押してゆきます。その後、同じ動作をしながら始めの位置まで戻ります（図7.5）。

目　的
　背筋のストレッチと膀胱経の活性化。

左右腸腰筋のストレッチ

開始の姿勢
患者は床の上でうつ伏せに寝ます。

施術者は患者にまたがってその臀部のあたりに膝をつきます。施術者の顔は患者の足の方に向けます。

施術のしかた
施術者は床の上に膝をつき、足の甲と下腿の一部を患者の背中にのせます。こうすれば背中の上部と下部がしっかり固定されます。施術者は患者の足をつかんで持ち上げ、自分の体を後ろに傾けます。これで左右の腸腰筋が伸びます（図7.6）

目　的
腸腰筋のストレッチ。

足を使ったハムストリングスの圧迫

開始の姿勢
患者は仰向けに寝ます。患者は片脚を曲げ、もう片方は伸ばしたままにします。

施術者は患者の両脚の間に座ります。

施術のしかた
施術者は座ったまま片足の外側の縁を患者の膝窩に添わせるように置き、もう片方の足をその脇につけます。

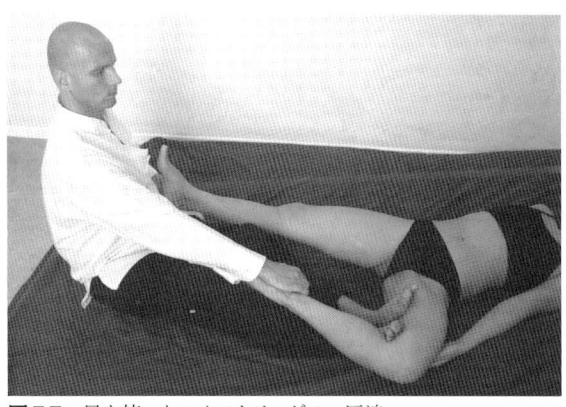

図7.7　足を使ったハムストリングスの圧迫

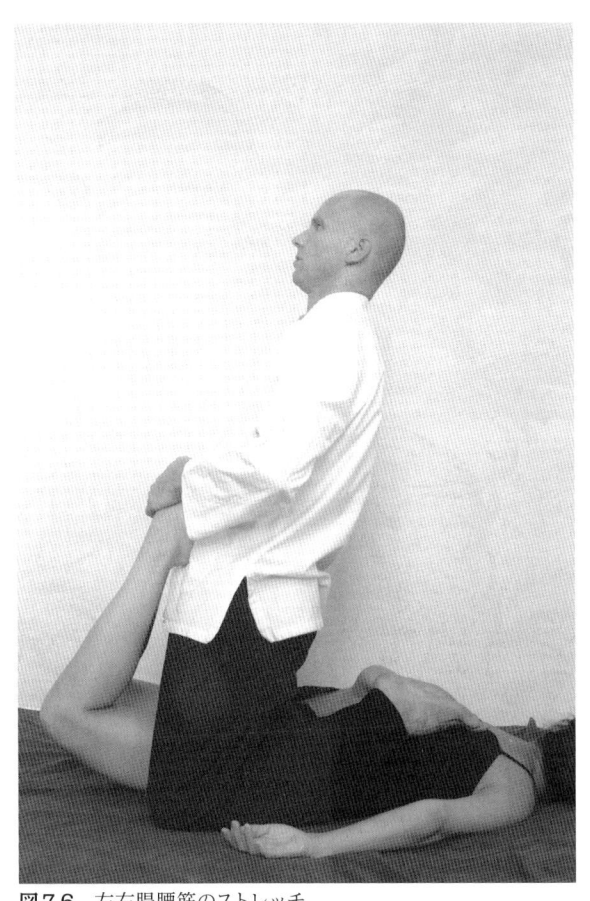

図7.6　左右腸腰筋のストレッチ

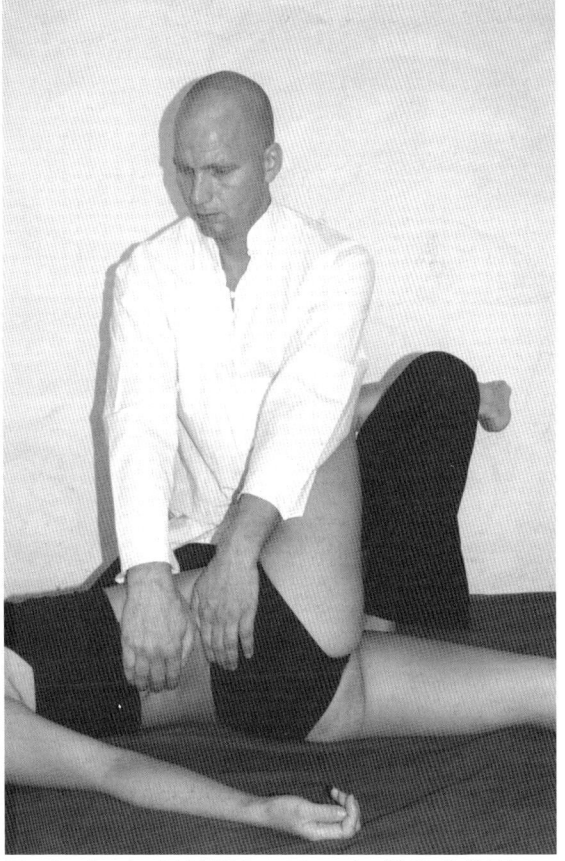

図7.8　床の上で行う側臥位のテクニック。腰痛に特効がある

そして患者の両距骨関節をつかみます。まず患者のハムストリングスの上を股関節まで、両足で踏むようにざっと押し、また戻ります。続いて施術者の片足を患者の膝窩に置き、もう片方の脚を強く突っ張って、患者のハムストリングスを面で圧迫します（図7.7）。

目 的

ハムストリングスの押圧。

床の上で行う施術の欠点は、施術者の膝に大きな負担がかかることです。座位と側臥位に対する施術は、仰臥位や伏臥位での首筋への施術と同じく、施術台を使うより難しく労力が要ります。また、体のコントロール、平衡感覚、集中力が高く求められます（図7.8、図7.9）。

側臥位のテクニック（床の上で行う場合）
開始の姿勢

患者は床の上に脇を下にして横になります。
施術者は患者に向き合い、臀部の位置に膝をつきま

す。片方の膝を立てます。

施術のしかた

施術者は患者の上側の脚を、立てた膝と体の間にはさむようにして固定します。片手を患者の腰椎あたりに置き、もう片方の手は臀部の上のほうに置きます。施術者は、患者の傍脊柱筋群を左右の手で交互に腹側に向かって引きます。すると腰椎も動きます。床に置いた施術者の膝には、このとき大きな力がかかります。このテクニックでは、バランスを保つために、施術者は非常に体力を使います（図7.8）。

目 的

腰椎周辺の筋硬結を解消し、腰椎の動きを良くする。

側臥位のテクニック（施術台の上で行う場合）
開始の姿勢

患者は施術台の上に脇を下にして横になります。
施術者は患者に向き合い、臀部あたりの位置に立ち

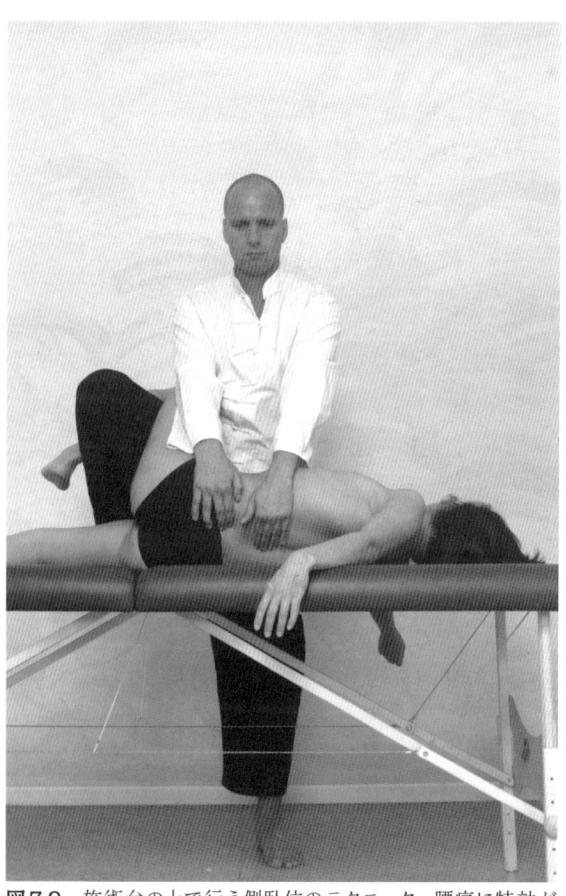

図7.9 施術台の上で行う側臥位のテクニック。腰痛に特効がある

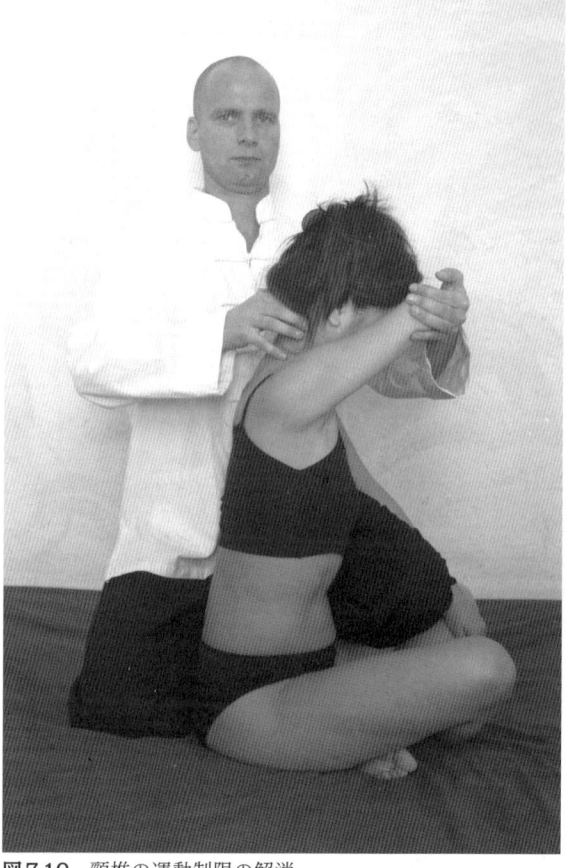

図7.10 頸椎の運動制限の解消

ます。片方の脚を施術台の上に立てます。負荷を軽減するため、体を施術台にもたせかけてもよいでしょう。

施術のしかた
テクニックは床の上で行うときと同じです（図7.8、図7.9）。

目　的
腰椎周辺の筋硬結を解消し、腰椎の動きを良くする。

頸椎の運動制限の解消
開始の姿勢
患者は床の上にあぐらをかきます。
施術者は患者の斜め後ろに膝をつき、片膝を立てます。

施術のしかた
患者の片方の腕を施術者の立てたほうの脚の上にわたします。患者のもう片方の腕は額に当てます。この腕がいわゆる「可動式ヘッドレスト」となります。施術者は、腕でこの「ヘッドレスト」を下から支えます。こうすると頭部を傾けるときに患者の首のぐらつきを抑えられるうえ、軽く折り曲げた腕の支えにより、首の横方向の揺れを最小限にとどめることができます。施術者は空いているほうの親指と人差し指を使って、同時に脊柱傍を押し、個々の頸椎を調整することもできます。軽い頸椎の運動制限は、この方法で簡単に解消します。ここでも施術者の床に立てた膝には大きな力がかかります。自身の体位を安定させるためにたいへんなエネルギーを使わなければなりません（図7.10）。そのため、このテクニックは、施術台（図7.11）か可動式のマッサージ椅子（図7.12）を利用したほうがより楽に行えます。

目　的
頸椎の運動制限の解消。ただし、危険性が低いときのみ行うこと。

床の上での施術は、基本的に、第4章で紹介した治療法のすべてと組み合わせることが可能です。

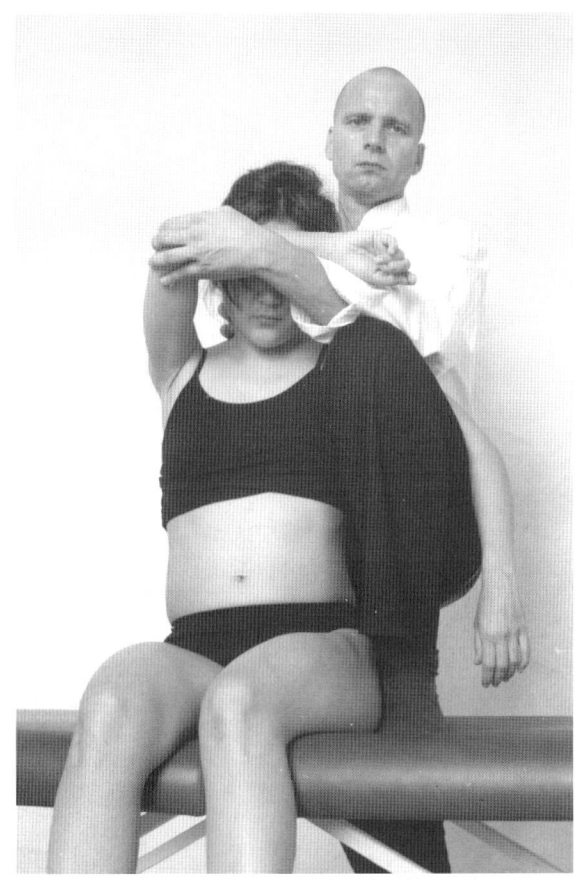

図7.11　頸椎の運動制限の解消。施術台を使う場合

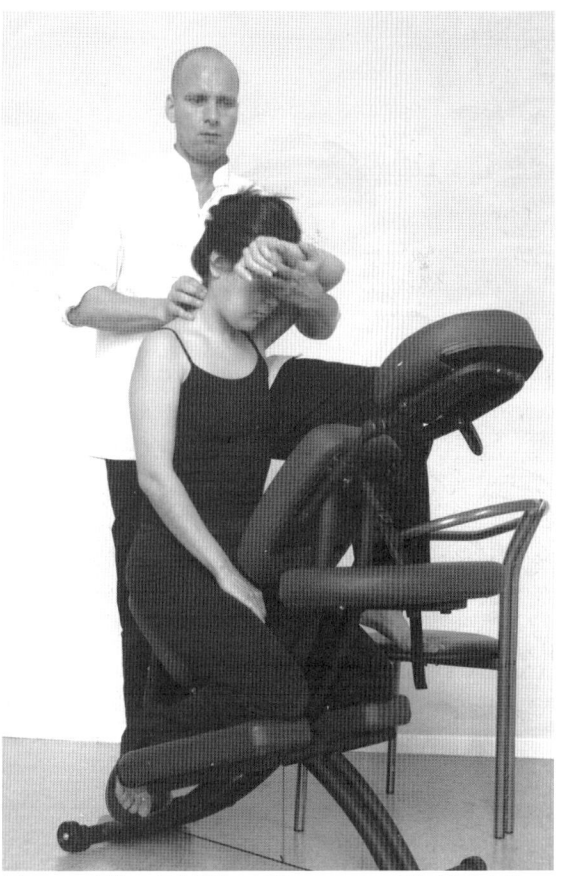

図7.12　頸椎の運動制限の解消。マッサージ椅子を使う場合

7.3　施術台の上で行う施術

　次に述べる施術法は、施術者と患者双方が施術台の上にのって行います。どのテクニックにおいても、少なくとも施術者の片脚は施術台の上にのせるようにします。そうすれば施術者は床の上でするのと同じように重心をかけることができるため、押したり引いたりする力を効果的に発揮できるのです。その上、背中を十分にまっすぐ伸ばした安定した姿勢が可能となり、大きな動作・施術範囲が確保されます（図7.13）。

　多くのテクニックで施術者の手足は安定と固定のために使われます（図7.14）。脚を曲げて内転筋をストレッチしているこの図の例では、台上に置かれた施術者の脚が、患者の下腹を固定しています。こうすれば患者の脊柱が前湾することはありません。重心を移すことにより、施術者は力をあまり使わずに必要な押圧を加えることができます。

　こうした理屈が重要な意味をもつのは、統合・発展したタイ式・指圧式テクニックだけではありません。いわゆる医療的クラシック・マッサージ、トリガーポイント治療、マニュアルセラピーなどにもこの体の使い方は応用できます。患者とあまりに接近し過ぎる方法ではないかという批判がないわけではありません。しかし、特に手技療法の中には、同じように施術者が患者の体と非常に密に接触するテクニックがあり、このことは、その批判に対する弁明となるでしょう。統合タイ式マッサージでは、あらゆる有効な視点を最大限活かすことに重点を置いています（第2章を参照）。この姿勢が特に表れているのは座位と側臥位での治療、それに首筋の治療を行う場合で、施術台を使うことにより、技術が非常に発揮しやすくなります（図7.15、図7.16）。

マッサージと同時に行う胸椎と腰椎の可動化
開始の姿勢
　患者は脇を下にして横になります。
　施術者は患者に向き合い、その腹あたりの位置に立ちます。片方の脚を施術台の上に立てます。負荷を軽減するため、体を施術台にもたせかけてもよいでしょう。

施術のしかた
　患者の片脚を施術者の立てた脚の上にのせて曲げます。施術者は自分の腰をリズミカルに押したり引いたりして、患者の背中を波打つように動かします。空いている手で、そのリズムに合わせて、腰椎からTh6までの脊柱傍の背筋を腹側に向かって「歩くように」押してゆき、また腰椎まで押しながら戻ります（図7.15）。

目　的
　胸椎と腰椎の可動化。

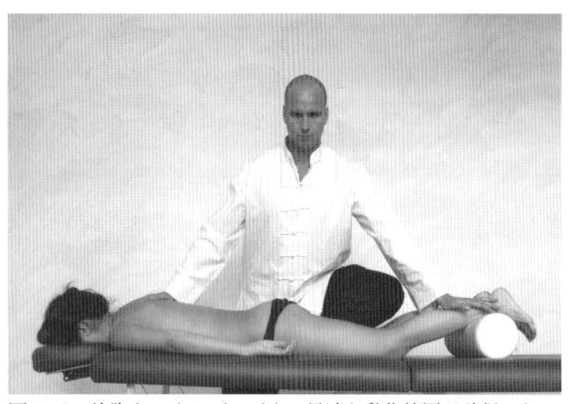
図7.13　片脚をのせることにより、最適な動作範囲が確保できる

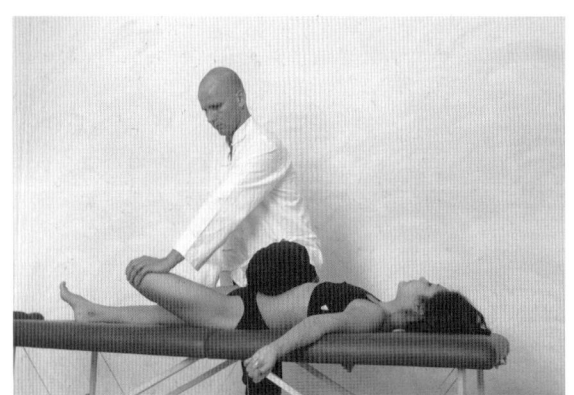
図7.14　脚を曲げて行う内転筋のストレッチ

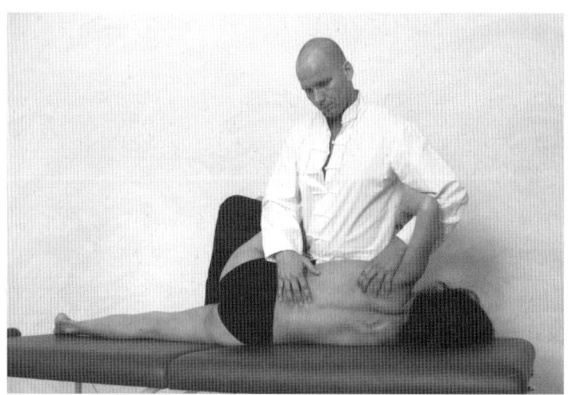
図7.15　マッサージと同時に行う、波打つような胸椎と腰椎の可動化法

7.3 施術台の上で行う施術

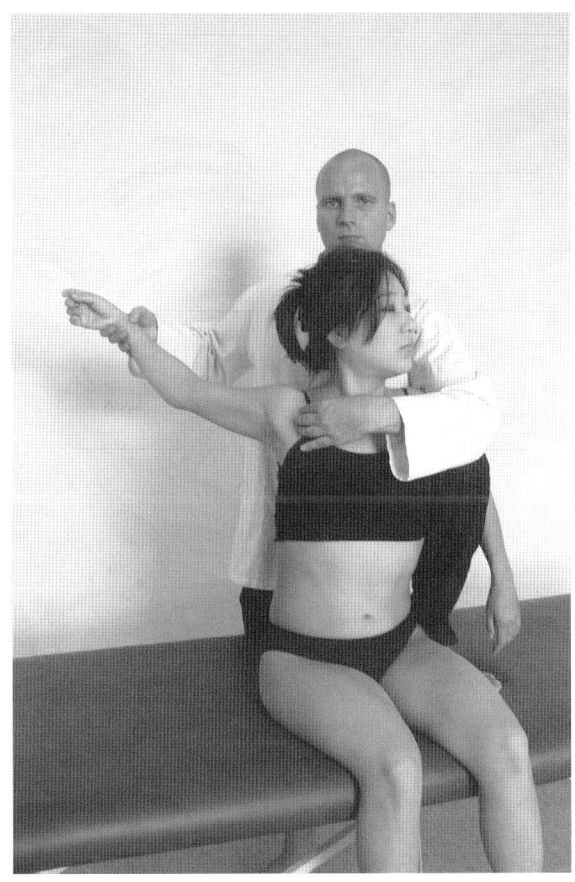

図7.16 胸部の筋肉のストレッチ

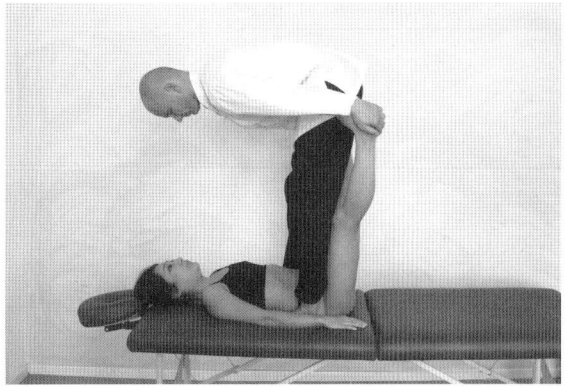

図7.17 患者との相互ストレッチ：ハムストリングスとヒラメ筋のコンビネーション・ストレッチ

ハムストリングスとヒラメ筋のコンビネーション・ストレッチ

施術台の上でも行えるテクニックは数多くあり、床の上で行うのとまったく同じようにテクニックをこなすことができます（図7.17）。

開始の姿勢

患者は施術台の上に仰向けに寝ます。

施術者は同じく施術台の上で、患者の骨盤あたりを挟んで立ちます。

施術のしかた

施術者は両手で患者の両方のかかとをつかみます。前腕が患者の足底の上に来るようにします。患者の両脚の大腿四頭筋が施術者の下腿にぴったりつきます。施術者は背中を伸ばしたまま上体を前に倒し、てこの原理を利用して、患者と自分自身が望むところまで筋肉を伸ばします。このテクニックは、二人で行う体操に適しています（図7.17）。

目　的

患者・施術者双方のハムストリングスとヒラメ筋のストレッチ

胸部の筋肉のストレッチ

開始の姿勢

患者は施術台に横から腰掛けます。

施術者は患者の後ろに立ち、片脚を施術台の上に立てます。

施術のしかた

立てた脚は患者のアームレストとなります。施術者は上体で患者の背中を支えます。手のひらを患者の鎖骨下にある胸筋の上に置きます。もう一方の手で患者の伸ばした腕の手首の関節をつかみます。患者の体を適切な角度でストレッチさせるため、施術者は自分の体を少し横向きかげんに患者の背中にもたせかけます。この姿勢から患者の腕をぐっと後ろに引っぱり、胸部の筋肉組織を伸ばします（図7.16）。

目　的

胸部の筋肉のストレッチ。

7.4　可動式マッサージ椅子を使った施術

近年、マッサージ椅子が利用されることが増えています。マッサージ椅子は背中の短時間のマッサージに向いており、特に頸肩腕症候群の治療に適しています（図7.18、図7.19、図7.20、図7.21）。

患者はマッサージ椅子に腰掛け、施術者はその後ろ

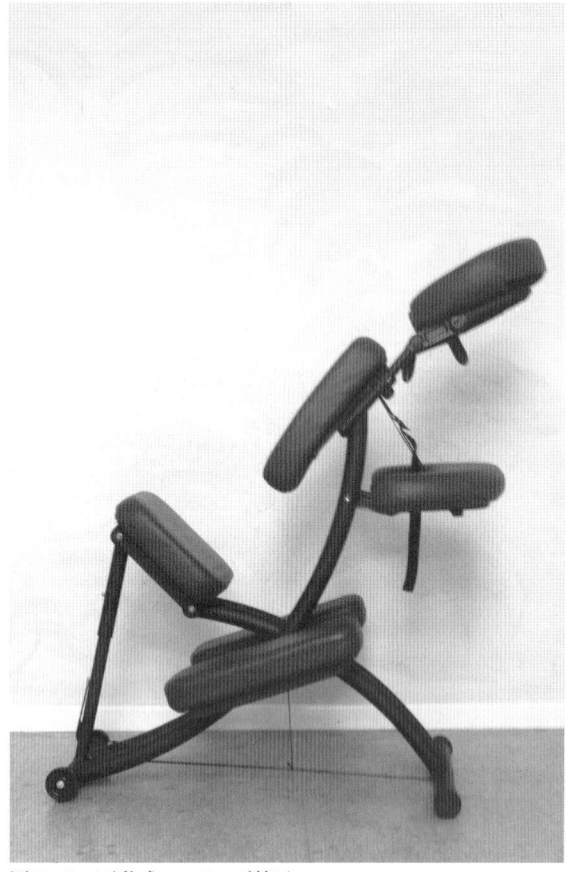

第7章　統合タイ式マッサージのいろいろな施術の型

図7.18　可動式マッサージ椅子

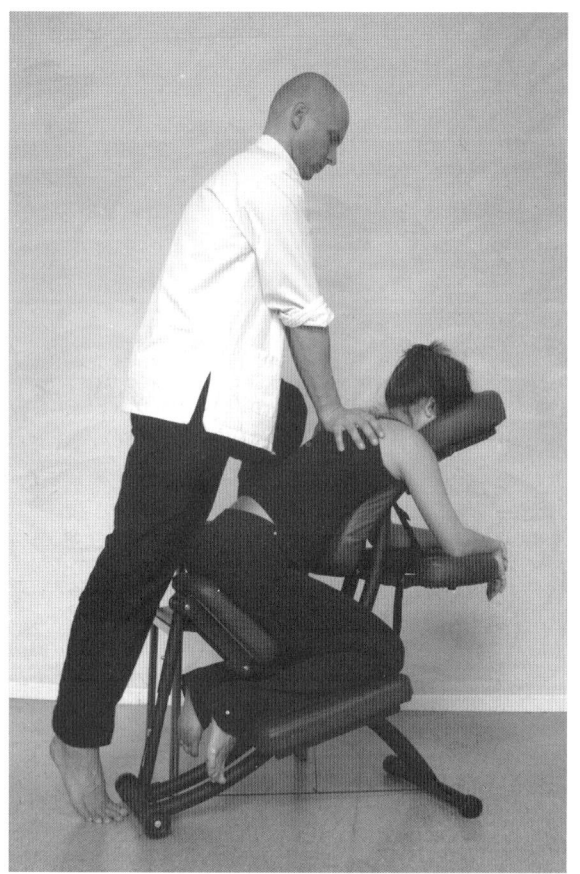

図7.19　足台を使ったマッサージ椅子での施術

に立ちます。この場合、施術者は曲げた脚を足台に置きます。このポジションは施術者の体を安定させるので、自身の重心（下腹）を利用してマッサージと押圧の強さをより高めることができます。

脊柱と肩甲骨の間にある筋硬結の治療
開始の姿勢
　患者はマッサージ椅子に座ります。施術者は患者の後ろに立ちます。

施術のしかた
　施術者は左腕で患者の上腕を持ち、患者のあごの下にもっていき保持します。これにより、菱形筋と僧帽筋横行部が適度に伸びます。脊柱と肩甲骨の間の部分は片手を垂直に立てて置けるくらいに広がります。そこで施術者は、この部位の筋硬結やトリガーポイント、経穴を十分に治療します。

目　的
　脊柱と肩甲骨の間にある筋硬結、トリガーポイント、経穴の治療。

広背筋のストレッチ
開始の姿勢
　患者はマッサージ椅子の上に座って膝を折り、腕を曲げて上体をのせます。
　施術者は患者の前に立ち、片脚を足台にのせて体を安定させます。

施術のしかた
　施術者は片手で患者の背中を固定し、もう片方の手で、伸ばした患者の腕の手首の関節を持ちます。この腕を頭の脇につけて、頭の上方に強く引っぱり、広背筋を伸ばします（図7.21）。

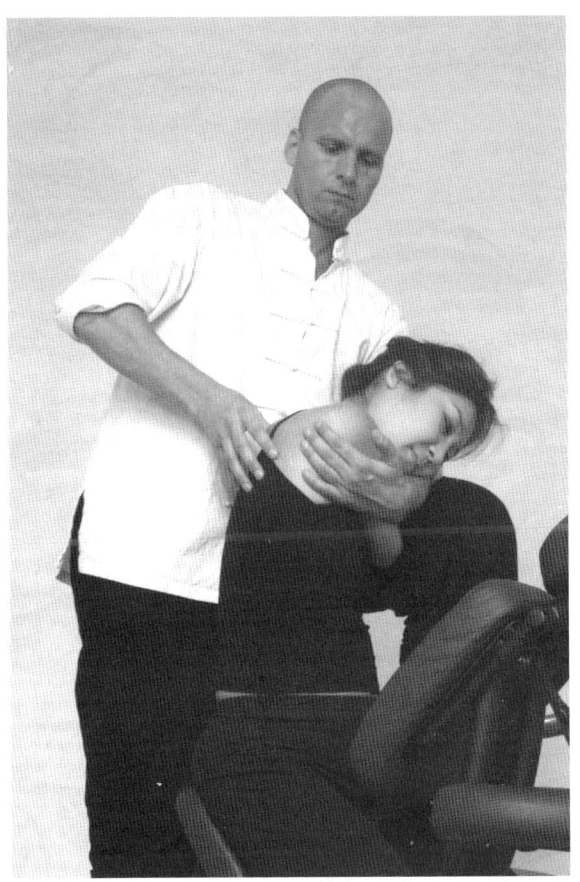

図7.20 マッサージ椅子を使った統合タイ式マッサージ

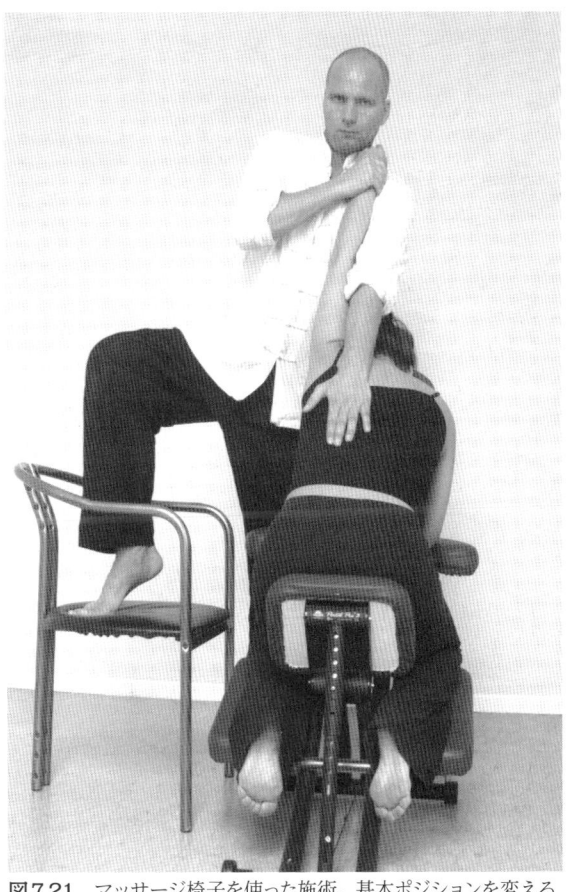

図7.21 マッサージ椅子を使った施術。基本ポジションを変える

目 的
　広背筋のストレッチ。

　可動式マッサージ椅子はいろいろな活用の可能性を与えてくれます。施術者は自分の姿勢を創造的に作り出すことができ、てこの原理をうまく利用することができます。また、望ましい施術の強さを発揮するために、その場に応じた好適なポジションを得ることが可能です。その結果、施術者は背中をまっすぐにして施術でき、それが自身の背中を守ることにつながるのです。短時間の施術時には、マッサージ椅子は患者にとって快適なものです。

　しかし、施術が長時間に及ぶときは、マッサージ椅子は適しません。というのは、レッグレストの構造的な理由から、患者の脚が曲がったままになり、脚を伸ばしたくても伸ばせないからです。そのため、可動式マッサージ椅子を使った施術は、ふつう20～30分くらいにとどめます。マッサージ椅子は、施術台や床の上での施術時に、補助的に取り入れることもできます。

実践 II

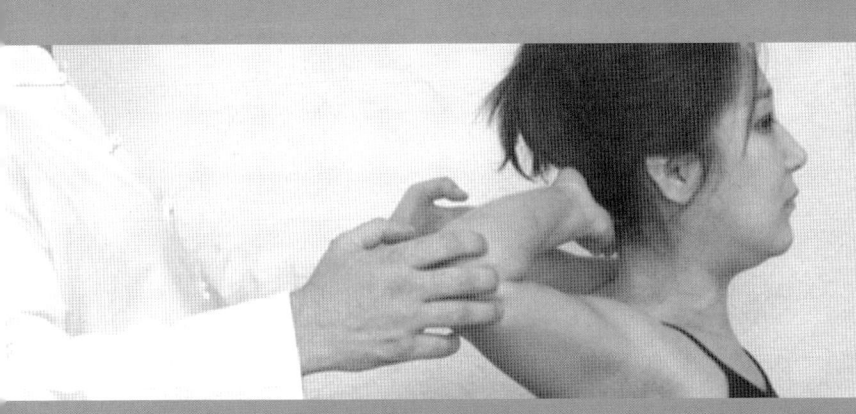

はじめに
実践編では効果の高い全身治療の方法を紹介します。この施術過程に変更を加えることも可能です。ここでは施術の初心者にも、また初めて統合タイ式マッサージを体験する患者にもふさわしい施術の流れを示しました。局部的な施術法や個別のテクニックを自身の治療に取り入れてもよいでしょう。

おことわり
原書では各経穴は番号のみで表記されていますが、参考のため、日本で用いられている経穴名をカッコ内に付記しました。なお、経穴の位置は日本で一般に認められているものとやや異なる場合があります。位置の説明に用いられる「指幅」は、親指の横幅をさします。

第8章　伏臥位への施術

　施術は必ずしも伏臥位から始めなくてもかまいません。ただ、体どうしの接近に慣れていない患者が少なからずいるため、背中の治療から始めるのが望ましいのです。背中の治療は最初のアプローチに向いています。

> **重 要**
>
> まず患者の期待に応えましょう。その上で期待以上の結果を出して患者を驚かせてください。そうすれば患者は施術が治療であることを意識するでしょう。患者が満足すればよし。そして感激すればなおよし、です。

　治療のもう一つのアプローチとして、どのポジションから施術を始めるべきか、患者自身に聞くという方法もあります。私自身は、基本的な信頼関係が築けた患者には、2回目の治療からこのようなアプローチをすることがよくあります。患者はたいていいぶかしく思うようです。なぜなら、あらかじめでき上がっている順序どおりに治療されることに慣れてしまっているからです。ところが、このような「対峙」は、時として施術者と患者の建設的な関係の始まりともなるのです。患者が自分の気持ちを表現するようになれば、成果はいっそう確実性を増します。それは患者が心を開き、変化を受け入れる準備を整えたことの表れだからです。ただ、そのようなアプローチをするには、施術者側に十分な柔軟性をもつことが求められるため、ある程度の経験を積んでから試すべきでしょう。

8.1　体への触れ方

8.1.1　足に触れる

開始の姿勢

　患者はうつ伏せに寝ます。施術者は患者の足元に立ち、体重をやや前に移動します。背中をまっすぐにし、腕を伸ばします。

施術のしかた

　両手を患者の足の裏にそっと当てます（図8.1）。

目　的

　温度、緊張状態、むくんでいる個所など、足の「バラ

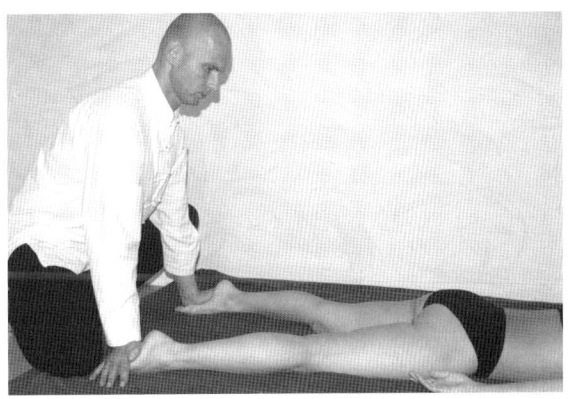

図8.1　足に触れる

ンス状態」を感じ取る。

> **重 要**
>
> 　足の冷えている患者は多いものです。冷えを改善するために、温水やヒーターで温めた石を数個、患者の足裏にしばらく当てておいてもよいでしょう。このような処置が施術者に対する信頼感を生みます。患者は施術者の配慮を感じ取り、安心感をもつのです。

8.1.2　仙腸関節と腰椎下部に触れる

開始の姿勢

　患者はうつ伏せに寝ます。両腕は上体の脇に添わせます。

　施術者は患者の軽く開いた脚の間に膝立ちになり、顔を少し前に出します。背中はまっすぐ伸ばし、腕も伸ばします。

施術のしかた

　両手で患者に触れます。手の下半分を仙骨の上に、上半分を背中の下部に置き、患者の呼吸を感じ取ります（図8.2）。

目　的

　患者の呼吸を感じ取ること。深いか、規則正しいか、

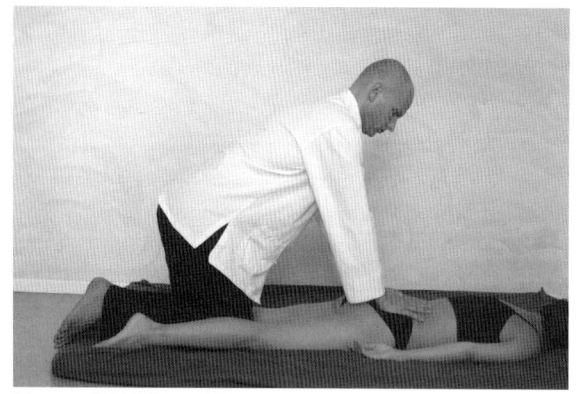

図8.2　仙腸関節と腰椎下部に触れる

短いか、速いか、の状態をつかみます。呼吸を診断してからその後の施術を始めましょう。短い呼吸やせわしない呼吸をしている場合は、押圧や他のテクニック（落ち着かせるようにする、呼吸法を行う、リラックスする音楽をかけるなど）も使うことによって、深い呼吸を導きましょう。

8.2　四肢の牽引

8.2.1　上肢を牽引する

開始の姿勢

　患者はうつ伏せに寝ます。両腕は上体の脇に添わせます。

　施術者は患者の軽く開いた脚の間に膝立ちになります。顔を少し前に出します。背中はまっすぐ伸ばし、腕も伸ばします。

施術のしかた

　施術者は長く息を吐きながら、患者の背中の上を頭に向かってなでて行きます。肩のあたりにきたら、少しの間そこに両手を置き、一度息を吸って吐きます。次に息を吐くときに、なでながら患者の手首に向かって両手を滑らせて行き、手首をつかみます。続いて患者の吐く息に合わせて、患者の腕を脚の方向に引っぱります。このとき、施術者は体を後ろに倒し、重心を移動します。また、患者と同様、施術者も息を吐きます（図8.3）。

目　的

　患者の体の緊張を解く。

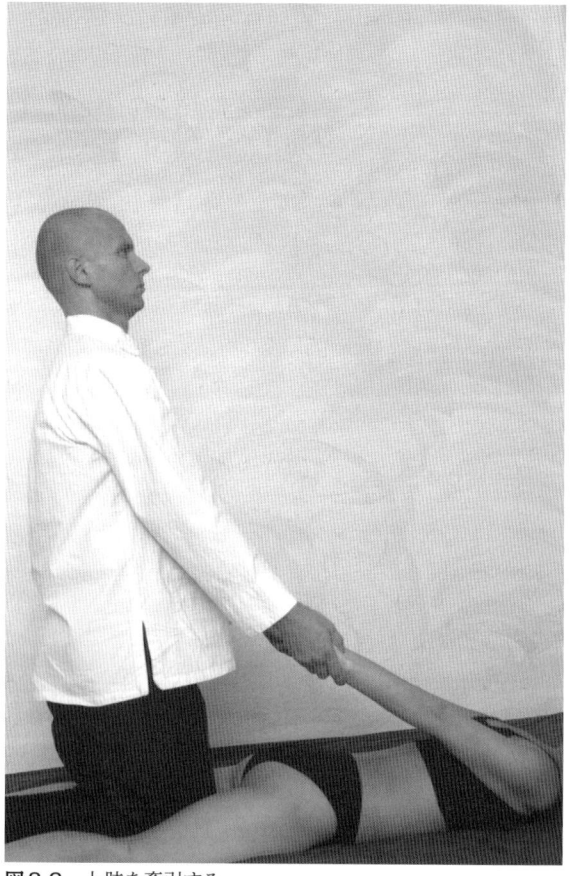

図8.3　上肢を牽引する

8.2.2　下肢を牽引する

開始の姿勢

　患者はうつ伏せに寝ます。両腕は上体の脇に添わせます。

　施術者は患者の足元に膝をつき、患者の下肢を施術者の膝の上にのせます。両手で患者の両距骨関節か足をつかみます。

施術のしかた

　患者の吐く息に合わせて施術者は重心を後ろに移動させます。その際、施術者自身も息を吐きます。こうして患者の脚を牽引します（図8.4）。

目　的

　患者の体の緊張を解く。

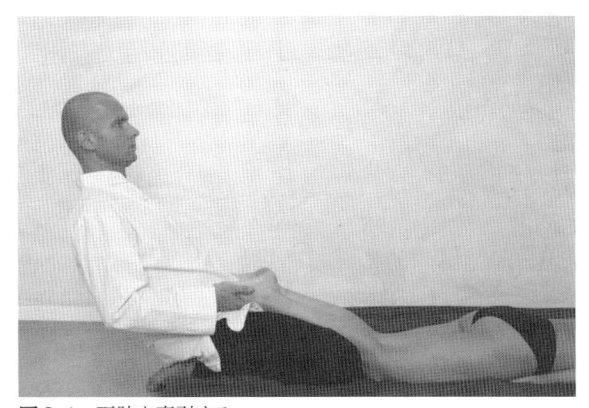

図8.4　下肢を牽引する

8.3　足への施術

　直立歩行は人間がもつ特徴です。地面に接することにより大地とつながり（グラウンディング）、平衡感覚が整えられ、安心感が得られます。地面との接触は、姿勢、歩きかた、体の感覚の根本をつくるのです。

　中国医学では、この点に格別な関心が向けられています。体の中の3つの大きなエネルギーの流れが足にその源をもち、上に向かって流れているというのです。これらは「陰経」とみなされます。生まれもった生命エネルギーは、五行の水を象徴する腎経を通って運ばれます。また脾経は土、肝経は木を象徴しています。この3つの陰経はすべて足から始まり、胸郭の中かそのすぐ近くで終わっています。

　足には非常に多くの神経終末が存在しています。足の反射区マッサージの有効性がこのことからも説明できます。足に刺激を加えると、無数の神経生理学的プロセスが活性化され、神経伝達物質とホルモンが放出されます。フットバスにつかるだけでも健康増進効果が得られます。足の反射点が本当に全身の臓器を映しているかどうかは、未だ科学的に立証されていませんが、足に集中的に押圧を加えると全身に効くのは、その理由からかもしれません。統合タイ式マッサージでは、足にある反射点、押圧点、トリガーポイントを治療します。足は常に治療の出発点であり、関連ポイントであることから、連続して行う施術法の多くに、足への押圧とマッサージを取り入れています。

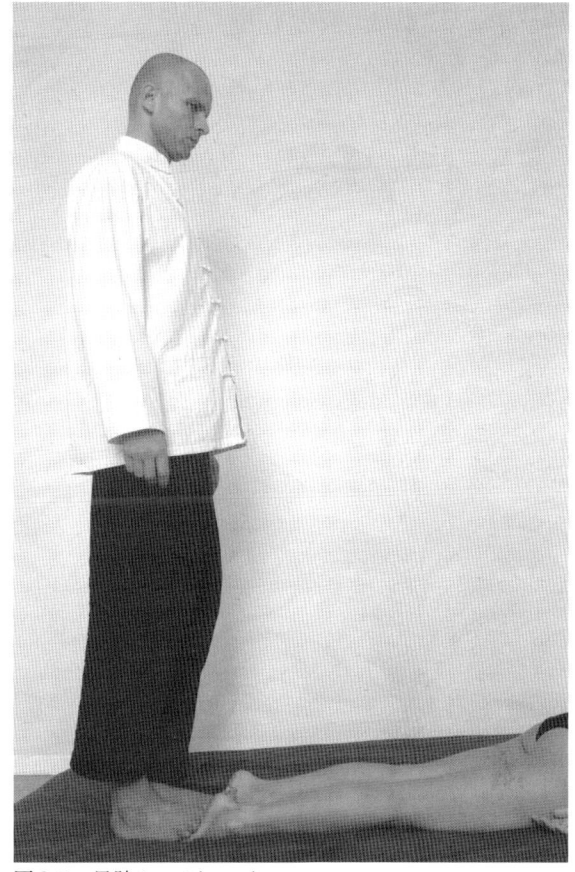

図8.5　足踏みのテクニック

8.3.1　足踏みのテクニックを使って両足を押圧する

足踏みのテクニック
開始の姿勢
　患者はうつ伏せに寝ます。
　施術者は患者の足裏の上に立ちます。背中をまっすぐにします。

施術のしかた
　施術者は患者の足裏の上で足踏みをします。足の上下動は極力抑え、体の重心を左から右へ、右から左へと移しながら行います（図8.5）。

目　的
　深いリラックス。血行促進。多数の反射点の活性化。足の筋肉の緊張緩和。
　中国医学の視点からのエネルギー作用：大地とつながること（グラウンディング）、陰経の活性化。

かかとで左右交互に押圧する

開始の姿勢

患者はうつ伏せに寝ます。両腕は上体の脇に添わせます。

施術者は両足のかかとを患者の足裏にのせて立ちます。背中をまっすぐにします。

施術のしかた

施術者は患者の足裏の上で足踏みをします。体の重心を左から右へ、右から左へと移しながら行います(図8.6)。

目　的

深いリラックス。血行促進。多数の反射点の活性化。足の筋肉の緊張を解く。

中国医学の視点からのエネルギー作用：大地とつながること(グラウンディング)、陰経の活性化。

8.4　手を使った足への押圧

8.4.1　足を面で左右同時に押圧する

開始の姿勢

患者はうつ伏せに寝ます。

施術者の手首の関節を患者の足裏にのせます。背中をまっすぐにし、腕を伸ばします。

施術のしかた

施術者は母指球で患者の足裏を押します。足裏全体が面で押されるよう、体の重心を左から右へ、右から左へと移します(図8.7)。

目　的

深いリラックス。血行促進。さまざまな反射点の活性化。足の筋肉の緊張緩和。

中国医学の視点からのエネルギー作用：大地とつながること(グラウンディング)、陰経の活性化。

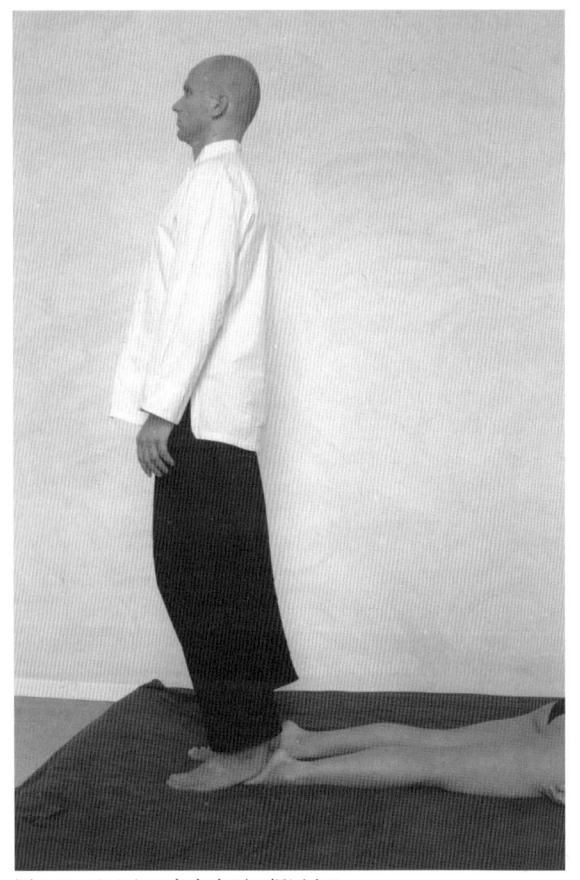

図8.6　かかとで左右交互に押圧する

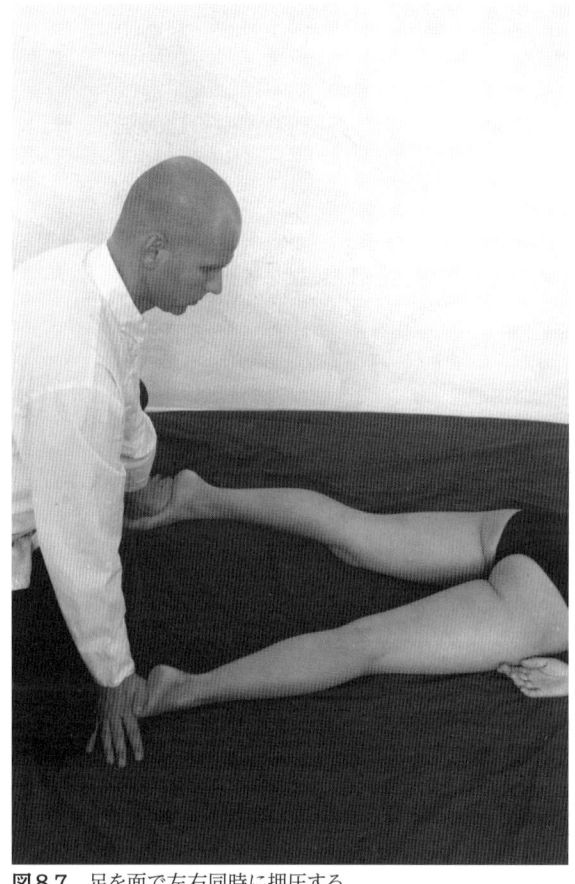

図8.7　足を面で左右同時に押圧する

腎経と1番の経穴（湧泉）
[腎経]

腎経（陰経）は中国医学においては、構造をつくる力を運ぶ経路とされ、人が生まれつきもっている体質が宿るといわれています。腎経は膀胱経（陽経）と調和、対立の関係にあります。両者はともに五行の水に属していますが、膀胱経が洗う、排出する、流し出すことを象徴するのに対して、腎経はあらゆる成長過程の元となる「水やり」を象徴しています。腎経は生き物の「保証人」であり、存在するものの「見守り人」なのです。腎経にエネルギーが通わず枯渇しているのは、きわめて危険な状態だと考えられています（図8.8）。

これに関連して興味深いのは、重い病気の人に施術する際、腎経の走るあたりを触診すると、ある種の「空虚」感を感じることです。それだけでなく、大きな血管の近くでも、深く押さなければ脈を感じ取るのが難しいほどです。これに対して、健康体の人や病気の軽い人なら、腎経を治療したときに、水門が開けられたような感じ、体の中の流れが再開したような感じを受けるのがふつうです。

[腎経1番]（湧泉）

腎経の始点（湧泉）は中国医学において核となる重要な経穴です。このポイントは、解剖学的には大半の押圧点や刺鍼点と同様、臓器としての腎とは関係がありま

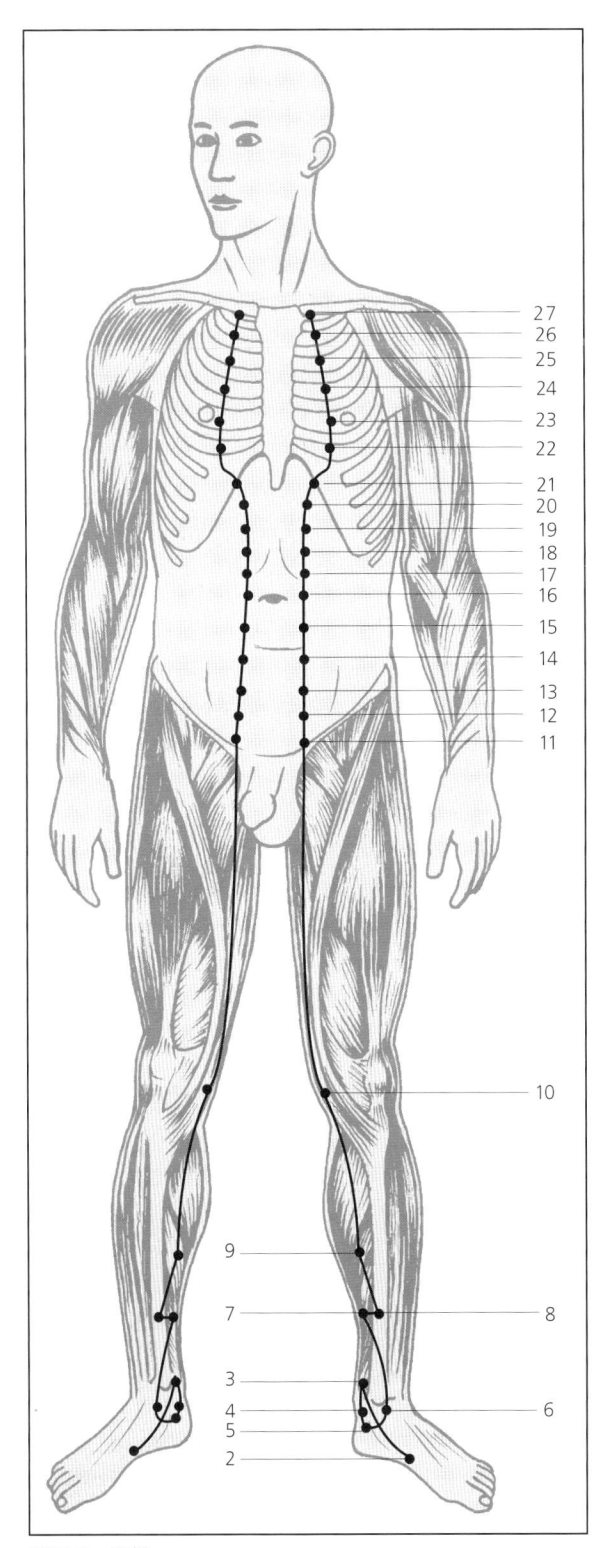

図8.8 腎経

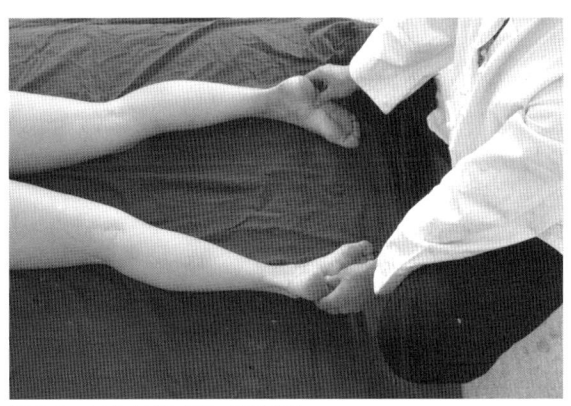

図8.9 足を左右同時に押圧する

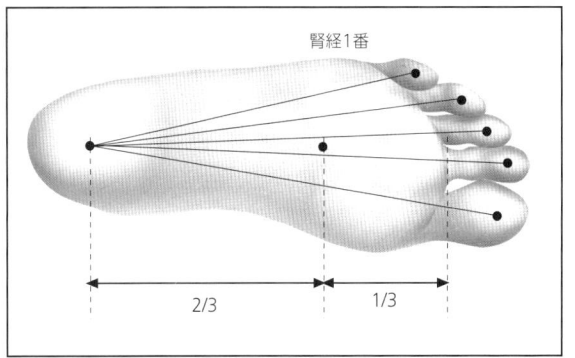

図8.10 腎経1番と押圧ライン

せん。腎経1番の治療がもたらす効果は、全身を調整し、強化し、鎮静し、心を開かせることです。この理由から、このポイントは通例、1回の治療で1度以上押圧します。足の反射区マッサージ療法の分野では、このポイントか隣接する部位が、太陽神経叢の反射点であるとする解釈が有力です。そのため、このポイントに押圧療法の場合と同様の性質を当てはめています。腎経1番を押圧すると、ほとんどの人が気持ち良さを感じ、痛みが帳消しになるような感じをもちます。施術中や施術後に患者が深い呼吸を始めることもしばしばです（図8.9、8.10）。

8.4.2 腎経1番を左右同時に押圧する

開始の姿勢

患者はうつ伏せに寝ます。

施術者は両手の親指を患者の両足の腎経1番の経穴（施術のしかた 参照）にそれぞれ置きます。背中はまっすぐにし、腕を伸ばします。

施術のしかた

第2・第3中足趾節関節の間とかかとの後縁とを結ぶ線上の、足裏の前方3分の1のところに触れます。足裏を曲げると、この場所にくぼみが生じます。このくぼみを患者の呼気に合わせて3回押します。患者が深く呼吸できるくらいの強さで押しましょう（図8.10）。

目　的

緊張をほぐす。精神の安定。痛みの緩和。足の血行促進。

> **重　要**
>
> まずはあなた自身の足の腎経1番を探して押してみましょう。そしてこの経穴の触感を覚え、触知する能力を磨きましょう。そうすれば患者の経穴もたやすく見つけられるようになるはずです。

8.4.3 足を左右同時に押圧する

開始の姿勢

患者はうつ伏せに寝ます。施術者は両手の親指を患者の両足の腎経1番にそれぞれ置きます。背中はまっすぐにし、腕を伸ばします。

施術のしかた

腎経1番を3回押してから、親指で左右の両足裏を交互に、リズムをとりながら、小さな「歩幅」でかかとの中心まで押圧していきます。続いて同じやり方で、今度はかかとの中心から足の指1本1本に向かって押圧しながら上がり、また下がるを繰り返します。この押圧は足の第5指から第1指へと進めます。施術者が、患者の足裏においた指でうまく自身のバランスをとることができれば、患者の足指にもうまくリズミカルな押圧を施すことができます。5指すべてに施術し終えたら、再び始めのポイントである腎経1番にリズミカルな押圧を加えながら戻ります。最後にもう一度、両足の腎経1番を患者の呼気に合わせて深く押します。押圧の強さは、腎経1番の治療により生じた患者の深い呼吸が保たれる程度にします（図8.9、8.10）。

目　的

深いリラックス。精神の安定。足の血行促進。さまざまな反射点の活性化。痛みの緩和。足の筋肉の緊張緩和。

中国医学の視点からのエネルギー作用：大地とつながること（グラウンディング）、陰経の活性化。

8.5　背中への施術

膀胱経

膀胱経はその大部分が体の背面を通っています。膀胱経（陽経）には全部で67の経穴があり、これらの大半がトリガーポイントと一致しています。中国医学では、膀胱経を外に出す道と性格づけています。この経絡を集中的に治療すれば特に排尿機能が活性化します。また陽経である膀胱経は、腎経（陰経）と調和的・対立的共働の関係を構築します。中国的な考え方では、膀胱経はエネルギーを下に導くとされ、多くのよどみ（＝筋硬結やトリガーポイント）を通る二股に分かれた大河になぞらえられます。

膀胱経は押圧や鍼によって活性化し、エネルギーの滞りを解き、不要なものを外に出します。67の経穴が、エネルギーの流れを促進するポンプステーションのような役目を果たすのです。そして腎経が、膀胱経を通り抜けるエネルギー（または健康な「気」）を、外に出すことなく再び上方に導きます。この考え方は水の循環の観察が基になっていますが、体の感覚にも基づいているのです。集中的な背中のマッサージを受けたことのある人はみな「生まれ変わったような感じ」を知っています（図8.11）。

8.5 背中への施術

8.5.1 臀部のうっ滞を取る

もし背中を山と見立て、膀胱経をその山々を貫いて流れる二股の川と考えると、流れが滞る最初の場所は臀部です。そこには「谷」や「峡谷」、「丘」があり、硬い「川原石」もあります。背中の痛みがある人はたいてい臀部の痛みももっていて、その筋肉組織は非常に緊張しているのがふつうです。腰椎と仙骨から延びる脊髄神経の大部分が、指の太さほどの坐骨神経となって臀部を通っていることから、殿筋のトリガーポイントを一度でも意識したことのある人は、それがどれほど痛むかを知っています。気の弱い人は特に殿筋が緊張します。指圧における解釈では、殿筋の緊張は特に性的に満たされていないことと関係づけられますが、このような解釈にとらわれ過ぎてはなりません。治療の際には、臀部が病理的関連性をたくさんもつ部位であること、そしてその治療が総体的な治療への取り組みの一部をなすことを重視すべきです。

臀部の押圧

開始の姿勢

患者はうつ伏せに寝ます。

施術者は患者の両大腿の外側に膝をつき、足趾球を患者の両脚の内側に置きます。

施術のしかた

母指球と手のひらを使って、まず中殿筋付近を、続いて大殿筋を交互に押圧します。仙椎傍から始めて外に向かい、中殿筋の上に行き、その後やや内側に戻って大殿筋を通り、大腿の少し手前まで施術します。そこまで達したら、同じやり方で仙腸関節まで戻ります。

次の段階では、親指を使って交互に押圧します。親指できびきびと「一歩一歩」筋肉組織を圧迫します。仙骨の突端(尾骨)から上に向かって、寛骨までの間を、寛

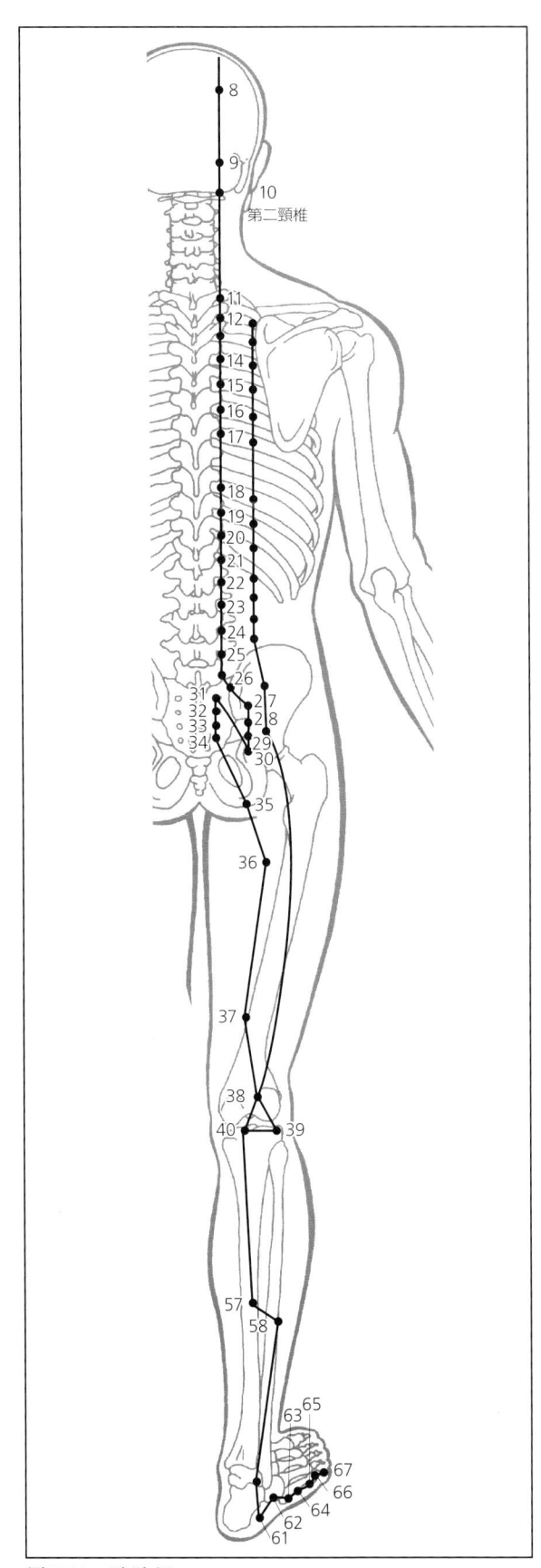

図8.11　膀胱経

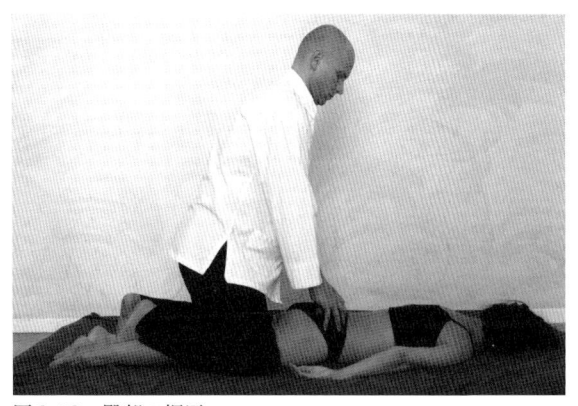

図8.12　臀部の押圧

39

第8章　伏臥位への施術

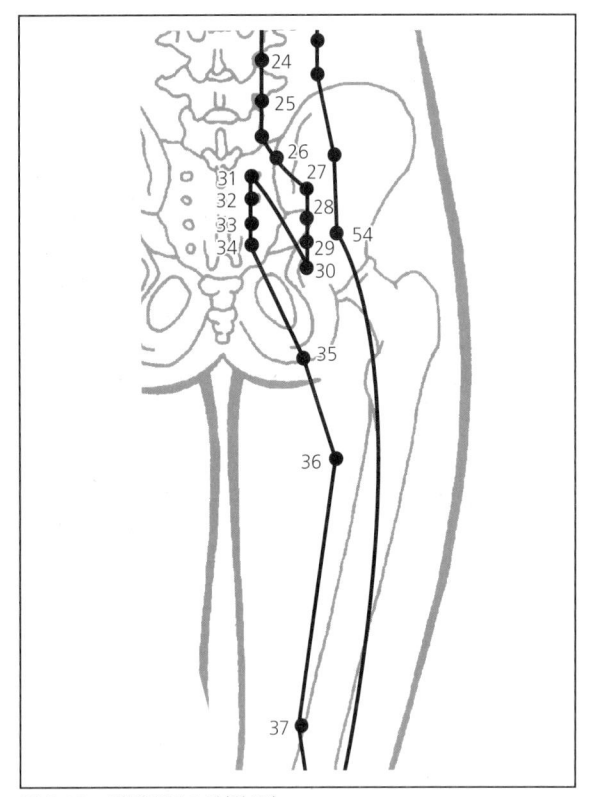

図8.13　膀胱経54番(秩辺)

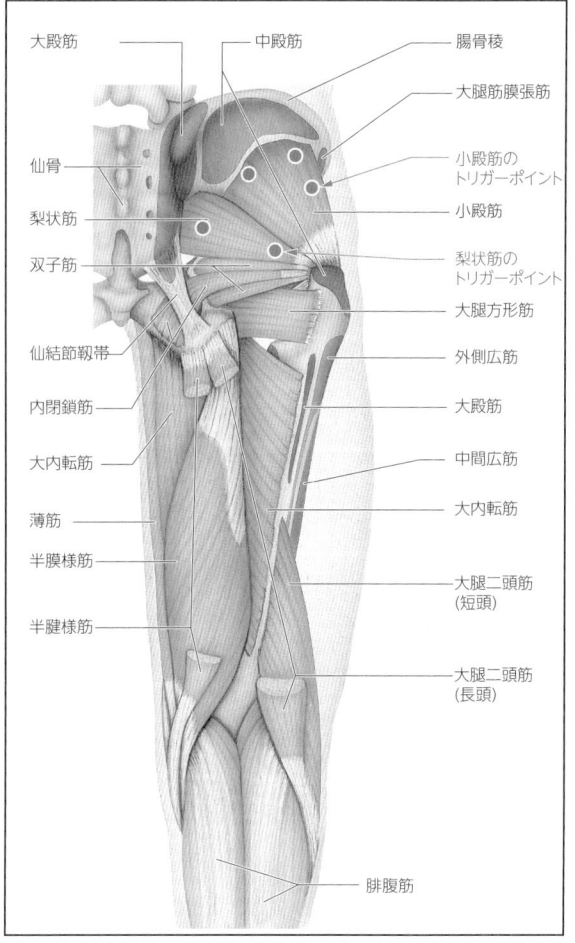

図8.15　梨状筋と小殿筋のトリガーポイント

骨稜の縁の下に沿って(外に向かって)押します。中殿筋の上を越えたら、内側に向きを変えて大殿筋の上を膀胱経54番の経穴(秩辺)まで押してゆきます。そこから同じルートを最初の位置、すなわち仙骨の突端まで戻ります。

最後に中殿筋と大殿筋のトリガーポイントを押圧します。各トリガーポイントは30秒ずつ押しましょう。そのとき、親指を各ポイントの上で左右に回します(図8.12、8.13、8.14、8.15)。

目　的

殿筋の緊張緩和と血行促進。

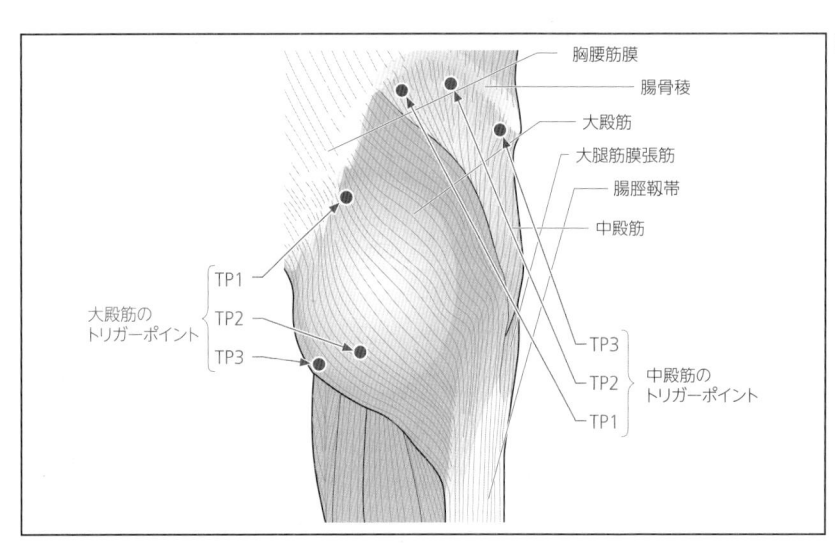

図8.14　大殿筋と中殿筋のトリガーポイント

> **重要**
> 施術者は決して患者の上に座らないこと！

膀胱経54番(秩辺)の押圧

開始の姿勢

施術者は患者の両大腿の外側に膝をつきます。足趾球を患者の両脚の間に立てます。

施術のしかた

親指を膀胱経54番の経穴の上で、右へ左へと交互に回します(図8.13)。経穴は仙骨裂孔から患者の指幅3本分外側の梨状筋の上、第4仙骨孔の位置にあります。ここは腰椎部の痛みに効く最も重要な遠隔ポイントの一つです。

目的

腰椎周辺の痛みの緩和。殿筋の緊張緩和。

8.5.2 背面下部を伸展させる

開始の姿勢

患者はうつ伏せに寝ます。

施術者は患者の両大腿の外側に膝をつきます。背中をまっすぐにし、腕を伸ばします。

施術のしかた

施術者は両腕を交差して伸ばし、その片方の手を患者の肩甲骨の下に置きます。もう片方の手はその対角線上の背中、寛骨稜の上に置きます。施術者は体の重心を前に移し、下腹が患者の背中の上方に来るようにします。こうすると患者の背面下部の筋肉、とりわけ広背筋が外側に向かって伸びます(図8.16)。

腕を交差したまま、今度は両手を脊椎傍に置き、片手を肩甲骨の下、もう片方の手を寛骨稜の上に置きます。同様に腕を伸ばしたまま、体の重心を患者の背中の下の方に移します(図8.17)。

目的

下部背筋の緊張緩和と伸展。

8.5.3 脊椎傍をたたく

開始の姿勢

患者はうつ伏せに寝ます。

施術者は患者の大腿の外側に膝をつきます。

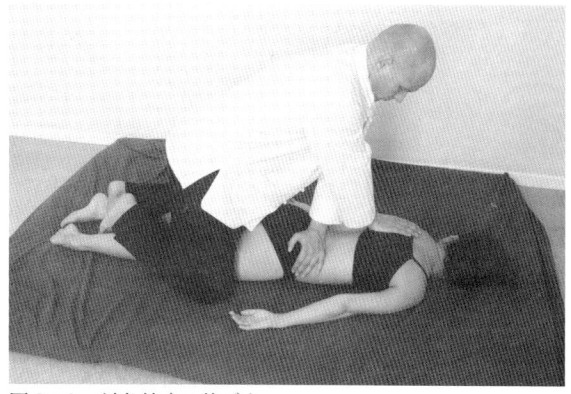

図8.16 対角線上で伸ばす

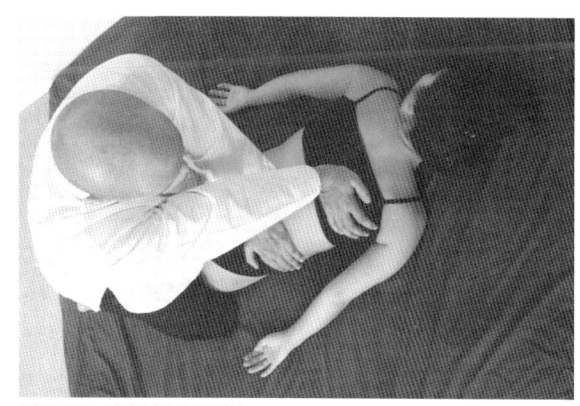

図8.17 脊椎傍を伸ばす

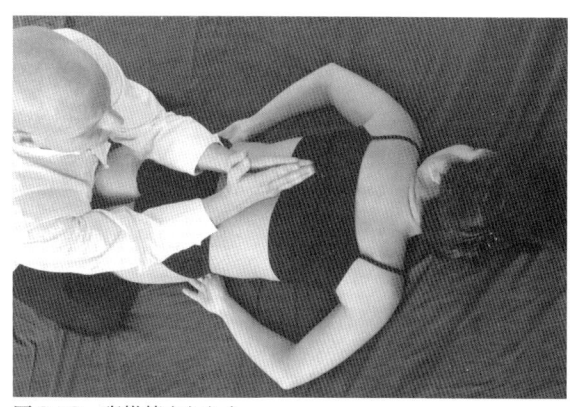

図8.18 脊椎傍をたたく

施術のしかた

施術者は両手を軽く合わせます。手の縁を使って、患者の脊椎傍の筋肉をたたきます。L5の脇から始め、頭部に向かってTh3の高さまで達したら、また戻ります。片側が終わったらもう片方の側を行います(図8.18)。

目的

下部背筋の弛緩。

8.5.4 腕の陰経を手のひらで押す

開始の姿勢

　患者はうつ伏せに寝ます。両腕を上体の脇に添わせ、手のひらを上に向けます。
　施術者は患者の両大腿の外側に膝をつきます。

施術のしかた

　施術者は母指球を使って患者の手首を押圧します。押圧に合わせて体の重心を左右に移動し、上に向かって「歩くように」押してゆき、腋下の手前に達したら、そこを30秒ほど押し続けます。その後同じルートを手首まで戻ります（図8.19）。

目　的

　深い呼吸の促進。

> **重要**
>
> 　決して自分の体重を患者の肘関節にかけないこと！
> 　高血圧や不整脈のある患者、心臓のペースメーカーを入れている患者には、この一連の施術は絶対に行わないこと！

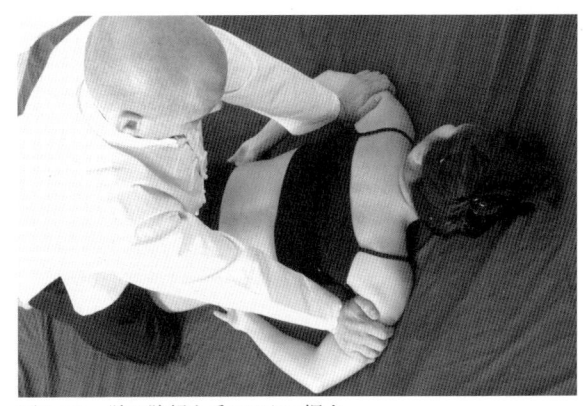

図8.19　腕の陰経を手のひらで押す

腕の陰経がもつ解剖生理学上の関連性と意味

　腕や皮膚知覚帯を圧迫して腕神経叢（C4 - Th2）の神経索を刺激すると、その反射作用により深い呼吸が導かれます。息を吸うときの患者の胸郭は、この腕の内側への押圧をしないときより明らかに持ち上がります。下部頸椎と上部胸椎のあたり、すなわち腕神経叢の出口付近にある膀胱経の経穴はどれも呼吸に影響を与えます。気道の疾患があるときはここの治療をするとよいのです。さらに腕の内側の痛みを感じやすいところには、肺経、心包経、心経の3つの経絡が走っています。これらは呼吸と心臓機能に関係があります（図8.20、8.21）。
　肺経の下には橈骨神経（C6・C7）が、心包経の下には正中神経（C6 - C8）が、心経の下には尺骨神経（C8 - Th1）があります。この3つの経絡は、中国医学でいう臓腑、つまり貯蔵器官と管腔器官に対応するものです。陰経であるこの3つはエネルギーを蓄える働きももっています。これらを集中的に治療すれば、すでに述べたように呼吸が深くなり、蓄えられていたエネルギーが放出されるのです。
　身体的、精神的負荷の大きい事態を前にしたときに深呼吸をすることはだれもが知っています。これは例えるなら、体の貯蔵庫を開けることといえるでしょう。施術者は、先述の押圧法で患者に呼吸を深くするよう働きかけます。潜在していた体の負荷は、筋肉の緊張、せわしい呼吸などの自覚的な現象となって表に出てきます。そこで施術者が患者の痛みの限界に達するまで施術を強めると、ストレス、怒り、不安、無理な姿勢などがもたらす体の不調にプラスの影響が及ぶのです。
　中国の考え方では、肺経は「体の魂が宿るところ」、「生命エネルギーと呼吸の支配者」または「脈管と経絡をつかさどる大臣」とされています。また、心経と心包経は生気を宿し、血の巡りを調整すると考えられています。このような例えは、経絡と解剖生理学との関係性により配慮した施術を行うため、そして治療的施術の効果を高めるために役立つでしょう。これらの経絡については9章の9.13でより詳しく解説します。

8.5.5 尾骨から脊椎傍に沿って手のひらで押す

> **重要**
>
> 　以降に紹介する脊椎傍への施術は、骨粗鬆症の患者には絶対に行わないこと！

開始の姿勢

　患者はうつ伏せに寝ます。
　施術者は患者の両大腿の外側に膝をつきます。両手を開き、外に向けます。

施術のしかた

　左右の脊柱のすぐ脇を、L5の位置から上に向かって母指球で交互に押してゆきます。胸椎の上部まできたら、そこで5秒ほど押し続けた後、初めの位置まで同じテクニックで戻ります（図8.22）。

8.5 背中への施術

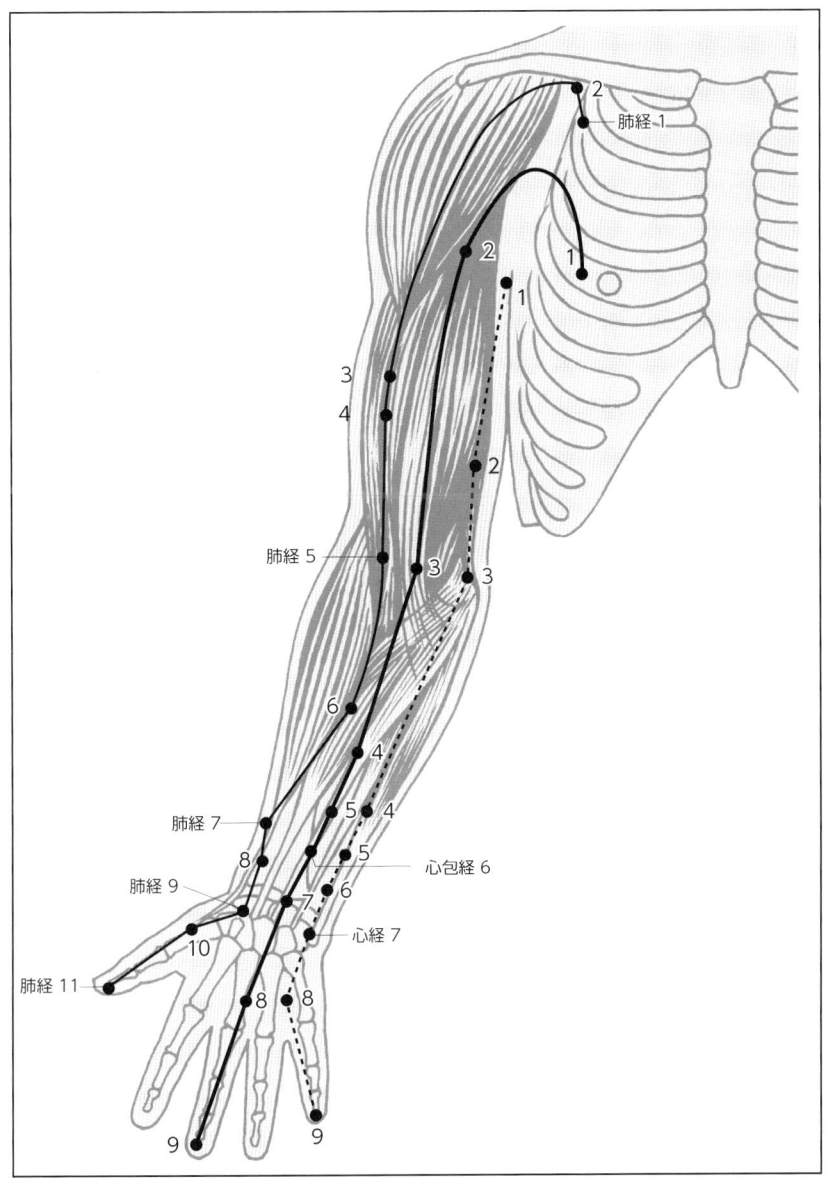

図8.20 腕の陰経：肺経、心包経、心経

目 的
リラックス。傍脊柱筋群の血行促進。胸椎のサブラクセーションの解消。

8.5.6 脊椎傍を手のひらで外側に伸ばしながら押す

開始の姿勢

患者はうつ伏せに寝ます。

施術者は背中をまっすぐにし、下腹を前に出すようにして、患者の頭の先に膝をつきます。両手を開き、外に向けます。

施術のしかた

前腕を交差させます。L5の高さから左右の脊柱のすぐ脇を、母指球を使って交互に押してゆきます。C7の手前まで腕を交差させたまま押します。体重を移動しながら自分の体を前に押し出してゆき、最適な押圧を加えるようにします。傍脊柱筋群が外側に伸びます（図8.23）。

目 的

リラックス。傍脊柱筋群の血行促進。傍脊柱筋群の外側への伸張。胸椎のサブラクセーションの解消。

43

第8章　伏臥位への施術

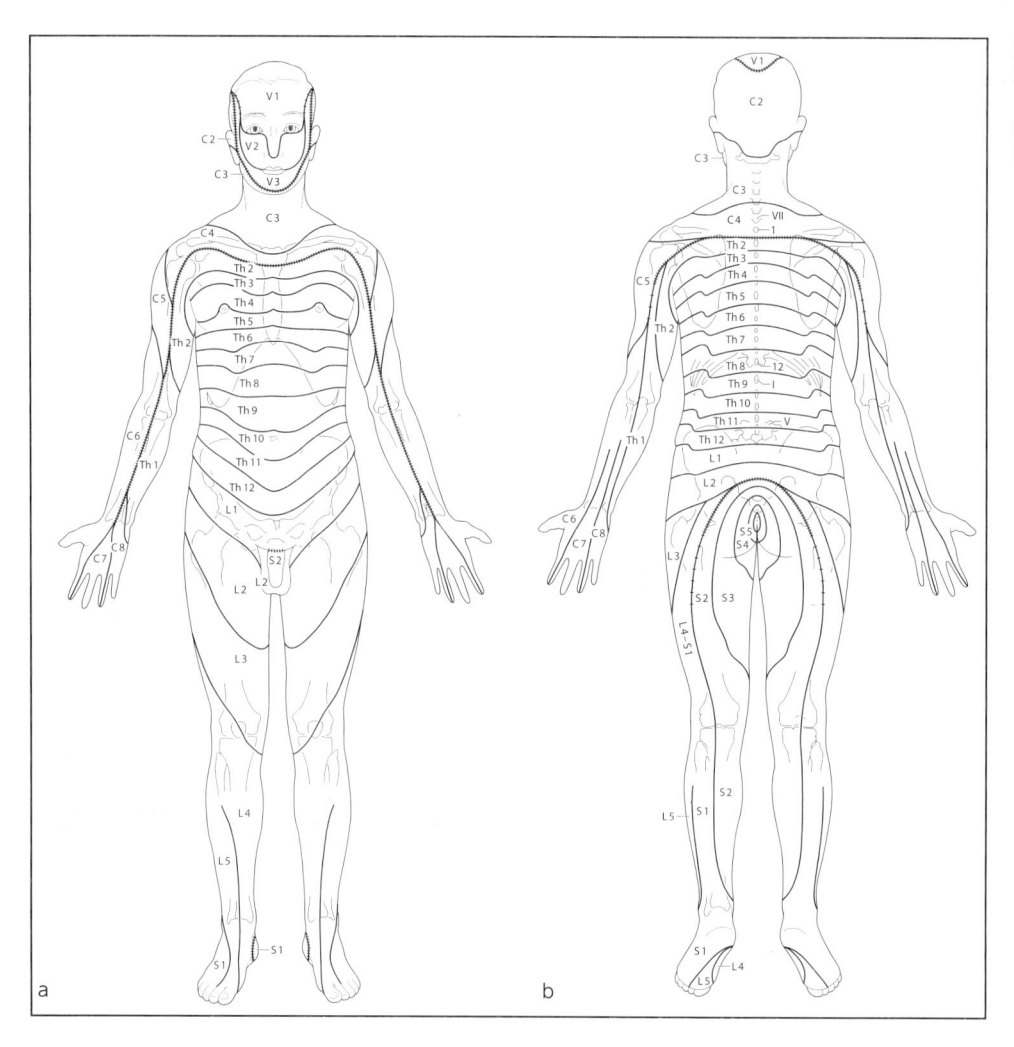

図8.21
皮膚知覚帯
（デルマトーム）。
a：前から見た図
b：後ろから見た図

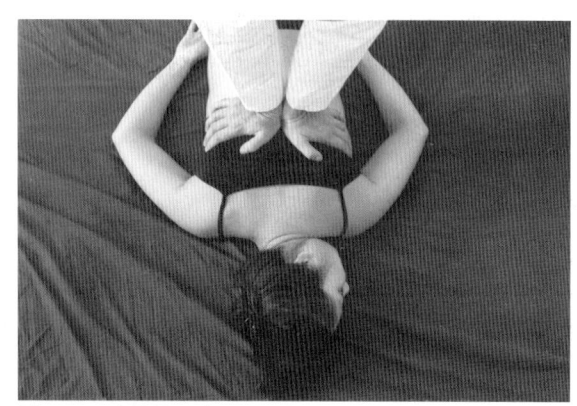

図8.22　脊椎傍を手のひらで押す

8.5.7　上部胸椎から脊椎傍に沿って手のひらで押す

開始の姿勢
患者はうつ伏せに寝ます。

施術者は背中をまっすぐにし、下腹を前に出すようにして、患者の頭の先に膝をつきます。両手を開き、外に向けます。

施術のしかた
左右の脊柱のすぐ脇を、C7の位置からL5の位置まで母指球を使って交互に押してゆき、また戻ります。胸椎が終わったら続いて肩甲骨の脇を肩峰まで押します。そこで3〜6秒間とどまり、同じ方法で押しながら初めの位置まで戻ります。施術中、両手首がいつも接触している状態にします。この施術でも体重移動をして、最適な押圧を加えます（図8.24）。

目　的
リラックス。傍脊柱筋群の血行促進。胸椎のサブラクセーションの解消。

8.5 背中への施術

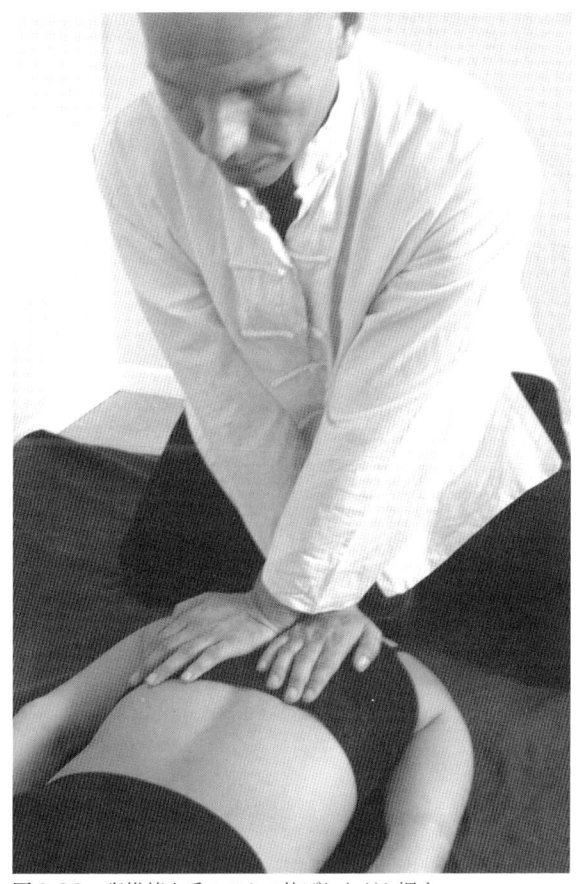

図8.23 脊椎傍を手のひらで伸ばしながら押す

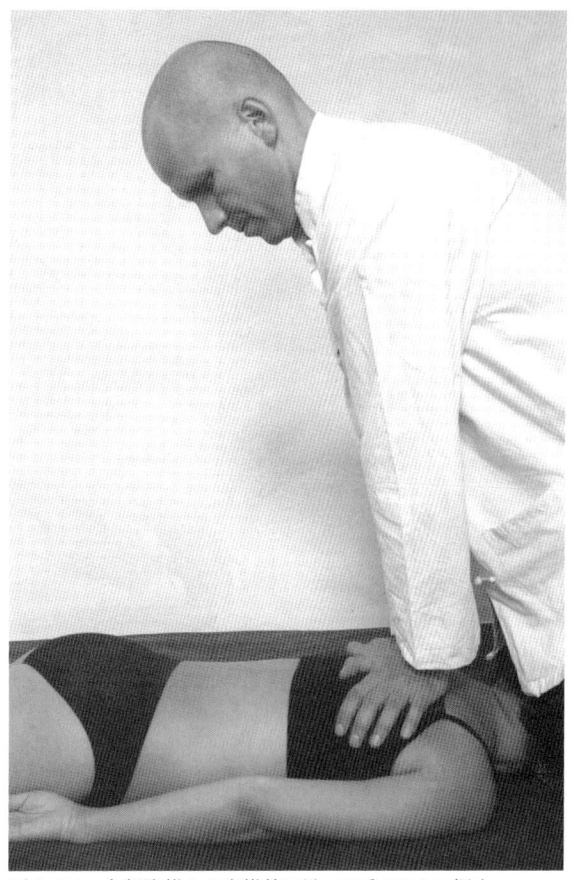

図8.24 上部胸椎から脊椎傍に沿って手のひらで押す

8.5.8 膀胱経を親指で押圧する

開始の姿勢

患者はうつ伏せに寝ます。

施術者は背中をまっすぐにし、下腹を前に出すようにして、患者の頭の先に膝をつきます。両手の親指をL5のすぐ脇に置きます。

施術のしかた

脊椎の脇の経脈を押す：L5の位置から始めて脊柱の両脇をC7まで親指で押してゆきます。そこに少しとどまった後、同じ方法で初めの位置まで押しながら戻ります。体重移動をして、最適な押圧を加えます。

肩甲骨の脇の経脈を押す：L5の位置から始めて脊柱の両脇、外側の脊柱起立筋の脇を、頭部に向かって肩甲骨まで親指で押してゆきます。そこから今度は肩甲骨の脇を肩峰の下まで押します。そこで少しとどまり、同じ方法で初めの位置まで押しながら戻ります。この施術においても体重移動をして、最適な押圧を加えます（図8.25）。

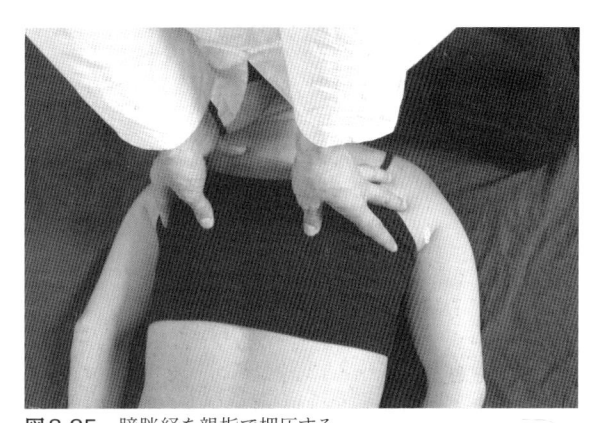

図8.25 膀胱経を親指で押圧する

目 的

リラックス。傍脊柱筋群の血行促進。胸椎のサブラクセーションの解消。膀胱経固有の経穴とトリガーポイントの治療。

8.6 背面上部と首筋にある重要な経穴とトリガーポイントの治療

この項でとり上げるポイントは、すべて治療前に触診によりその位置を確認しておきます。一番良いのは、解剖学的な位置を目安にして、まず何本かの指でそのあたりを探ってみることです。多くのポイントでかすかな拍動が確認できます。経穴とトリガーポイントには、しばしばその周辺よりも密な感じがあります。さらに、そのようなポイントは、少し強く押すとすぐに痛みを発します。初めに練習相手や患者に痛みの感じ方を尋ねておくと、施術のとき役に立ちます。ただ、たいていは、患者の反応から施術の強さが適当かどうかを判断できます。

> **重要**
>
> 施術の練習にあたっては、まず自分が触りやすいポイントを自分で治療してみることを勧めます。それからいろいろな相手と連続したテクニックを練習します。これは患者に対する施術の安全性を高めるためです。
>
> ポイントの解剖学的な位置をつかむのに厳密な計算だけに頼っていては、時間を浪費するばかりです。さらに、位置を算出するには、日常の診療では必要とされないような広い解剖学的な知識が必要になります。そこで解剖学的な位置についての知識と並んで、訓練でつかんだ勘が治療を成功させる大きな要素となります。また、中には肥満症のため体のプロポーションが一般の人と違い、押圧ポイントがずれている患者もいるので注意が必要です。
>
> しかし、治療箇所がそのポイントから1ミリや2ミリずれたからといって、効果がなくなるわけではありません。皮下組織の下にある血管や神経の交差部はたいてい数ミリメートルの大きさがあります。また、主となるトリガーポイントのすぐそばに、いくつかのサテライト・トリガーポイントがみつかることもしばしばあります。これらのポイントは、主となるトリガーポイントに劣らない影響力をもっています。
>
> 経穴とトリガーポイントの位置がわかったら、そこを約30秒間押します。対になっている経絡とトリガーポイントの両側を押します（胆経21番は除く）。そのとき親指を振動させながら右へ左へと回します。椎間板の上の正中線（督脈）上にある対をなさない経穴は、人差し指だけを使って、振動を加えずに注意しながら軽く押すだけにとどめます。

8.6.1 背面の主要な経穴とトリガーポイント

放射状に存在する「頭痛のツボ」

背面に放射状にまとまって存在する経穴は、頸椎原性頭痛あるいは緊張性頭痛に対する特効が期待できます（図8.26）。これら背面上部と頸部の主要な経穴について以下に述べてゆきます。

脊椎と脊椎傍の経穴

対になっていない経絡である督脈の特徴については、9.13を参照してください。

督脈14番（大椎）

位　置
第7頸椎の棘突起の下

適応症
偏頭痛、種々の頭痛、頸椎症、斜頸、気管支ぜんそく、湿疹、免疫力低下、てんかん、抑うつ。

施術のしかた
第7頸椎と第1胸椎の棘突起の間に人差し指で慎重に触れます。その指を椎間板の上部で右、左と交互に旋回させてごく弱い振動を加えます。まず10秒間振動を与えた後、今度は反対側の人差し指でまた10秒間動作を繰り返します。

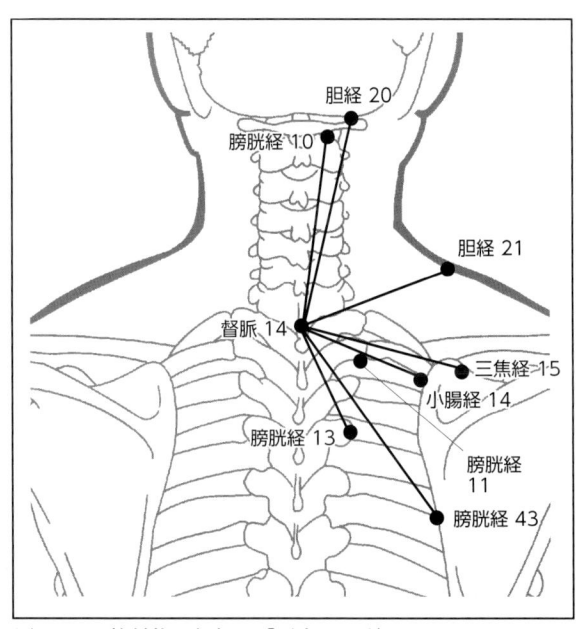

図8.26　放射状に存在する「頭痛のツボ」

膀胱経10番(天柱)
位　置
　下頭斜筋の上。頸椎の中心から患者の指幅1本分あまり少し離れたところ。髪の生え際より指幅半分ほど下のところ。

適応症
　鼻と目に特効を表します(特に膀胱経2番＝攢竹とともに治療をするとよい)。迷走神経が関与する症状全般。嗅覚欠如、頸椎症、偏頭痛、めまい、風邪、扁桃炎。

施術のしかた
　両手の親指を両側の経穴の上で30秒間旋回させます。振動させながら右へ左へと交互に回します。

胆経20番(風池)
位　置
　後頭骨の縁、胸鎖乳突筋と僧帽筋それぞれの停止部の間にあるくぼみ。

適応症
　頸椎症、顔面神経麻痺、耳鳴り、アレルギー、結膜炎、流行性感冒。

施術のしかた
　両手の親指を両側の経穴の上で30秒間旋回させます。振動させながら右へ左へと交互に回します。

膀胱経11番(大杼)
位　置
　第1胸椎棘突起から外側に患者の指幅1.5本分離れたところ。

適応症
　偏頭痛、種々の頭痛、頸椎症、リウマチ性関節炎、気管支ぜんそく、咳、発熱。

施術のしかた
　両手の親指を両側の経穴の上で30秒間旋回させます。振動させながら右へ左へと交互に回します。

膀胱経13番(肺兪)
位　置
　第3胸椎棘突起から外側に患者の指幅1.5本分離れたところ。

適応症
　種々の頭痛、胸椎症、気管支ぜんそく、慢性気管支炎。

施術のしかた
　両手の親指を両側の経穴の上で30秒間旋回させます。振動させながら右へ左へと交互に回します。

外側の膀胱経とその周辺の経穴
　胆経と肝経の意味については9.8を、小腸経の意味については9.13を、三焦経の意味については9.13を参照してください。

胆経21番(肩井)
位　置
　肩の一番高くなっているところ。

適応症
　偏頭痛、頭痛全般、頸椎症、頸肩腕症候群、斜頸、筋硬結、胆嚢・肝臓疾患

施術のしかた
　両手の親指を両側の経穴の上で30秒間旋回させます。振動させながら右へ左へと交互に回します。

小腸経14番(肩外兪)
位　置
　第1胸椎の棘突起の外側の下縁から患者の指幅3本分横に離れたところ。

適応症
　偏頭痛、頭痛全般、頸椎症、頸肩腕症候群(肩甲挙筋のトリガーポイント)。

施術のしかた
　両手の親指を両側の経穴の上で30秒間旋回させます。振動させながら右へ左へと交互に回します。

膀胱経43番(膏肓)
位　置
　第1胸椎の棘突起の外側の下縁から患者の指幅3本分下に離れたところ。

適応症
　頭痛全般、頸椎症、胸椎症、背中の痛み、筋硬結、睡眠障害(菱形筋のトリガーポイント)。

施術のしかた
　両手の親指を両側の経穴の上で30秒間旋回させます。振動させながら右へ左へと交互に回します。

三焦経15番(天髎)
位　置
　胆経21番(肩井)から患者の指幅1本分下がった肩甲骨の上角。

適応症
　頭痛全般、頸椎症、斜頸、天候に対する過敏症。

施術のしかた
　両手の親指を両側の経穴の上で30秒間旋回させます。振動させながら右へ左へと交互に回します。

8.6.2 背面上部の主要なトリガーポイント

肩甲挙筋(図8.28)

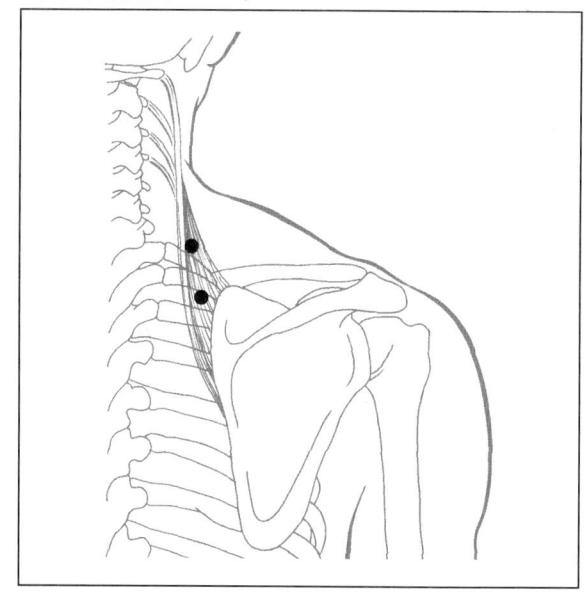

図8.28　肩甲挙筋のトリガーポイント

僧帽筋(図8.27)

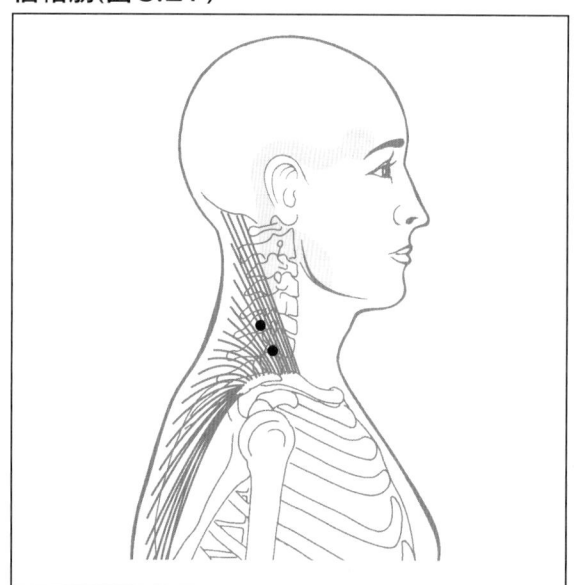

図8.27　僧帽筋の上縁にあるトリガーポイント

菱形筋(図8.29)

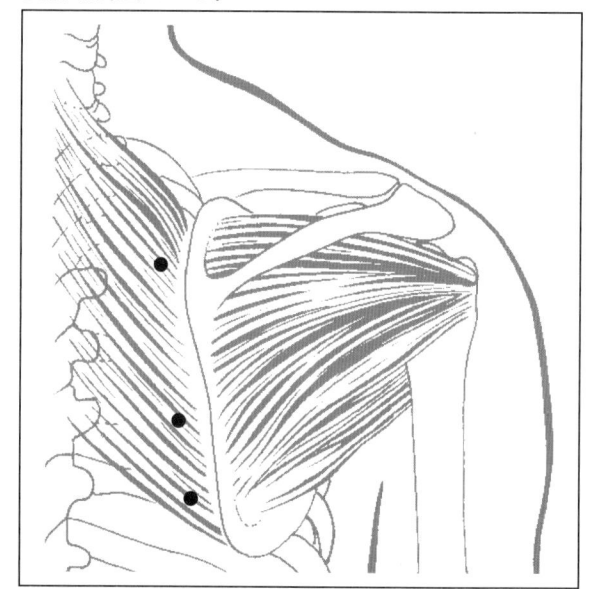

図8.29　大・小菱形筋のトリガーポイント

施術のしかた
　ここに示すトリガーポイントは、経穴の場合と同じ方法で治療します。

8.6.3 背面下部と臀部の主要な経穴(図8.30)

脊椎傍の経穴

膀胱経22番(三焦兪)
位　置
　第1腰椎の棘突起から患者の指幅1.5本分外側。

適応症
　腹部の疾患、胃の疾患、腰痛

施術のしかた
　両手の親指を両側の経穴の上で30秒間旋回させます。振動させながら右へ左へと交互に回します。

膀胱経23番(腎兪)
位　置
　第2腰椎の棘突起から患者の指幅1.5本分外側。

適応症
　衰弱状態、慢性疲労、抑うつ、泌尿生殖器の疾患、慢性の尿路感染症、インポテンツ、腰椎症、坐骨神経痛、耳の疾患。

施術のしかた
　両手の親指を両側の経穴の上で30秒間旋回させます。振動させながら右へ左へと交互に回します。

膀胱経24番(気海兪)
位　置
　第3腰椎の棘突起から患者の指幅1.5本分外側。

適応症
　腰椎症、坐骨神経痛、月経困難症。

施術のしかた
　両手の親指を両側の経穴の上で30秒間旋回させます。振動させながら右へ左へと交互に回します。

膀胱経25番(大腸兪)
位　置
　第4腰椎の棘突起から患者の指幅1.5本分外側。

適応症
　腰椎症、坐骨神経痛、下痢、便秘。

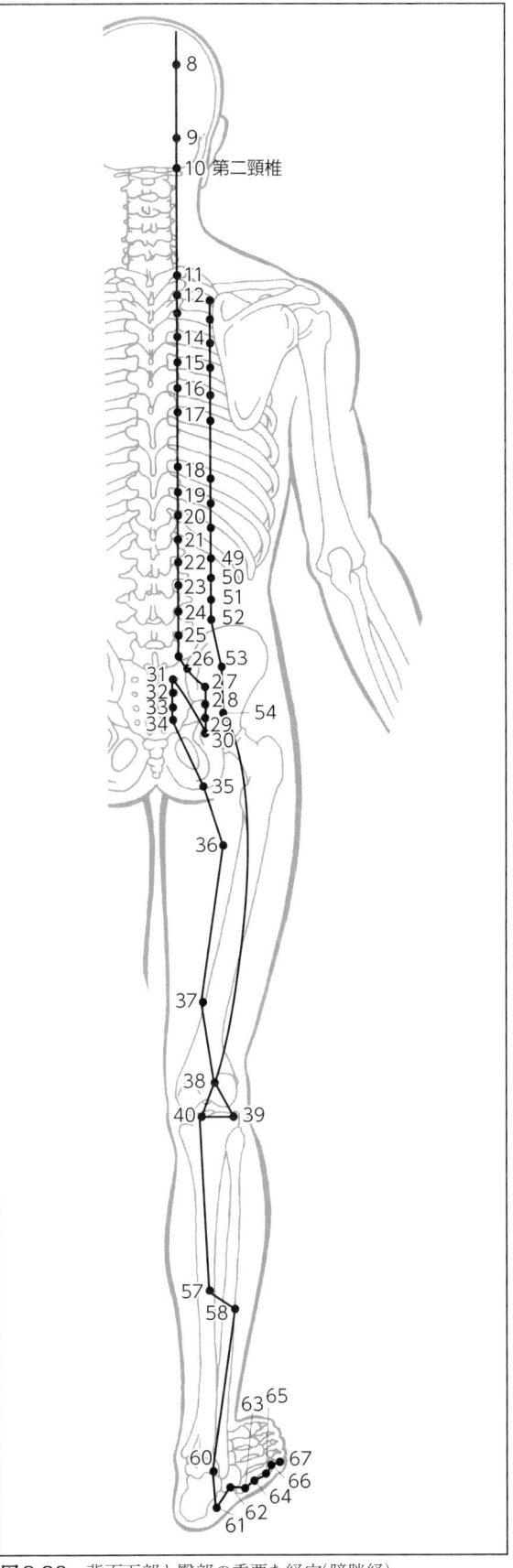

図8.30 背面下部と臀部の重要な経穴(膀胱経)

施術のしかた
　両手の親指を両側の経穴の上で30秒間旋回させます。振動させながら右へ左へと交互に回します。

膀胱経28番(膀胱兪)
位　置
　正中線から患者の指幅1.5本分外側の第2仙骨孔の高さのところ。

適応症
　腰痛、坐骨神経痛、下痢、泌尿器・生殖器の疾患。

施術のしかた
　両手の親指を両側の経穴の上で30秒間旋回させます。振動させながら右へ左へと交互に回します。

膀胱経32番(次髎)
位　置
　第2仙骨孔のところ。

適応症
　腰痛、便秘。

施術のしかた
　両手の親指を両側の経穴の上で30秒間旋回させます。振動させながら右へ左へと交互に回します。

膀胱経の外側の脈

膀胱経51番(肓門)
位　置
　第2腰椎の横突起の下縁から患者の指幅1.5本分外側。

適応症
　腰痛、腹痛(腰方形筋のトリガーポイント)。

施術のしかた
　両手の親指を両側の経穴の上で30秒間旋回させます。振動させながら右へ左へと交互に回します。

膀胱経52番(志室)
位　置
　第1腰椎の横突起の下縁から患者の指幅3本分外側。

適応症
　腰痛、腹痛(腰方形筋のトリガーポイント)。

施術のしかた
　両手の親指を両側の経穴の上で30秒間旋回させます。振動させながら右へ左へと交互に回します。

8.6.4　背面下部の主要なトリガーポイント

広背筋(図8.31)

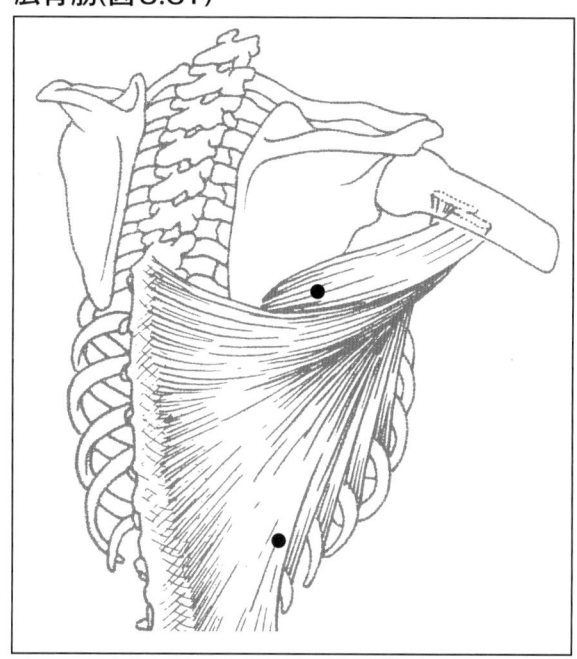

図8.31　広背筋のトリガーポイント

腰方形筋（図8.32）

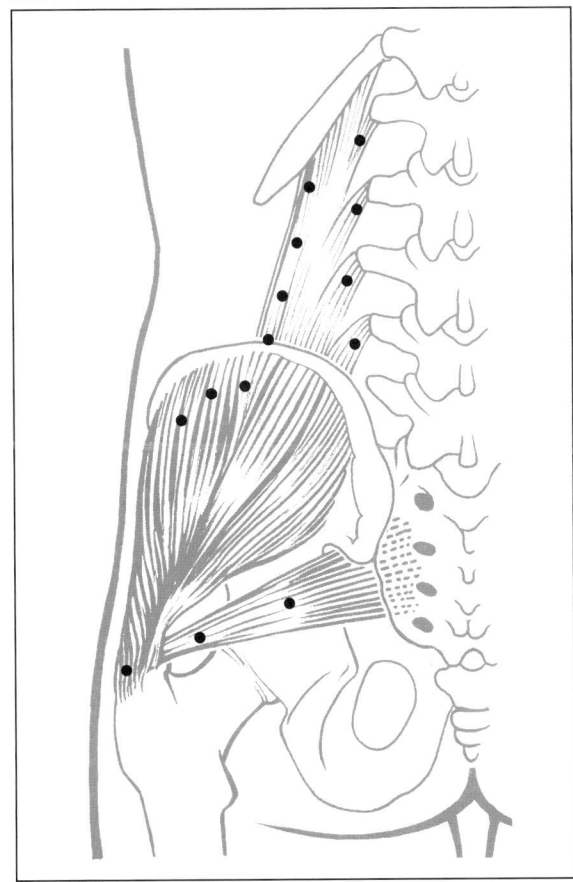

図8.32　腰方形筋、中殿筋、梨状筋のトリガーポイント

8.6.5　連続して施術する

施術はまず督脈14番（大椎）から始めます。片方の人差し指を隆椎（C7）の棘突起の下に置き、軽く押しながら右と左にそれぞれ約10秒間旋回させます。次にもう一方の人差し指を使って同じことを繰り返します。続いて膀胱経11番（大杼）を左右とも約30秒間、両方の親指で弱・中・強と強さを変えながら押します。同じことを膀胱経13番（肺兪）にも行います。その後非常に重要で効果の高い経穴である胆経21番（肩井）を同じように治療します。このポイントは念入りに、片方ずつ治療するのが望ましく、治療時間も片側につき30秒はかけるようにします。片側ずつ治療する場合は、緊張度の弱い側から始めて、その後緊張度の強い側に移ります。両側の緊張度に違いがないときはどちらから始めてもかまいませ

ん。それが終わったら小腸経14番（肩外兪）を、膀胱経11番、13番と同じように、再び左右同時に押圧します。背面上部の治療の最後に、膀胱経43番（膏肓）と三焦経15番（天髎）を同様に治療します。

経穴が終わったらトリガーポイントを治療します。前述の順番に従って僧帽筋から始め、頭部から尾部に向かって治療します。

背面下部の治療に移る前に、施術者は姿勢を変えましょう。片脚を曲げて患者の背中と腕の間に立てます。こうすれば体の重心が患者の背面下部にかかります。下部の経穴もまた、前述の順番に従って膀胱経22番（三焦兪）から始め、尾部に向かって治療してゆきます。同じく親指を使って30秒間、左右双方のポイントを押します。経穴の治療がすんだら、トリガーポイントを治療します。

8.7　腕を伸ばして行うテクニック

8.7.1　左右同時に牽引する

開始の姿勢

患者はうつ伏せになり、前方に伸ばした両腕を施術者の大腿の上に置きます。額は床につけます。

施術者は患者の頭の先に膝をつきます。

施術のしかた

施術者は体の重心を後ろに移しながら患者の腕を引っぱります（図8.33）。

目　的

リラックス。広背筋の準備的ストレッチ。

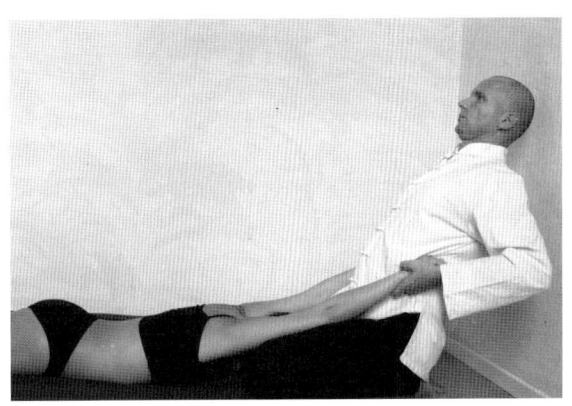

図8.33　左右同時に牽引する

8.7.2 両腕を伸展させて首筋を治療する

開始の姿勢

患者はうつ伏せになり、前方に伸ばした両腕を施術者の大腿の上に置きます。額は床につけます。

施術者は患者の頭の上方に膝をつきます。

施術のしかた

まずは両手を交互に使って頸椎傍の頸筋をマッサージします。親指を片側に向け、人差し指、中指、薬指をその反対側に向けて、横突起の両脇をさすります（図8.34）。続いて棘突起に向かってつまむようにマッサージします。C7の位置から始めて後頭下に向かってマッサージし、またC7まで戻ります（テクニック1）。

次に親指以外の指を組みます。手のひらを前に返すと親指が下に向きます（図8.35）。この親指を使って「はさみ撃ち」するように押してゆきます。こうすると左右の横突起の間を両側とも適切な強さで押圧することができます。この場合も首の下部から始めて頭部に向かって施術し、また元に戻ります（テクニック2）。

目的

頸筋の緊張緩和と血行改善。結果的に深部頸筋にあるトリガーポイントの治療となる。

8.8 肩甲骨の脇と下を押圧、牽引する

開始の姿勢

患者はうつ伏せに寝ます。片腕を曲げ、その手のひらを腰の脇につけます。

施術者は患者の曲げた腕の前に膝をつき、片方の膝で患者の手を固定します。施術者は片手で患者の肩を上に引き、もう片方の手で押圧を行います。

施術のしかた

C7から施術を始めます。患者の肩を上に引っぱり、同時にもう一方の手の親指で肩甲骨の脇の筋肉を押します。肩甲骨に沿って下に向かい、その後肩峰の下まで「歩くように」押してゆきます。そこからまた同様に牽引と押圧をしながら元に戻ります。戻るときには親指を肩甲骨の下に押し入れるようにします。この一連の施術においては、施術者の両腕と背中はまっすぐに伸ばしたままです。肩が患者の頭部と脚部の方向に交互に動くのが良い施術といえます（図8.36）。

目的

肩甲骨の脇と下を押圧し、トリガーポイントを治療する。筋硬結をほぐす。

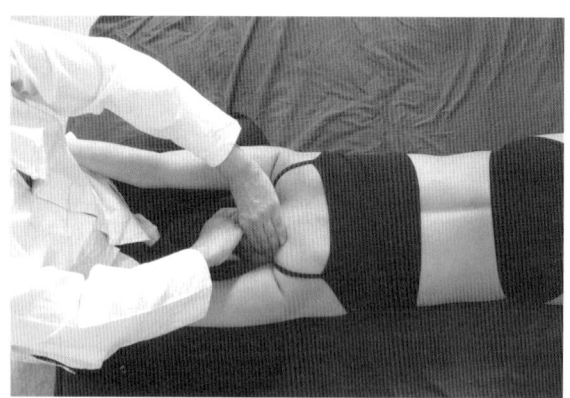

図8.34 両腕をストレッチしながら首筋を治療する。テクニック1

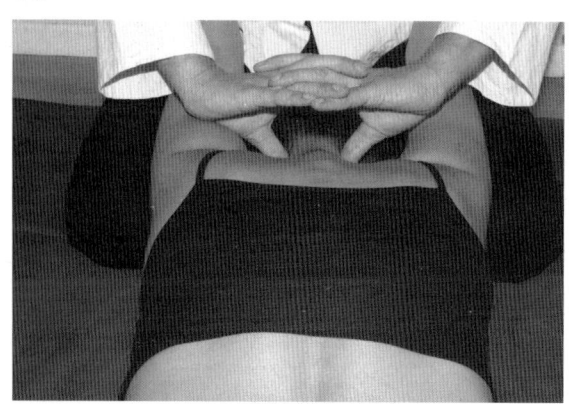

図8.35 両腕をストレッチしながら首筋を治療する。テクニック2

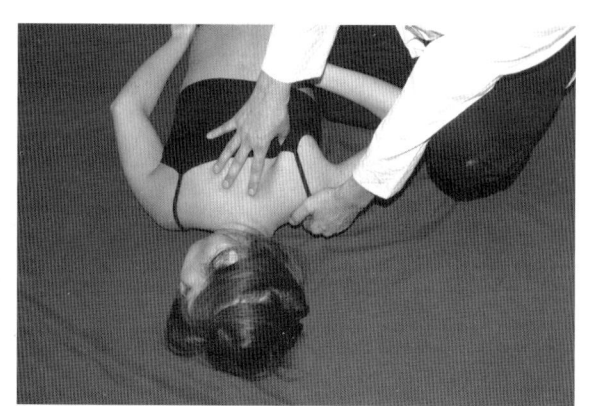

図8.36 肩甲骨の脇と下を押圧、牽引する

8.9 ダイナミックに肩を回す

開始の姿勢

患者はうつ伏せに寝ます。両手は体の脇に置きます。

施術者は治療する肩の脇に膝をつきます。外側の手で患者の肩を少し持ち上げ、内側の手で軽く肘窩をつかみます。

施術のしかた

肩を少し持ち上げたまま外側に向かって回します。施術者が上体を起こして、体で小さな円を描くようにすると、患者の肩がいっしょに回ります。6～10回回します。

次に、肘窩をつかんでいる方の手で患者の腕を引き、回転させながら、肩を持ち上げていた方の手で僧帽筋下行部をもみます。回転によって筋肉を「絞る」ように行います（図8.37）。

目 的

肩関節を柔軟にする。僧帽筋下行部の緊張緩和。

肩の複雑な解剖生理学的構造と可動性に対応するための施術法は、いろいろな肩の可動化法とマッサージ、押圧、トリガーポイント治療、ストレッチを組み合わせることによって、いくらでもつくり出すことができます。うつ伏せで、仰向けで、座って、横向きで、あるいはマットの上で、施術台の上で、マッサージ椅子の上で、と、どんな条件でも行うことが可能です。そこで用いるテクニックは、統合タイ式マッサージの基本テクニックに熟練し、その動きの原理を理解している者にとっては比較的習得しやすいものです（図8.38、8.39、8.40）。

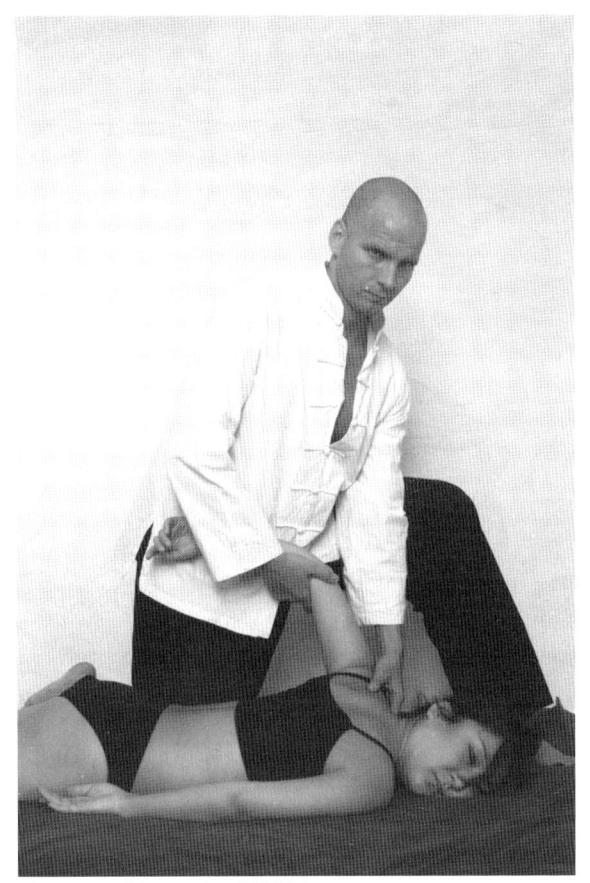

図8.37 ダイナミックに肩を回す

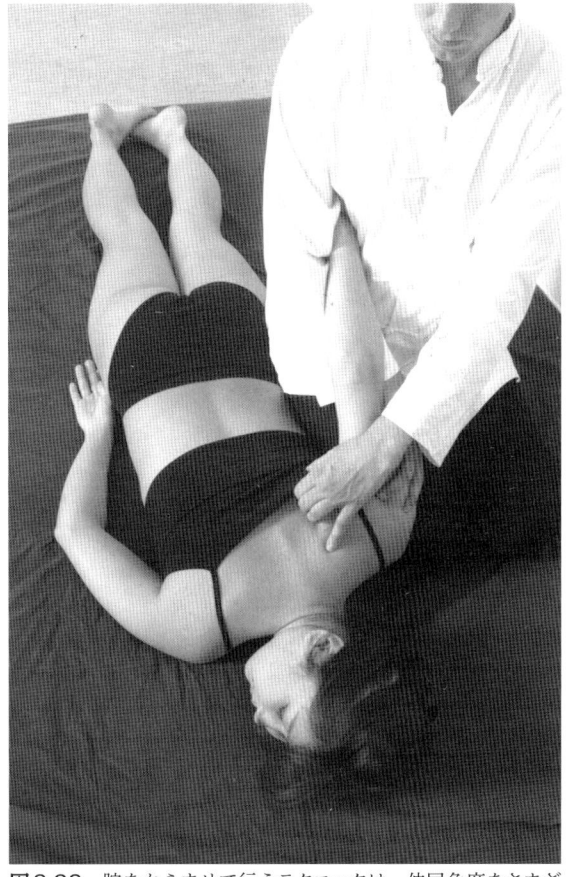

図8.38 腕をからませて行うテクニックは、伸展角度をさまざまに変えることによって、肩関節の可動化法の複雑なコンビネーションを可能にする。関係するすべての筋肉のトリガーポイントを同時に治療する。

第8章 伏臥位への施術

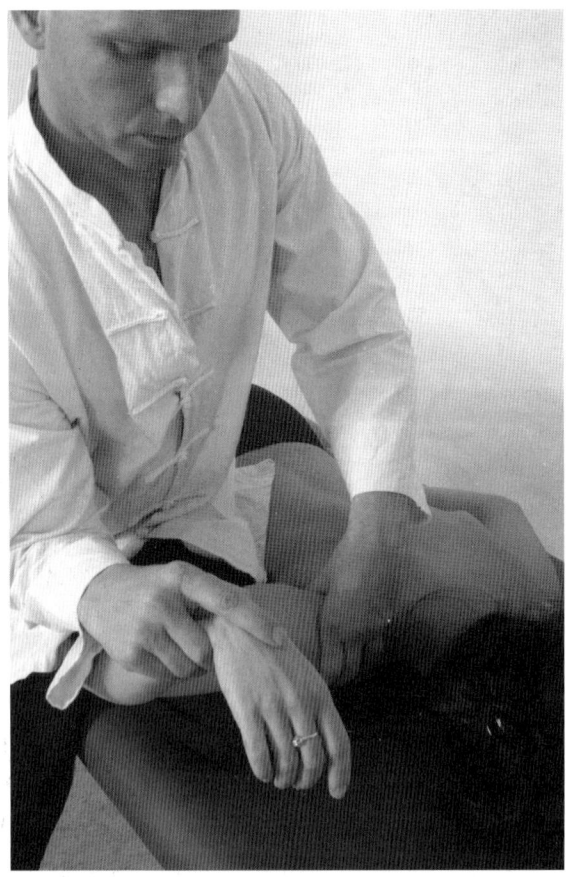

図8.39 回旋筋腱板の上を親指で横にさすりながら肩を外に回す

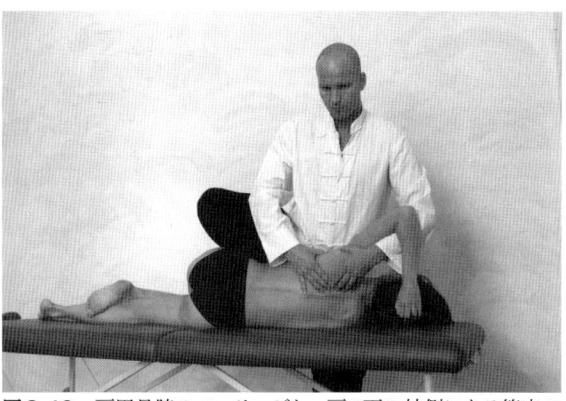

図8.40 肩甲骨脇のマッサージと、肩の下の外側にある筋肉のトリガーポイント治療。胸部のストレッチと同時に行う

第9章　　仰臥位への施術

9.1　　足に触れる

開始の姿勢

患者は仰向けに寝ます。

施術者は患者の足元に膝をつきます。体重をやや前に移動します。背中をまっすぐにし、腕を伸ばします。

施術のしかた

両手を患者の足の裏にそっと当てます(図9.1)。

目　的

温度、緊張状態、むくんでいる個所など、足の「バランス状態」を感じ取る。

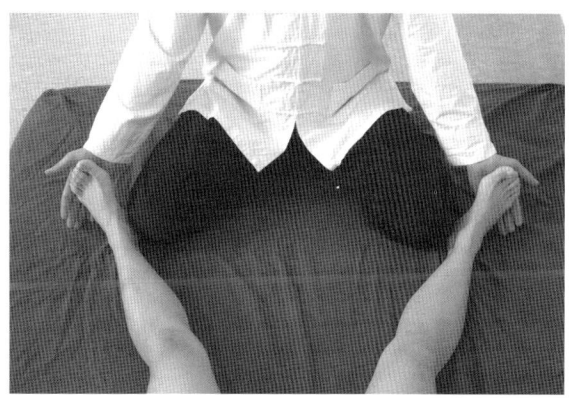

図9.1　足に触れる

9.2　　下腹部に触れる

開始の姿勢

患者は仰向けに寝ます。

施術者は患者の両脚の間に膝をつき、体重をやや前に移動します。背中をまっすぐにし、腕を伸ばします。

施術のしかた

両手で患者のへその下に触れ、患者の息づかいを感じ取ります(図9.2)。

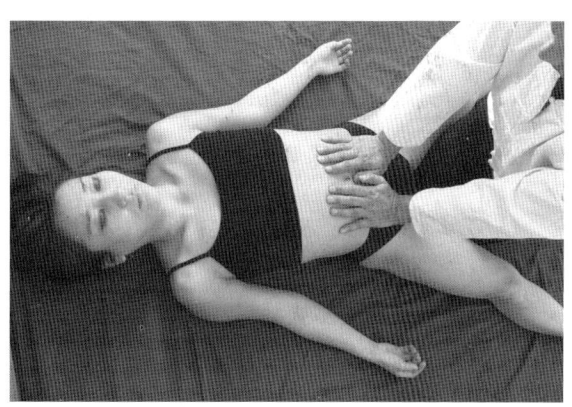

図9.2　下腹部に触れる

目　的

患者の呼吸を感じ取ること。深いか、規則正しいか、短いか、速いか、の状態をつかみます。呼吸の状態によってその後の施術内容を決めましょう。短い呼吸やせわしない呼吸をしている場合は、押圧や他のテクニック(軽擦法、呼吸法、リラックス法など)も使うことによって、深い呼吸を導きましょう。

9.3　　四肢の左右同時牽引

9.3.1　上肢を牽引する

開始の姿勢

患者は仰向けに寝ます。

施術者は患者の両脚の間に膝をつき、体重をやや前に移動します。背中をまっすぐにし、腕を伸ばします。

施術のしかた

施術者は息を長く吐きながら、患者の上体の側面を頭部に向かってさすってゆきます。患者の肩のそばまで来たら少しの間手を置き、息を吸って吐きます。次に息

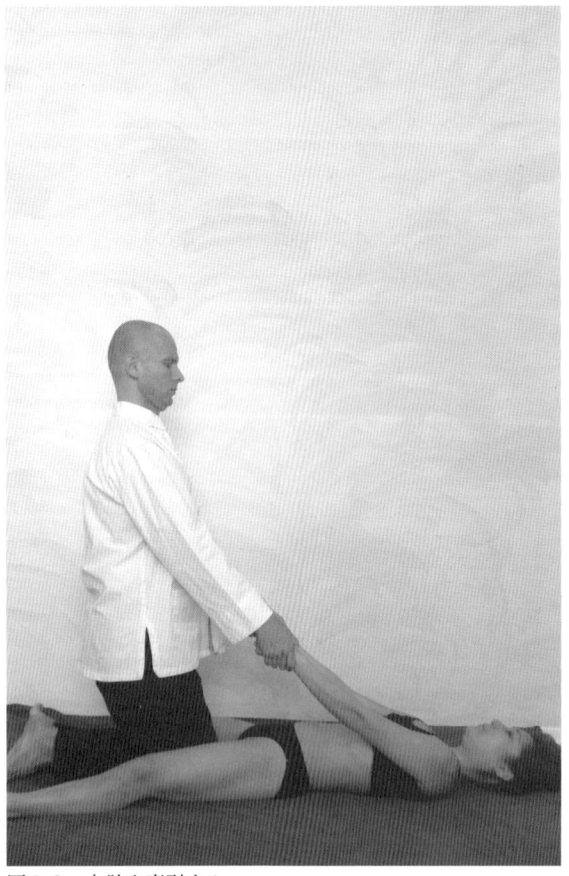

図9.3　上肢を牽引する

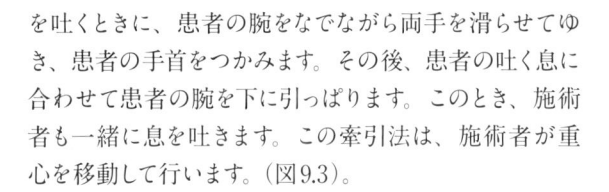

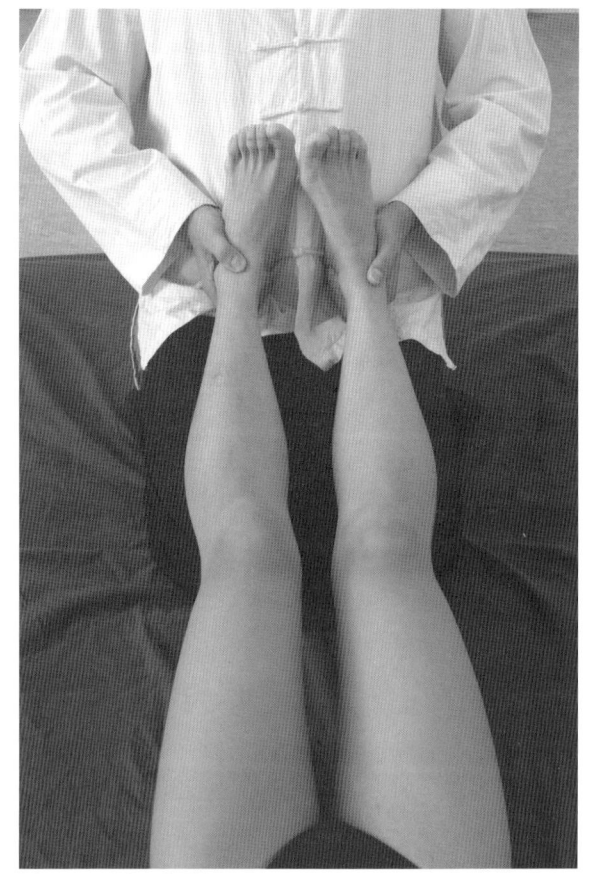

図9.4　下肢を牽引する

を吐くときに、患者の腕をなでながら両手を滑らせてゆき、患者の手首をつかみます。その後、患者の吐く息に合わせて患者の腕を下に引っぱります。このとき、施術者も一緒に息を吐きます。この牽引法は、施術者が重心を移動して行います。（図9.3）。

目　的
体の緊張を解き、バランスを整える。

9.3.2　下肢を牽引する

開始の姿勢
患者は仰向けになり、両足を施術者の膝にのせます。足裏が施術者の腹に触れるくらいの位置に足を置きます。
施術者は患者の足先に膝をつき、背中をまっすぐにし、腕を伸ばします。

施術のしかた
患者が息を吐く（腹がへこむ）のに合わせて両脚を同時

に引っぱります。施術者は自分の体重を後ろに移します。次に患者の両脚を軽く引きながら左右に小さく動かします。このとき施術者は自分の腰を動かします。こうすると波のような動きが生まれ、患者の体を両脚から臀部、背中、首まで振動させます。脊柱の緊張が取れ、患者は全身が揺れていることを感じ取ります（図9.4）。

目　的
体の緊張を解く。

9.4　足の関節と筋肉を柔軟にする

開始の姿勢
患者は仰向けになり、両腕を体の脇に置きます。
施術者は患者の横に膝をつき、患者の伸ばした片脚の距骨関節を自分の大腿にのせて固定します。かかととアキレス腱の間のアーチが大腿の丸みに合うので、患者の脚がしっかり安定します。
施術者は腰を動かすことによって、腕を伸ばしたまま

引いたり押したりする動きがしやすくなります。

施術のしかた

押したり引いたりすることによって、患者の足を内側へ、外側へと回旋させます。また、距骨関節の可動範囲に合わせて足先の角度を変えます。この体勢なら、洗濯物を絞るように足を全方向によじることができ、足裏と甲の筋肉すべてを伸縮させ、ほぐすことができます。同様に足指も治療します。施術者は親指のリズミカルな動きと、それに相対するもう片方の手の動きから生じるてこの原理を使って足指を曲げ、また戻して緊張を緩めます。このテクニックによって、中足趾節関節のサブラクセーションも治ってしまいます（図9.5）。

目 的

距骨関節、腓骨筋群、前脛骨筋、下腿三頭筋の可動化。

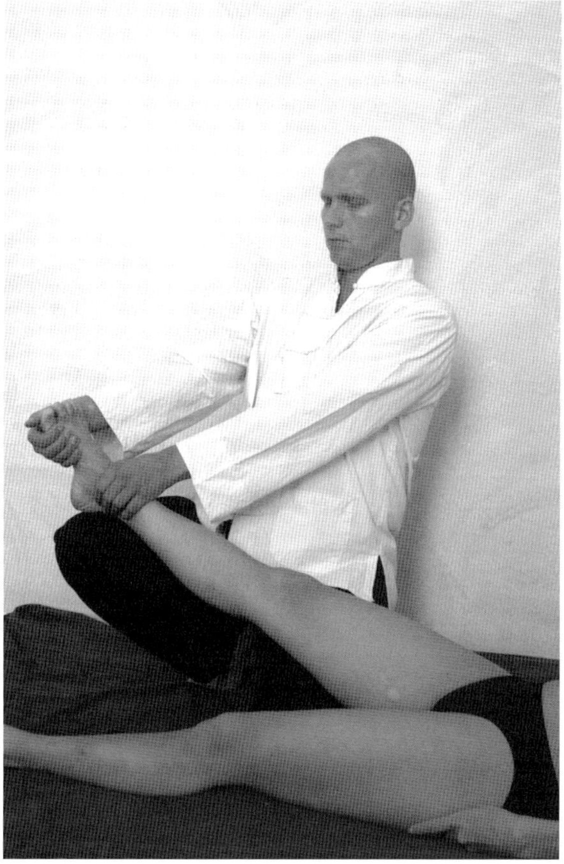

図9.5 足の関節と筋肉を柔軟にする

9.5 脾経の押圧

脾 経

脾経は陰経として、胃経（陽経）とともに中央の循環をつくり、五行の土を象徴するものです。大地とのつながりと成長がその特徴です。また、脾経は「根を得た人間の体質」を象徴し、「成長の担い手」、「造るエネルギーの貯蔵庫」とされています。脾経の治療は再生を促します。中国医学では、脾経は体組織の強化、体液バランスの正常化を担うといわれています。この経絡は両足の第1指の外側の爪溝から始まり、両方の腋の下の近くで終わります（図9.6）。

9.5.1 下肢の脾経を手のひらで押す

開始の姿勢

患者は仰向けに寝ます。

施術者は患者の足元に膝をつき、背中をまっすぐにし、腕を伸ばします。

施術のしかた

第1指の位置から始め、両足の内側の縁に沿って、母指球で歩くように交互に押してゆきます。それから脛骨の下を通って上に向かい、膝に至るまで押します。このとき内踝と膝は押さないようにしましょう。その後内側広筋の上を通り、縫工筋に沿って鼠径部の手前まで押します。鼠径部では大腿動脈の拍動を手のひらで探ります。拍動の上に母指球を置き、体重をかけて動脈血の流れを30秒間止めます。その後ゆっくり圧迫を解きます。すると緊張をほぐすような温かさが頭に上ってくるので、患者は通常の血流が再開したことを感じ取ります。その感覚は、冬に熱いフットバスに足を入れたとき背中を走るむずむずした感じに似ています。これが終わったら、また母指球を使ってさきほどと同じように第1指の開始点まで戻ります（図9.7）。

目 的

脾経の準備的押圧（グラウンディング）。下腿三頭筋、内転筋、内側広筋、縫工筋の血行促進。

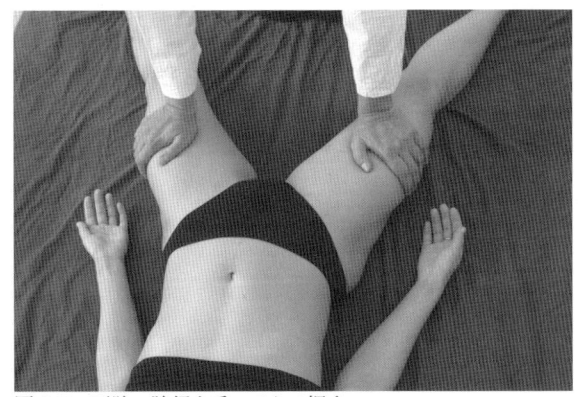

図9.7　下肢の脾経を手のひらで押す

!注意!　血流遮断のテクニックは、高血圧と不整脈の患者、心臓にペースメーカーを装着している者には用いないこと！

9.5.2　下肢の脾経を親指で押す

開始の姿勢

患者は仰向けに寝ます。

施術者は患者の足元に膝をつき、背中をまっすぐにし、腕を伸ばします。

施術のしかた

足の第1指の爪溝の外側（脾経1番＝隠白）から始めます。施術者は親指を使って、患者の両足の内縁を、上に向かって交互にリズミカルに押します。くるぶしの上を通るときには力を弱め、さらに脛骨の下側を、膝まで押してゆきます。この場合も膝は押さないようにします。この方法で内側広筋を越え、縫工筋に沿って鼠径部の手前まで押してゆきます。鼠径部では大腿動脈の拍動を手のひらで探ります。その後同じ方法で治療しながら第1指の開始点まで戻ります（図9.8）。

目　的

脾経のエネルギー治療（グラウンディング）。下腿三頭筋、内転筋、内側広筋、縫工筋の血行促進。結果的にトリガーポイントが治療できる。

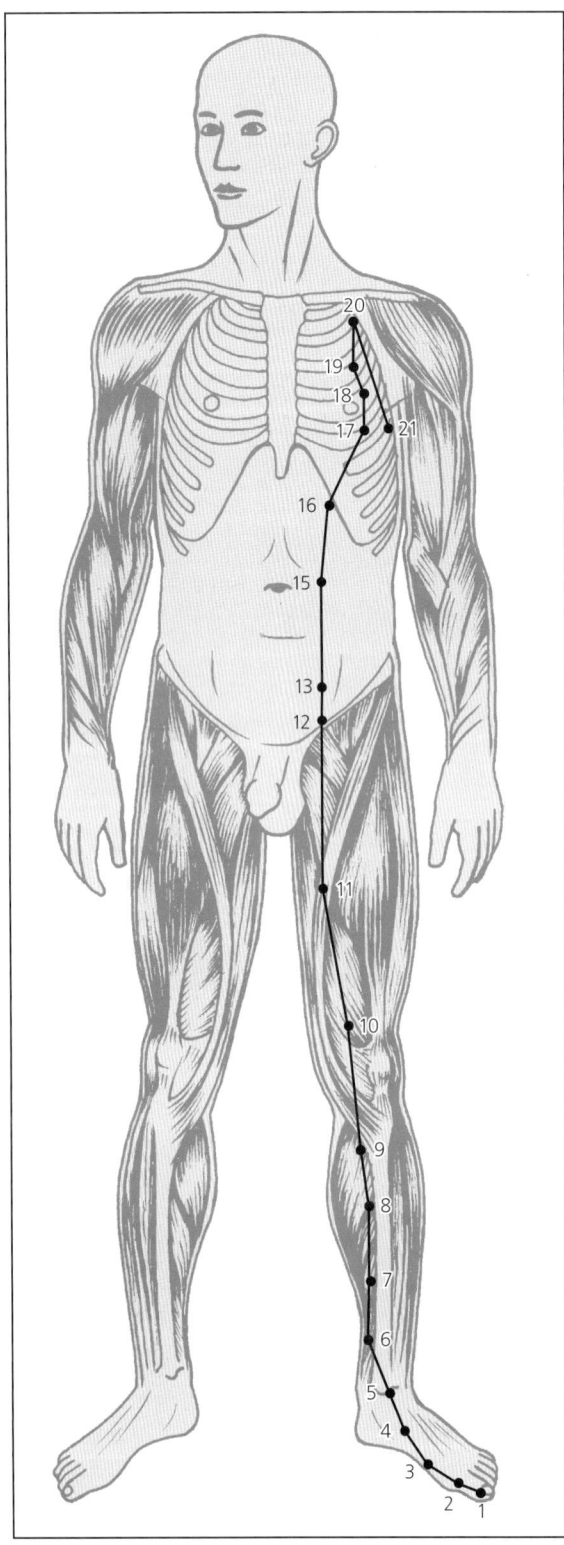

図9.6　脾経

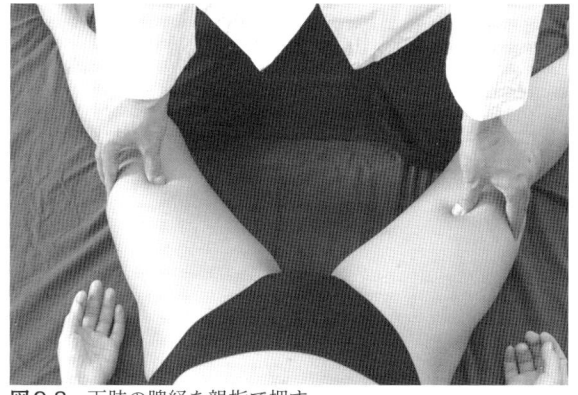

図9.8 下肢の脾経を親指で押す

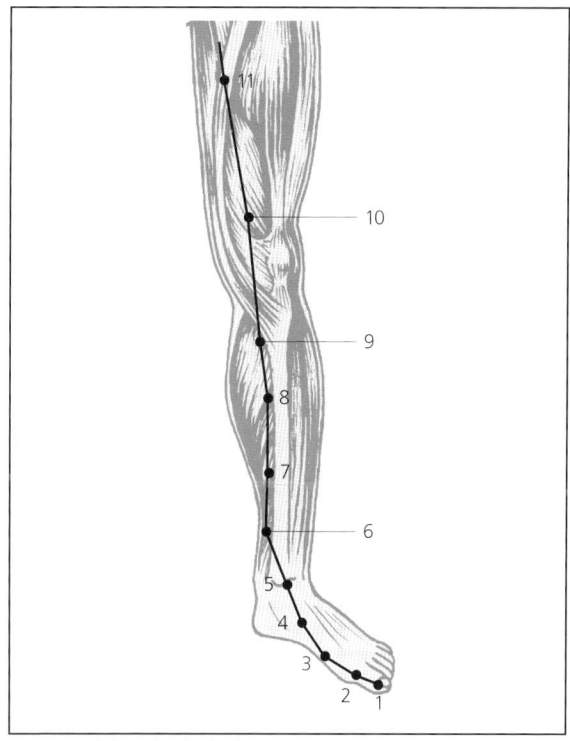

図9.9 脾経の主要な経穴

9.5.3 下肢の脾経の主要な経穴を治療する

脾経3番(太白)
位　置
　足の甲と裏の境目。中足骨頭の基部の上(図9.9)。

適応症
　上腹部の痛み、吸収不良、下痢、便秘、鼓腸、胃腸炎。

施術のしかた
　両手の親指を両足のポイントにそれぞれ当て、同時に回します。振動を加えながら、30秒ごとに右、左と回転の方向を変えます。

脾経4番(公孫)
位　置
　足の甲と裏の境目。中足骨底の前のくぼみ(図9.9)。

適応症
　泌尿生殖器の疾患、月経困難症、更年期障害。

施術のしかた
　両手の親指を両足のポイントにそれぞれ当て、同時に回します。振動を加えながら、30秒ごとに右、左と回転の方向を変えます。

脾経6番(三陰交)

> **重要**
>
> 　脾経6番は、経穴の中で最も重要なものの一つです。中国医学では、この経穴は強壮と活性化の作用をもつとされています。ここを治療することにより体液の循環が促進します。下肢にある他の二つの陰経、すなわち腎経と肝経もこのポイントを通っています。この脾経6番は、あらゆる治療の際に注意を向けたいポイントです(図9.9)。

位　置
　脛の内側、脛骨の後縁。内踝から患者の指幅4本分くらい離れたところ(図9.9)。

適応症
　泌尿生殖器の疾患、月経困難症、更年期障害、排尿障害、前立腺炎、インポテンツ、睾丸炎、下痢、胃腸疾患、出産準備、アレルギー、ぜんそく、免疫性疾患、多発性神経炎、麻痺、血行障害、頭痛。

施術のしかた
両手の親指を両足のポイントにそれぞれ当て、同時に2〜3分間回します。振動を加えながら、右、左と回転の方向を変えます。

脾経9番(陰陵泉)
位　置
脛の内側、内側顆の下縁のくぼんだところ(図9.9)。

適応症
排尿障害、下痢、腹痛、膝の痛み。

施術のしかた
両手の親指を両足のポイントにそれぞれ当て、同時に回します。振動を加えながら、30秒ごとに右、左と回転の方向を変えます。

脾経10番(血海)
位　置
脛の内側、内側広筋の一番盛り上がっているところ。膝蓋骨から患者の指幅2本分上がったところ(図9.9)。

適応症
免疫機能不全、アレルギー、感染性疾患、さまざまな皮膚の刺激症状、月経困難症、無月経。内側広筋のトリガーポイント。

施術のしかた
両手の親指を両足のポイントにそれぞれ当て、同時に回します。振動を加えながら、30秒ごとに右、左と回転の方向を変えます。

9.6　大腿と前脛骨筋の押圧

胃　経
中国医学では、胃経の下部は大腿の上を通り、膝の外側に沿って下り、前脛骨筋を越えた後、距骨関節と足の甲を越えて第2指の内側の爪溝まで延びるとされます。胃経は、もともと左右の目の下から始まり、顔の上で枝分かれし、胸筋、腹筋を通って下肢に続きます。陽経である胃経は、脾経とともに調和と対立の関係を作り、どちらも五行の土を象徴しています。土は中国医学では大地とつながる(グラウンディング)という意味ももっています。そして、この二つの経絡が一対となって、中央の循環をつくっているとされています。さらに胃経は、

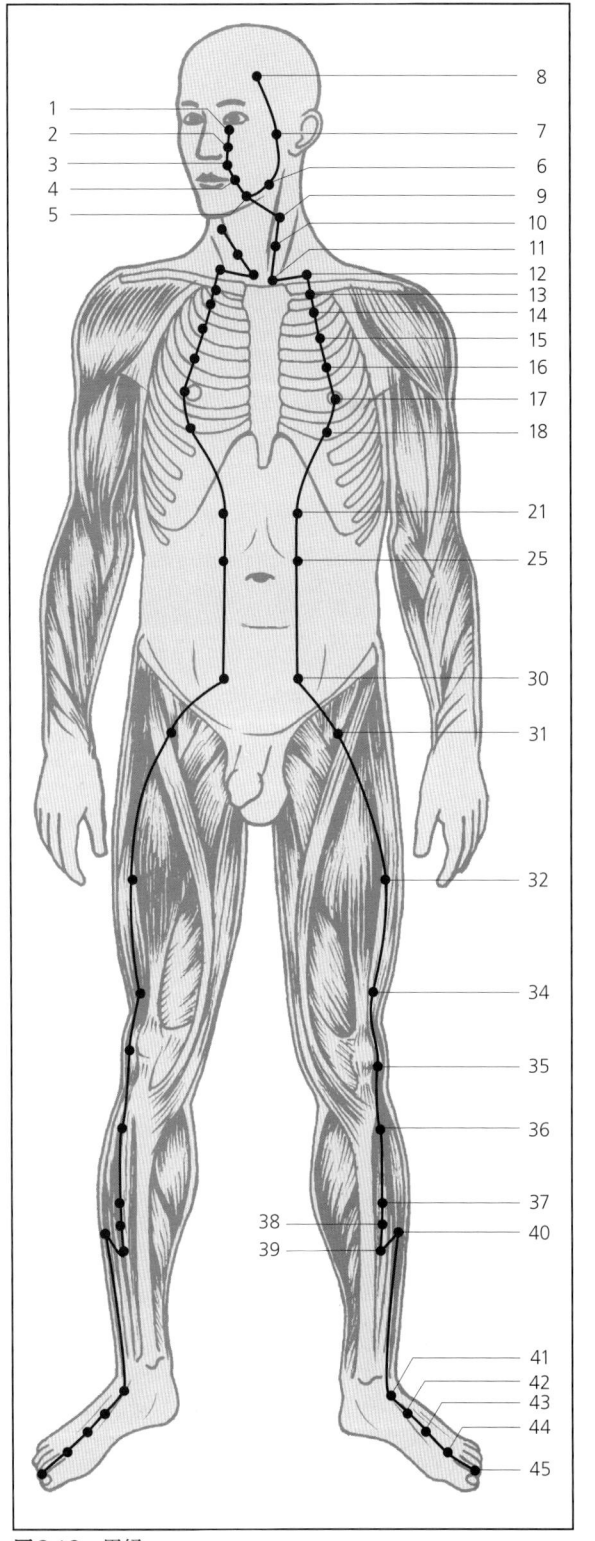

図9.10　胃経

「貯蔵する」「消化する」「調整する」「下ろす」ことを象徴します（図9.10）。

9.6.1 下肢の胃経を手のひらで押す

開始の姿勢
患者は仰向けに寝ます。

施術者は患者の脇に膝をつき、患者の伸ばした方の脚のアキレス腱の下を自分の大腿に乗せて支え、固定します。また、もう片方の脚で患者の膝窩を支えます。背中をまっすぐにし、腕を伸ばします。片手を患者のかかとの下に置いて引っぱり、もう一方の手は鼠径部の下方の大腿直筋の上に置きます。

施術のしかた
上体を移動させることによって強く押圧と牽引を行います。こうすれば下腿三頭筋を容易に伸ばすことができます。上体を患者の頭部の方に移すと、患者の脚が足底から引っぱられます。そこで、施術者は母指球で患者の大腿を強く押します。引いたり押したりする動作のたびに、母指球を大腿部の胃経に沿って「歩くように」移動させてゆきます。膝の手前まで押したら、膝を通り越して、前脛骨筋を同じように治療します。距骨関節の手前まで行ったら、また同じ動作で来たルートを戻ります。すなわち、前脛骨筋を上に向かい、膝はとばして、大腿直筋に沿って鼠径部の手前まで戻るのです（図9.11）。

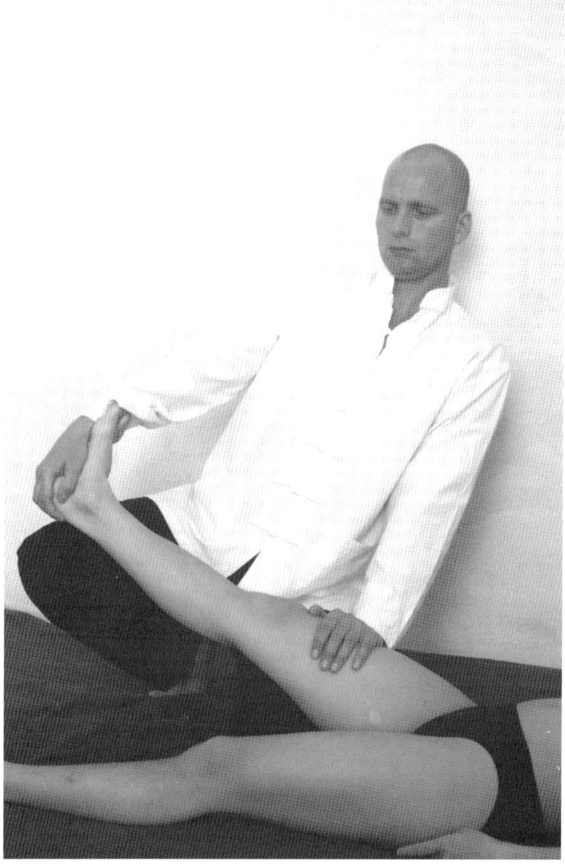

目 的
胃経を刺激する。大腿四頭筋と前脛骨筋の血行促進。

9.7 胃経を親指で押す

開始の姿勢
患者は仰向けに寝ます。

施術者は患者の脇に膝をつき、患者の伸ばした方の脚のアキレス腱の下を自分の大腿に乗せて支え、固定します。また、もう片方の脚で患者の膝窩を支えます。背中をまっすぐにし、腕を伸ばします。片手を患者のかかとの下に置いて引き、もう一方の手は母指球を鼠径部の下方、大腿部の胃経が始まるポイントに置きます。

施術のしかた
患者の足を施術者の片手と前腕で持ち上げるようにつかみます。こうすれば下腿三頭筋を容易に伸ばすことができます。上体を患者の頭部の方に移すと、患者の脚は足底から引っぱられます。そこで、親指で胃経を強く押します。引いたり押したりする動作のたびに、大腿部の胃経を1センチまた1センチと移動しながら、膝の手前まで深く押圧します。続いて同じ動作で前脛骨筋に沿って押圧してゆきます。ここでの施術者の姿勢は、「足の関節と筋肉を柔軟にする」（9.4参照）のときと同じです。次に両手の指を曲げて患者の足底を固定し、両親指で足の甲の経絡を押します。そして先ほどと同じ方法で押圧しながら、始めのポイントまで戻ります（図9.12、9.13）。

目 的
胃経を刺激する。大腿四頭筋と前脛骨筋の血行促進。結果的にトリガーポイントが治療できる。

図9.11 胃経を手のひらで押す

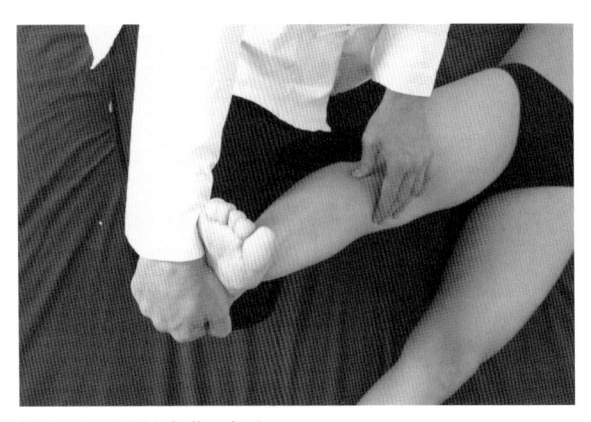

図9.12 胃経を親指で押す

9.7.1 下肢の胃経にある主要な経穴を治療する

胃経34番(梁丘)
位　置
　膝蓋骨より患者の指幅2本分上。

適応症
　急性の腸疾患、腰痛症、変形性膝関節症、乳腺炎。外側広筋のトリガーポイント。

施術のしかた
　親指を振動させながら左右に回します。もう片方の手で患者のかかとをつかんで引き、患者の下肢を伸ばしたり軽く曲げたりします。

胃経35番(犢鼻)
位　置
　膝蓋骨側面の下縁。

適応症
　膝の故障。

施術のしかた
　親指を振動させながら左右に回します。このとき患者の下肢は軽く曲げます。

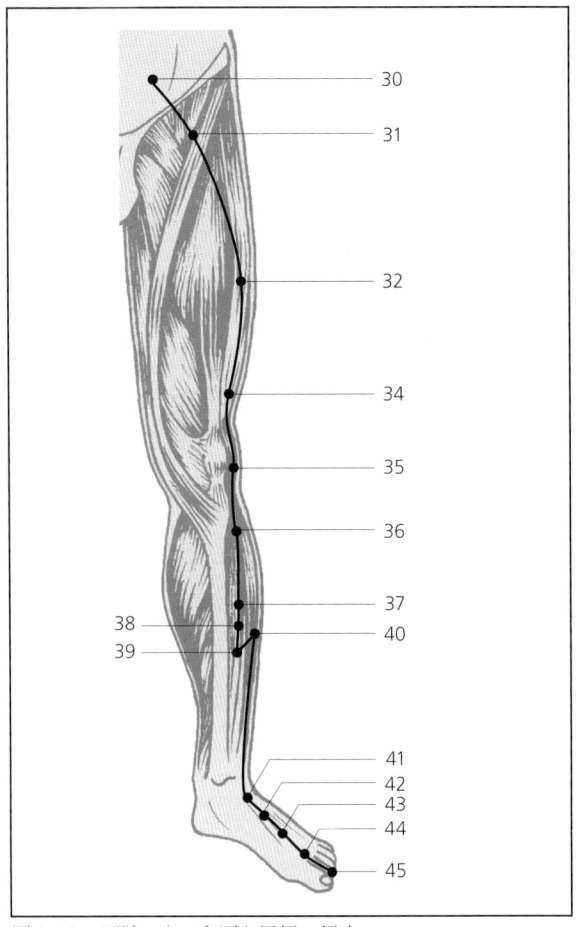

図9.13 下肢にある主要な胃経の経穴

胃経36番(足三里)

重要

胃経36番は特に重要なポイントです。中国医学ではここを「神のような沈着の経穴」とか「偉大な治療家」とも呼んでおり、特に調和をもたらす働きの大きい経穴です。あらゆる治療に際してここの押圧治療を取り入れれば効果が上がります。

位　置
　膝の下の腓骨と頸骨とが合わさるところより1cmほど下。脛骨の脇、前脛骨筋の上。

適応症
　胃腸疾患、疲労困ぱい、低血圧、末梢部の血行障害、脚の麻痺。前脛骨筋のトリガーポイント。多発性神経炎、興奮あるいは抑うつ状態の緩和。助産。頭痛、アレルギー。

施術のしかた
　親指を振動させながら左右に回します。もう片方の手で患者のかかとをつかんで引き、患者の足を伸ばしたり曲げたりします。

胃経38番(条口)
位　置
　下腿の中央、胃経35番から患者の指幅8本分離れたところ。脛骨の側縁から患者の指幅1本分離れた前脛骨筋の上。

＜適応症＞
　肩の故障、肩腕症候群、リウマチ性関節炎、下肢の麻痺。前脛骨筋のトリガーポイント。

施術のしかた
　親指を振動させながら左右に回します。もう片方の手で患者のかかとをつかんで引き、患者の下肢を伸ばしたり軽く曲げたりします。

胃経40番(豊隆)
位　置
　胃経38番より患者の指幅1本分外側。胃経36番から患者の指幅5本分下。

適応症
　胸痛時の痰の抑制、胃腸疾患、てんかん、頭痛、意識の混濁、めまい、集中力低下。

施術のしかた
　親指を振動させながら左右に回します。

胃経41番(解谿)
位　置
　距骨関節上部、長趾伸筋と長母趾伸筋の腱の間。

適応症
　下肢の麻痺。長趾伸筋と長母趾伸筋のトリガーポイント。便秘、抑うつ、前頭痛、距骨関節の痛み。

施術のしかた
　親指を振動させながら左右に回します。もう片方の手で患者のかかとをつかんで引き、患者の足を伸ばしたり曲げたりします。

胃経44番(内庭)
位　置
　第2指の上面内側、中足趾節関節の横。

適応症
　頭痛、歯痛、目の刺激感、腹痛。お産を軽くする。

施術のしかた
　親指を振動させながら左右に回します。

> **重　要**
> 　胃経の経穴は、すべてがその周辺の筋肉のトリガーポイントとして作用することが経験的にわかっています。

9.8　内転筋の軽いストレッチを伴う押圧と肝経下部の治療

肝　経
　肝経は陰経に分類されます。調和と対立の関係にある胆経とともに、中国医学では木を象徴するとされます。また、推進力と活力、成長と再生という特性をもっています(図9.14)。

9.8.1　曲げた脚を手のひらで押す

開始の姿勢
　患者は仰向けに寝ます。片脚を曲げて外に開き、床の上に置きます。こうすると内転筋が軽く伸びます。施術者は患者の両脚の間に膝をつき、片足で患者の足を固定します。両手を患者の膝より上の位置に置きます。

施術のしかた
　施術者は両手の母指球を使って、患者の両大腿の内側を「歩くように」交互に押します。まず上に向かい、その後開始点である膝の上まで戻ります。大腿の押圧は、慎重に、体重を右へ左へとゆっくり移動させながら行います(図9.15)。

目　的
　内転筋の血行促進、曲げた方の脚の内転筋と外旋筋の軽いストレッチ。

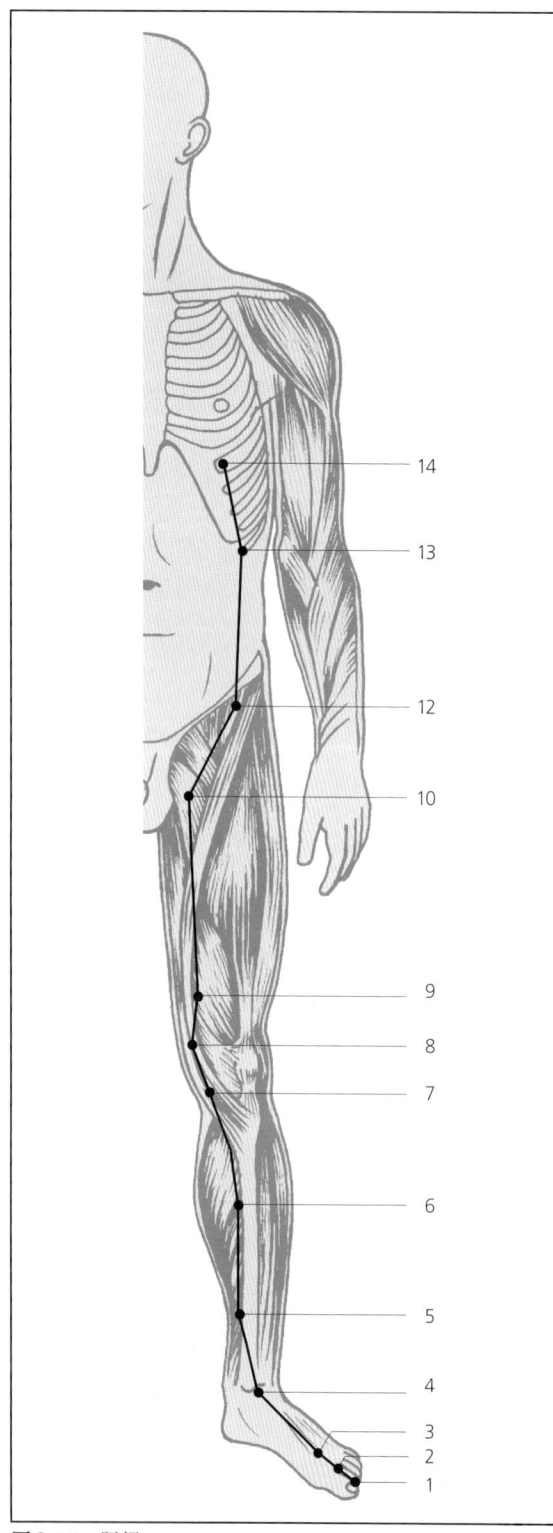

図9.14 肝経

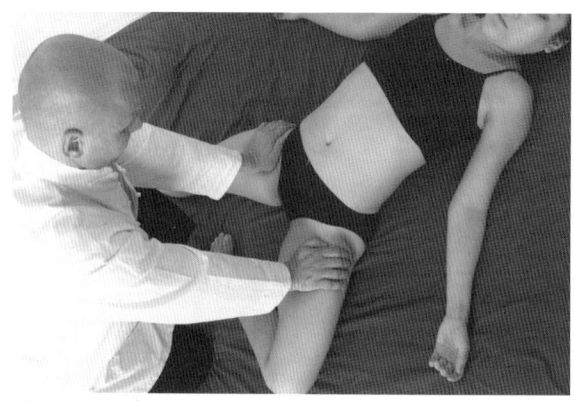

図9.15 曲げた脚を手のひらで押す

9.8.2 曲げた脚の肝経下部を治療する

開始の姿勢

患者は仰向けに寝ます。片脚を曲げて外に開き、床の上に置きます。こうすると内転筋が軽く伸びます。施術者は患者の曲げた方の脚の前に膝をつきます。

施術のしかた

くるぶしの上から押圧を始めます。両親指を並べて立て、肝経に沿って鼠径部まで、交互にゆっくりと、じっくり、強く押してゆきます。その後同じ動作で開始点まで戻ります。

目　的

肝経の活性化。結果的に腓腹筋内側と内転筋のトリガーポイントが治療できる。

9.8.3 下肢にある主要な肝経の経穴（図9.16）

肝経２番（行間）

位　置

第1指と第2指の中足趾節関節の間。

適応症

頭痛、特に偏頭痛の鎮痛ポイント。目の刺激感、月経過多、遺尿症、てんかん、睡眠障害。

施術のしかた

施術者は自分の足を患者の足から離します。人差し指を振動させながら左右に30秒間回します。親指は足の裏側の母趾球の上、人差し指と向き合う位置に置きます。

肝経8番(曲泉)

位　置
　膝窩のしわの内側の端。半膜様筋と半腱様筋の前縁。

適応症
　尿路疾患、排尿障害、インポテンツ、膝の痛み。半膜様筋と半腱様筋のトリガーポイント。月経困難症、ドライアイ。

施術のしかた
　親指を振動させながら左右に30秒間回します。

9.9　足底でハムストリングスを押圧する

開始の姿勢
　患者は仰向けに寝ます。片脚を曲げて外に開き、床の上に置きます。こうすると内転筋が軽く伸びます。施術者は脚を伸ばして患者の両脚の間に座ります。患者の曲げた脚に向かい合う側の足を、患者の曲げた膝窩に入れます。両手で患者の両距骨関節をつかみ、患者の両脚を床から少し持ち上げます。施術者は患者の膝窩に入れた足に添わせて、もう一方の足を患者のハムストリングスにのせます。

施術のしかた
　患者の両脚を軽く引きます。同時に施術者は自分の内側(患者の正中線寄り)の脚をぴんと伸ばし、その立てた足底で患者のハムストリングスを深く押します。一押しするごとに足を離し、足幅分だけ患者の正中線の方にずらし、また同じ動作を行います。鼠径部の手前まで行ったら、同じ方法で、患者の膝関節を固定している側の脚に向かって戻ります(図9.17)。

目　的
　ハムストリングスの弛緩と血行促進、膝関節・距骨関節の牽引、大腿部の膀胱経への刺激。

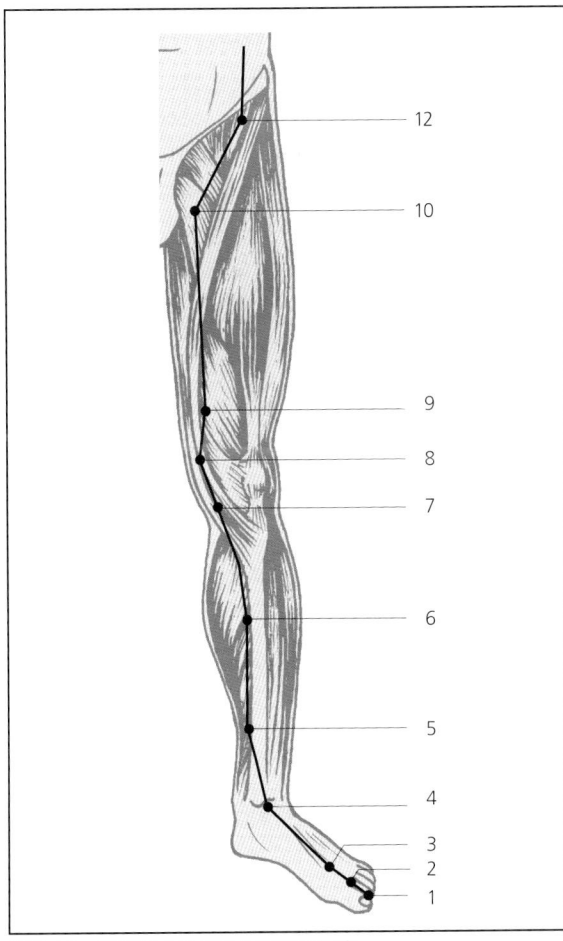

図9.16　下肢にある主要な肝経の経穴

肝経3番(太衝)

位　置
　肝経2番より患者の指幅2本分上。第1指と第2指の腱の間。

適応症
　いろいろな目の症状に効果のあるポイント。頭痛、特に偏頭痛の鎮痛ポイント。胸部の痛み、てんかん、精神の緊張・興奮状態、血行障害、月経困難症。お産を軽くする。遺尿症、排尿障害、耳鳴り、メニエール病、低血圧。

施術のしかた
　人差し指を振動させながら左右に30秒間回します。親指は足の裏側の母趾球の上、人差し指と向き合う位置に置きます。

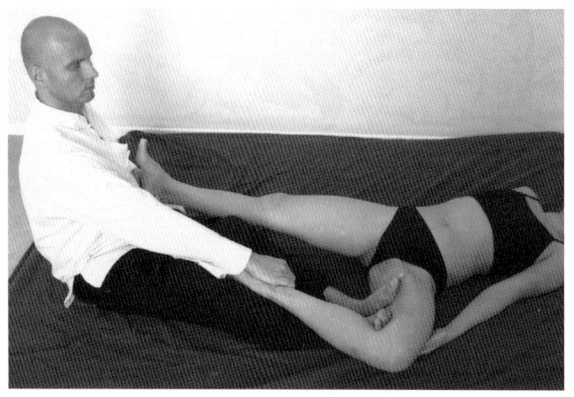

図9.17 足底でハムストリングスを押圧する

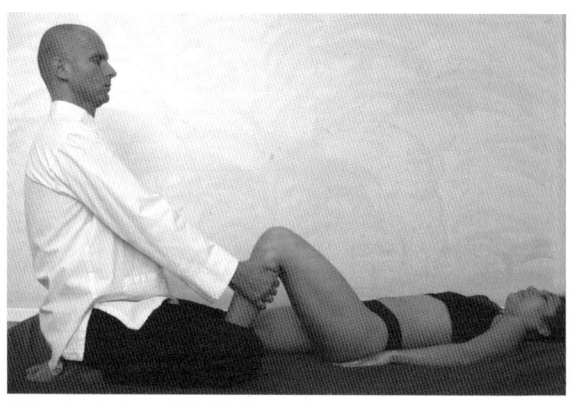

図9.18 ふくらはぎを押圧する

9.10 ふくらはぎを押圧する

開始の姿勢
患者は仰向けに寝ます。
施術者は膝を折って座り、背中をまっすぐにし、上体をやや後に倒します。腕はまっすぐ伸ばします。両手の親指以外の指をそろえて、患者の膝窩下にある内側・外側両腓腹筋の間に置きます。

施術のしかた
● **ヒラメ筋の押圧**
—施術者は背中をまっすぐにしたまま、体重を後ろに移動させます。8本の指が筋肉を「突き通す」ような形となり、ふくらはぎの両翼が離れるように圧迫されます。かかとの方に向かうにしたがって、指をやや深めに入れ、圧迫します。アキレス腱まで来たら、また膝窩の方向に同じ動作で戻ります。

● **無意識的にトリガーポイントが治療できる押圧**
—両手の指先を曲げ、かぎ爪のような形を作ります。その4本の指どうしを組み合わせます。各々の指を動かしてふくらはぎ全体に触れ、硬くなったところを探ります。その後改めて上体を後ろに倒し、指先を筋肉に押し当てます。そして小さく振動させて、右へ左へとひんぱんに向きを変えながら旋回させます。トリガーポイントを含むすべての硬化部位を押圧します（図9.18）。

目 的
下腿三頭筋の緊張緩和、血行促進、下腿の膀胱経と腎経への刺激、腓腹筋のトリガーポイントの治療。

9.11 ふくらはぎとハムストリングスのコンビネーション・ストレッチ

開始の姿勢
患者は仰向けに寝ます。両腕はやや外に回すようにして脇に置きます。
施術者は患者の骨盤の位置にまたがって、患者の両脚を持ち上げます。前腕をてこになるように、患者の足底の上に置きます。患者の両脚の大腿四頭筋が施術者の下腿につきます。

施術のしかた
施術者は背中をまっすぐにしたまま前に上体を倒します。てこの原理により患者、施術者双方にストレッチの効果がもたらされます（図9.19）。

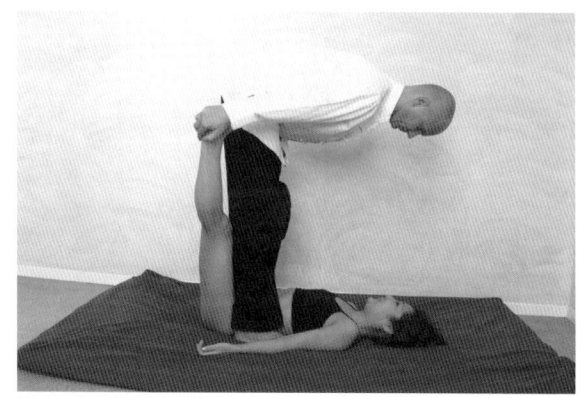

図9.19 ふくらはぎとハムストリングスの相互コンビネーション・ストレッチ

目 的

腰部椎間板の負荷軽減、ハムストリングスのストレッチ、ふくらはぎのストレッチ。

9.12 てこの原理を応用して腰椎傍を押圧する

開始の姿勢

患者は仰向けに寝ます。

施術者は患者の両脚の間に膝を折って座ります。患者の両脚が施術者の大腿をまたぐような形になります。施術者は、両手の指を第1腰椎の両脇に置きます。

施術のしかた

手の甲を床につけます。てこの原理を使い、患者の吸気に合わせて指で脊柱傍の筋肉組織を上に向かって押します。そのとき、脊椎から筋肉組織を横に向かって離すようにします。この押圧を第5までの全腰椎傍について2回ずつ行います。1回目はL1からL5へと下に向かい、2回目はL5からL1へと戻ります（図9.20）。

目 的

腰部椎間板の負荷軽減、傍脊柱筋群の経穴とトリガーポイントの治療。

9.12.1 てこの原理を応用した腰椎傍への押圧と腹部の押圧とのコンビネーション

開始の姿勢

患者は仰向けに寝ます。

施術者は患者の両脚の間に膝を折って座ります。患者の両脚が施術者の大腿をまたぐような形になります。片手を患者の背中に差し入れて、指を第1腰椎の左右どちらか一方の側に置きます。もう一方の手の母指球を患者の腹の上の、同じく第1腰椎の高さに置きます。

施術のしかた

患者の背中側に置いた手の甲を床につけます。てこの原理を使い、患者の吸気に合わせて指で脊柱傍の筋肉組織を上に向かって押します。そして、脊椎から筋肉組織を横に向かって離すと同時に少し押し上げるようにします。次に患者の呼気に合わせて、腹側に置いた手の母指球で腹筋を押します。すると、同時に背中側に立てた指に圧力が向かい、傍脊柱筋群も押されます。このテクニックを第5までの全腰椎傍について2回ずつ行います。1回目はL1からL5へと下に向かい、2回目はL5からL1へと戻ります（図9.21）。

目 的

腰部椎間板の負荷軽減、傍脊柱筋群の押圧とトリガーポイントの治療。腹筋の緊張緩和。

図9.21　てこの原理を応用した腰椎傍への押圧と腹部の押圧とのコンビネーション

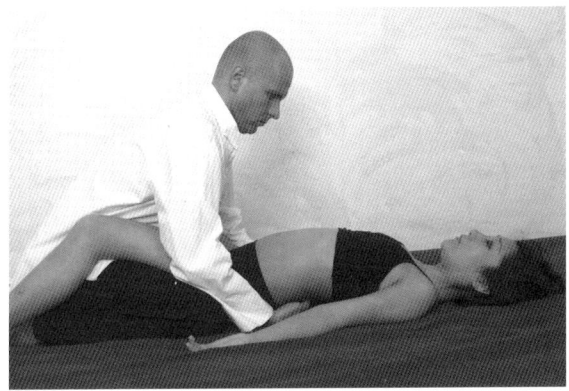

図9.20　てこの原理を応用して腰椎傍を押圧する

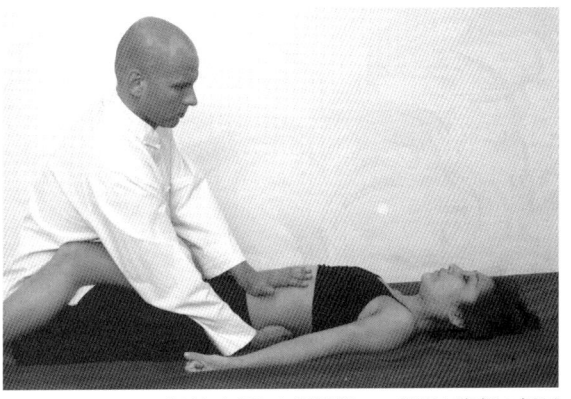

9.13　短時間で行う上部陰経の治療

上肢の経絡と胸部の対をなさない経絡

次に紹介する治療の効果を理解するためには、中国的な考え方をふまえたうえで経絡の名前を理解することが重要です。四肢と胸部を走る経絡の治療はたいへん高い効果をもたらします。そのため、経絡の意味を知ることは、個別の治療方針を発展させるために有効です。その個別の方針が治療の成果を大きく左右するのです。

第9章　仰臥位への施術

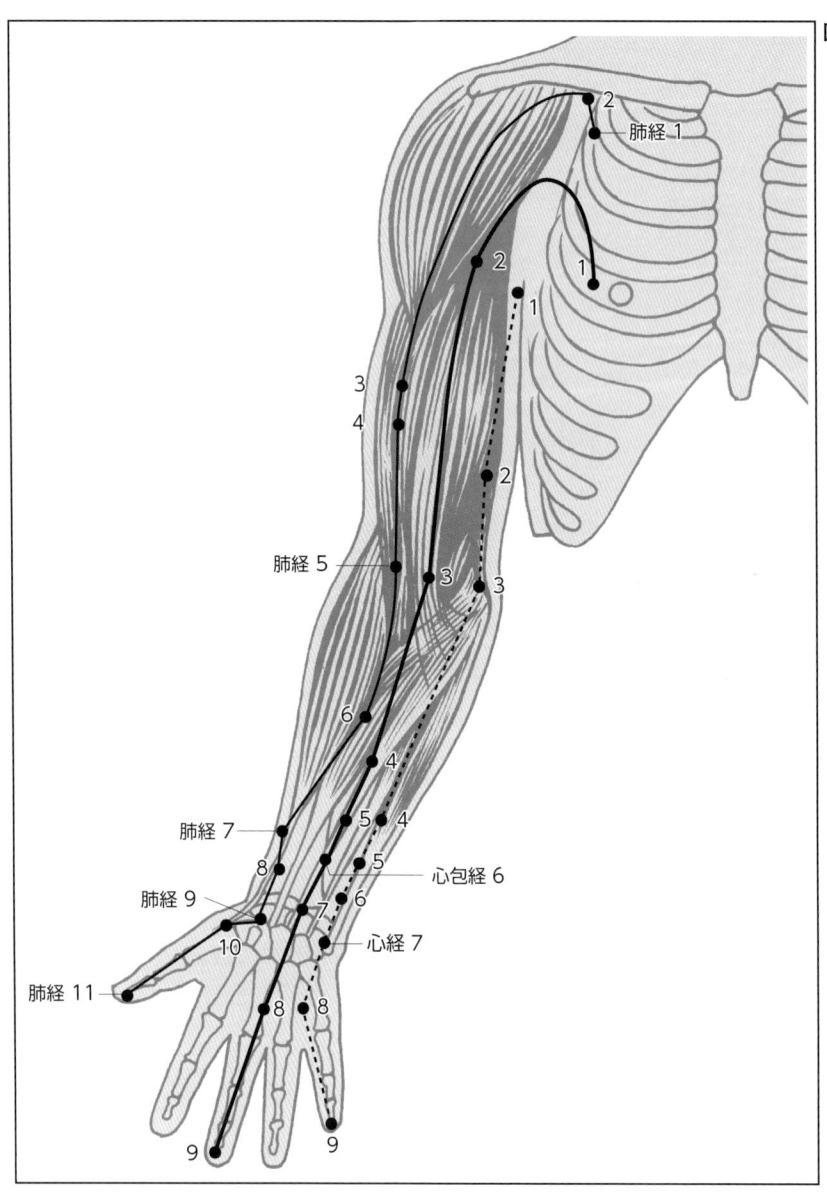

図9.22　上肢の経絡

上肢の陰経(図9.22)

[肺経]

　肺経(陰経)は中国の考え方では「気」に影響をもつ有力な経絡です。中国医学の核をなすこの「気」という概念は「生き生きとした生命エネルギー」ととらえるのが最も的確でしょう。肺経は大腸経(陽経)と対になって、五行の金に分類されます。肺経を通じて空気や光などの外界のエネルギーが体に取り込まれます。肺経はこのエネルギーがもつ可能性を整理し、有害な外界からの働きかけに対する抵抗力を強めます。このことから、感染症やアレルギー、ぜんそくのあるときには、肺経を集中的に治療します。

[心包経]

　中国医学では心包経は心臓を守る経絡とされ、「手厥陰心包経」とも呼ばれています。この経絡は性の循環路と言われることもあります[33]。この経絡を治療すれば、体のバランスがとれ、心の安定が生まれると考えられます。心包経は、三焦経(陽経)と調和・対立の関係にあります。

[心経]

　心経(陰経)は中国医学では「君主」と性格づけられています。この経絡は腕の内側深いところを走っています。中国では、力をあらさまに示すことなく影響力を行使するのが賢い君主と考えられています。このことから、体

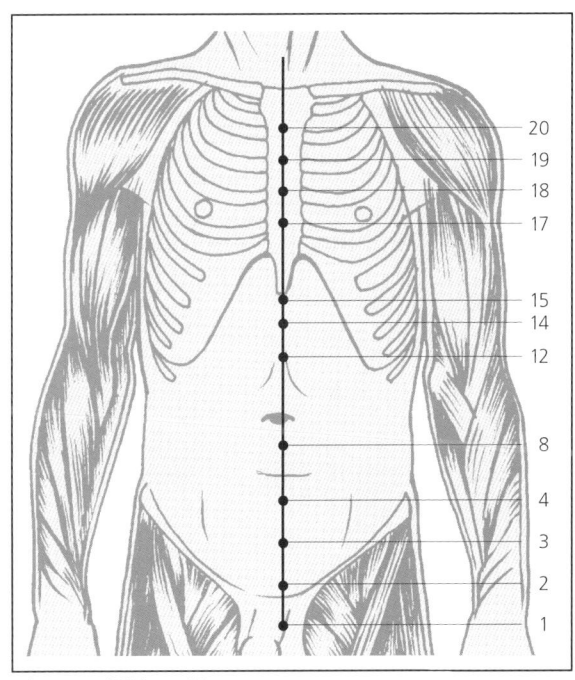

図9.23　任脈の一部

の見えないところにありながら心経と名づけられた理由がわかるのです。心経は対になる小腸経（陽経）のほか、心包経（陰経）、三焦経（陽経）とともに五行の火に属します。

[任脈]
　任脈は対をなさない経絡で、取り込む働きをもっています。会陰部の中央に始まり、体の中央を通って頭部に向かって延び、口の下で終わっています（図9.23）。この陰経は他の陰経すべてと相関し、陰経すべてに通う体系的エネルギーの調整タンクと位置づけられています[13]。

上肢の陽経

[大腸経]
　大腸経は中国医学では肺経と対をなす陽経で、五行の金に分類されます。この経絡は「仲介者」と解釈され、外からのエネルギー、とりわけ食物から得るエネルギーを変換し、送り出す働きをします。また、それにとどまらず、肺経を通して入るエネルギーをも変換して、送り出します。感染症、ぜんそく、アレルギーの他、さまざまな痛みがあるときに、肺経とともにこの大腸経を治療します（図9.24）。

[三焦経]
　三焦経（陽経）は中国医学では体液の供給を調整し、

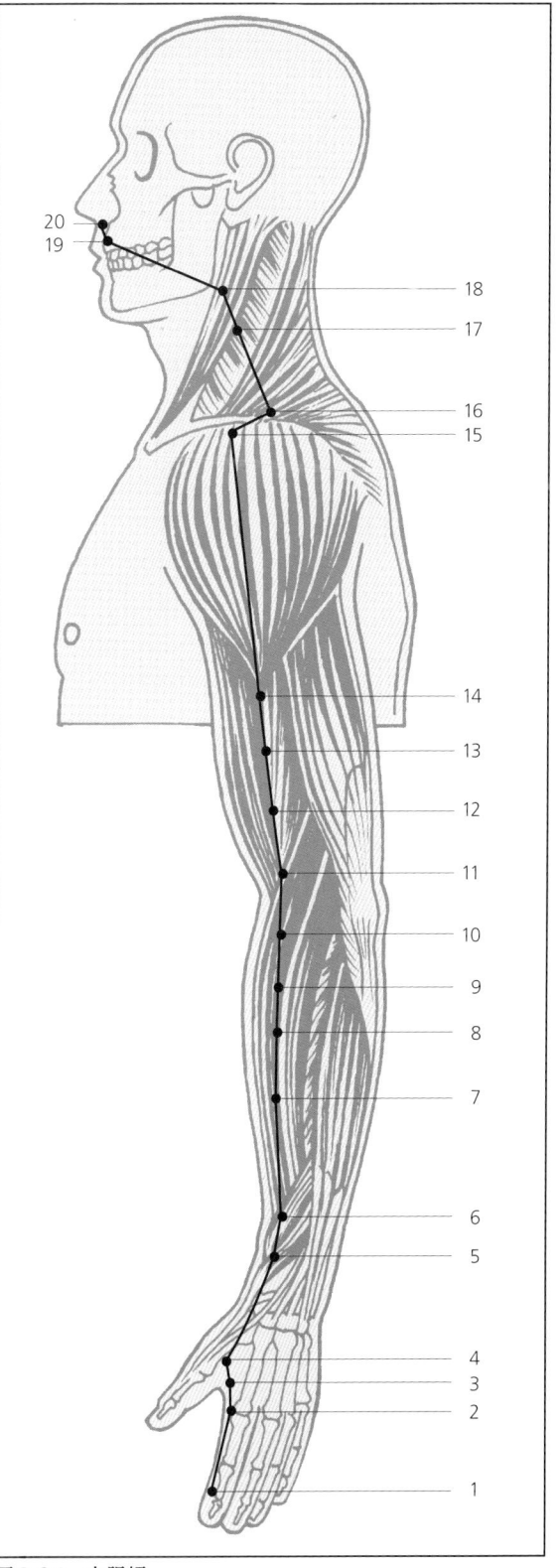

図9.24　大腸経

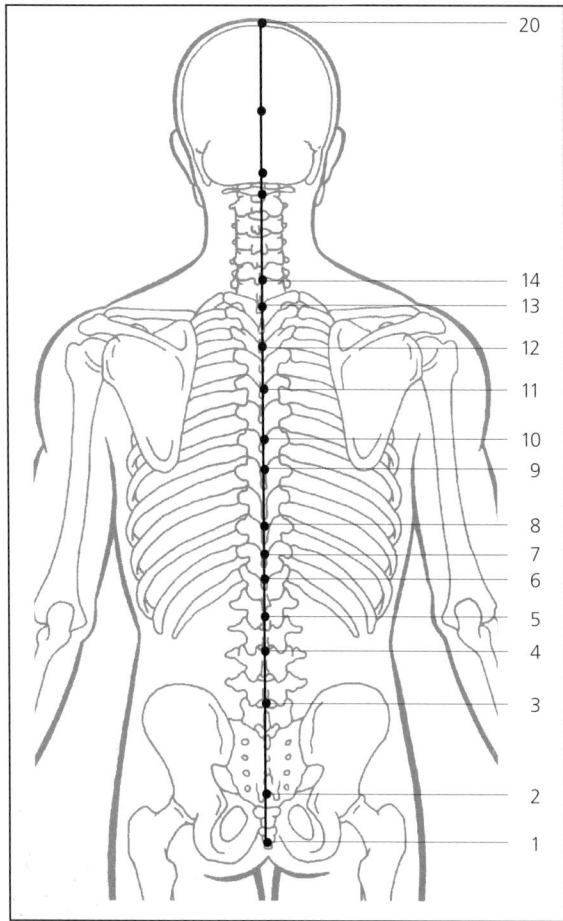

図9.25　督脈

水分を変換して体の上・中・下部の開口部に運ぶ役目を担うとされています。この経絡は腎臓の平衡状態を保ち、体温を一定に保つ働きをします。三焦経は心包経(陰経)と調和・対立の関係にあります。

[小腸経]
　小腸経(陽経)は、食物と体液の中のきれいなものと汚いものとを分ける役割をもっています。小腸経は心経と調和・対立の関係にあります。

[督脈]
　督脈(陽経)は対をなさない経絡で、制御する働きをもちます。尾骨の下に始まり、脊柱の正中線上を通り、頭骨を越えて、唇の上方で終わります。この経絡は生殖器とすべての陽経の間をとりもつ役割を果たします。腎経の生気に満ちた力もこの経絡を通って分配されます(図9.25)[13]。

9.13.1　上肢の陰経を治療する

開始の姿勢
　患者は仰向けになり、腕を頭の方に伸ばします。手のひらは上に向けます。
　施術者は患者の頭の先に膝をつき、片膝を立てます。両手のひらを患者の上腕にのせます。

施術のしかた
　施術者は体の重心を前に移動し、伸ばした腕と母指球を通じて適切な押圧が患者の上腕にかかるようにします。押圧の力が正中神経を刺激し、上腕動脈の血流を減少させます。約15秒間圧迫した後ゆっくり手を離します。血流が再開すると、患者は温かいものが頭を巡っていくように感じます。次に母指球を使って、両腕を交互にゆっくり「歩くように」押してゆきます。肘のくぼみの手前まできたら、このくぼみを通り越して、その先からさらに患者の手のひらの上まで押します。そこから同じ方法でまた腋下まで戻ります。今度はその場所を先ほどと同じ押圧法で約30秒間圧迫します(図9.26)。

目　的
　深い呼吸を促す。心臓と血液循環の活性化。

!注意!　不整脈や高血圧の患者、心臓のペースメーカーを装着している者にはこの押圧法を絶対に用いないこと！

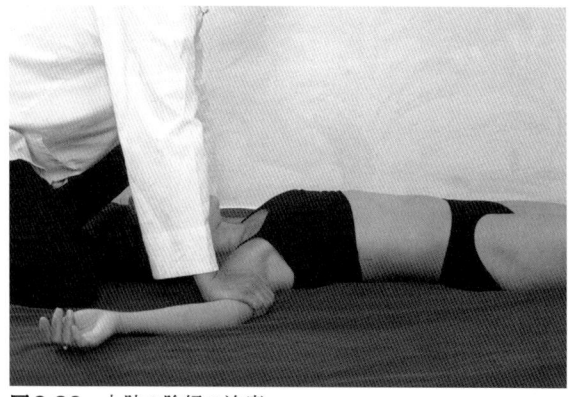

図9.26　上肢の陰経の治療

9.13.2 胸部を押圧する

腎経、胃経、脾経と任脈は胸郭の上を通っています。また鎖骨の下、大胸筋の最上部の端から肺経が始まっています。

準備的押圧
開始の姿勢
患者は仰向けになり、手のひらは上に向けます。

施術者は患者の頭の先に膝をつき、母指球を患者の上腕の端に当ててその部分をつかみます。

施術のしかた
施術者は腕を伸ばし、体の重心を前に移しながら、母指球を使って適度な押圧を加えます。このとき患者は息を吐きます。まず腕を交差させて行い、続いて交差を解いて行います(図9.27、9.28)。

目 的
肺機能の刺激、胸筋の軽いストレッチ。押圧の準備的施術。

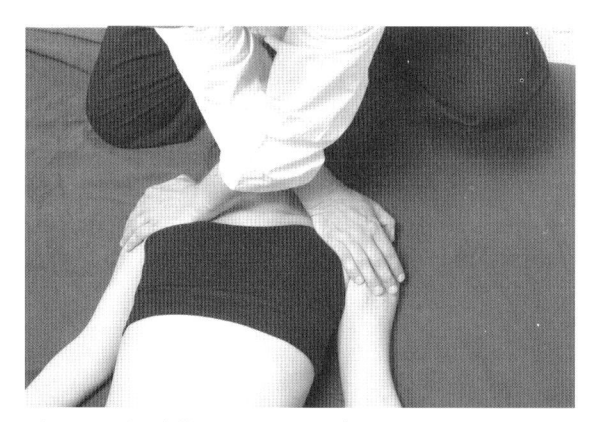

図9.27　腕を交差させて胸筋を伸ばす

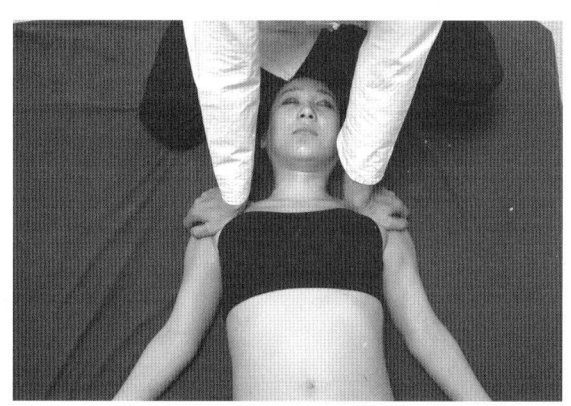

図9.28　胸部の軽いストレッチ

胸部にある経穴の押圧
目 的
深い呼吸を促す。去痰。鎮静。

任脈17番(膻中)
位 置
胸骨の中央、第4肋間隙の高さのところ(図9.30)。

適応症
気管支ぜんそく、睡眠障害、神経の高ぶり。

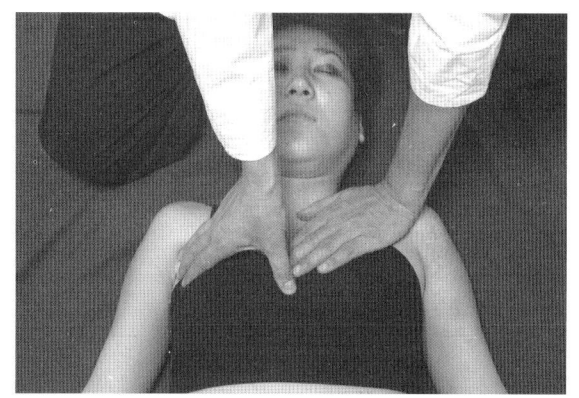

図9.29　任脈17番の治療

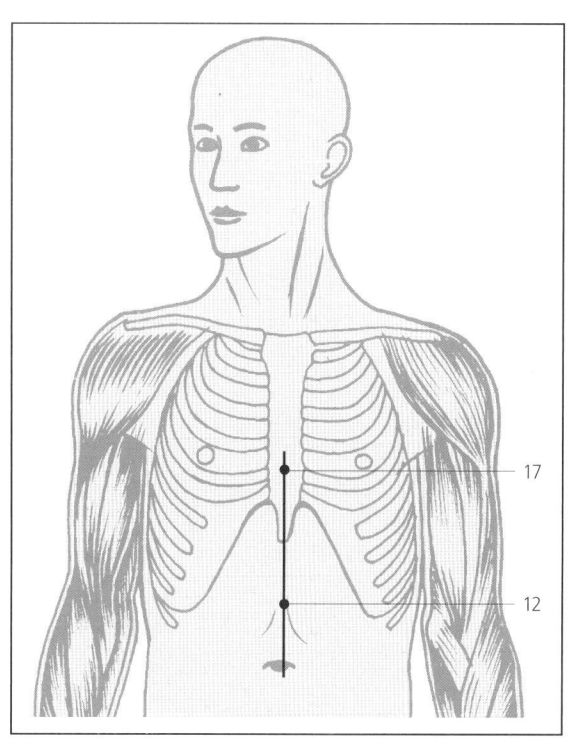

図9.30　任脈17番の経穴

施術のしかた

片方の親指でまず右に、次に左に回しながら20秒間押します。続いてもう片方の親指で同じ動作を繰り返します（図9.29、図9.30）。

腎経と脾経の特徴については、8.4.1と9.5の項を参照してください。

脾経21番（大包）

位　置

第6肋間隙の中腋窩線上（図9.31）。

適応症

気管支ぜんそく、呼吸困難、胸郭内の痛み、消化不良、神経の高ぶり。

施術のしかた

左右両方のポイントを、体の重心を移しながら、患者の吐く息に合わせて約30秒間押します（指は回さないこと！）。

腎経27番（兪府）

位　置

鎖骨のすぐ下、正中線から患者の指幅2本分外側。

適応症

ぜんそく、胸痛。

施術のしかた

左右両方のポイントを、体の重心を移しながら、患者の吐く息に合わせて約30秒間押します（指は回さないこと！）（図9.32）。

肺経1番（中府）

位　置

第1肋間隙、鎖骨の中央から患者の指幅1本分下（図9.33）。

適応症

気管支ぜんそく、気管支炎、気管支拡張症とその随伴症状。せき、呼吸困難、胸痛。

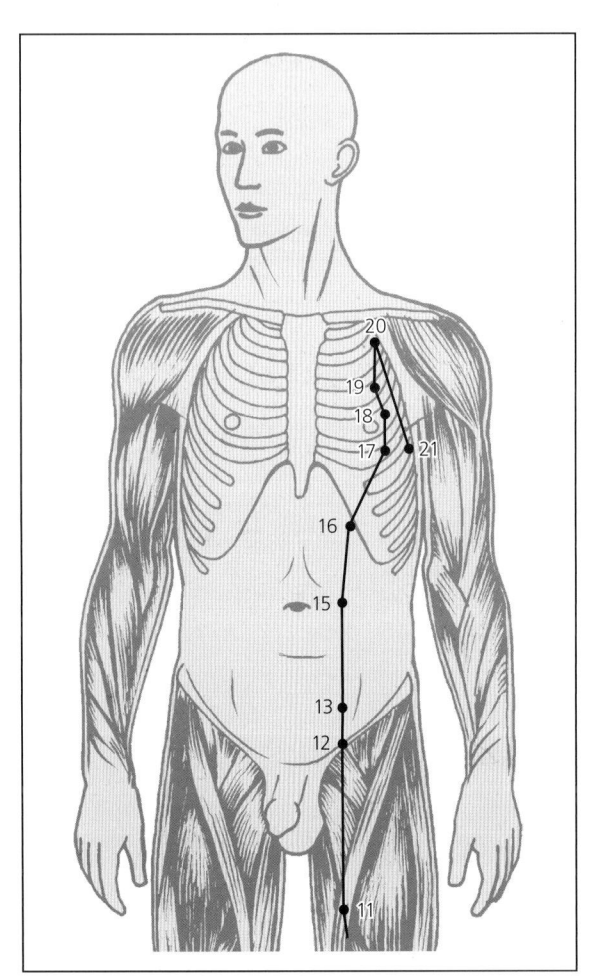

図9.31 脾経21番の経穴

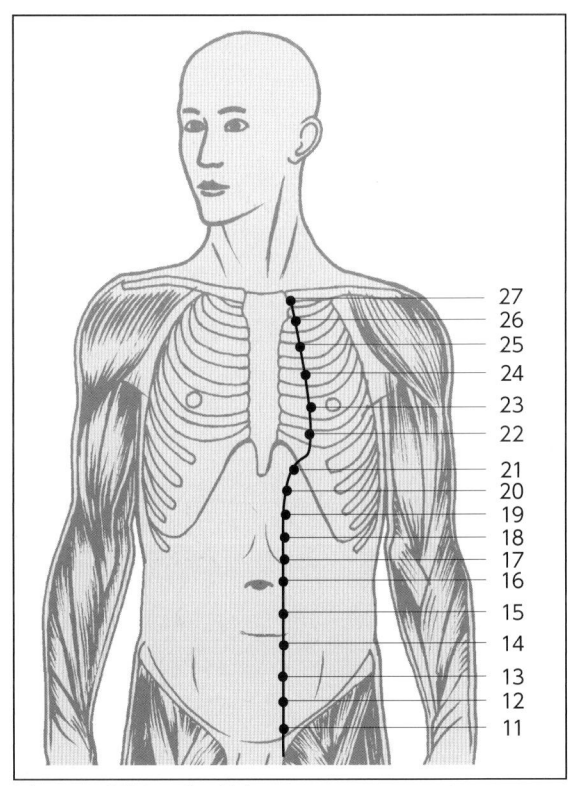

図9.32 腎経27番の経穴

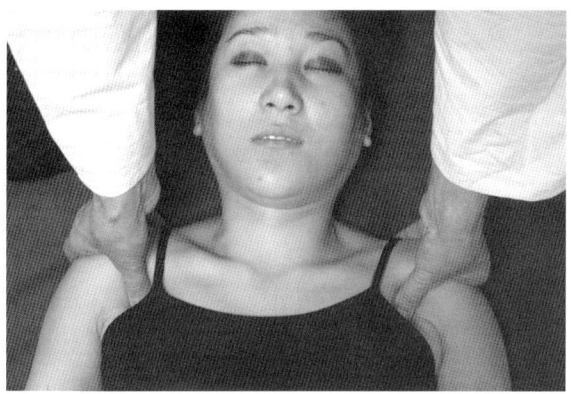

図9.33　肺経1番の経穴の治療

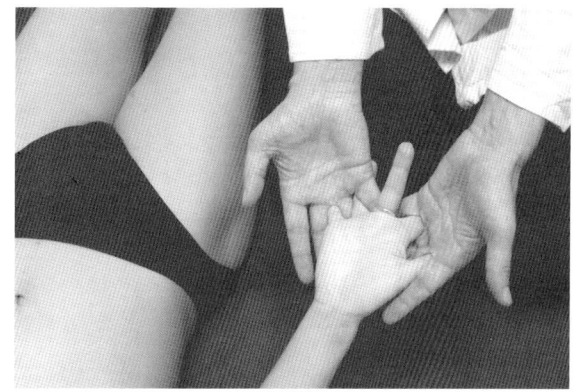

図9.34　手のストレッチ

施術のしかた
　左右両方のポイントを、体の重心を移しながら、患者の吐く息に合わせて約30秒間押します（指は回さないこと！）。

9.14　手のストレッチと押圧

　中国医学の考え方では、手は非常に重要な部位とされています。手は上部の陽経が始まるところであり、上部の陰経が終わるところでもあります。緊張がなく血行の良い、エネルギーが良好に供給されている手は、体のバランスに良い影響を与え、深いリラックスをもたらします。多くの神経が走っている手には、いくつかの重要な遠隔ポイントとしての刺鍼点・押圧点があります（図9.34、9.35、9.36）。

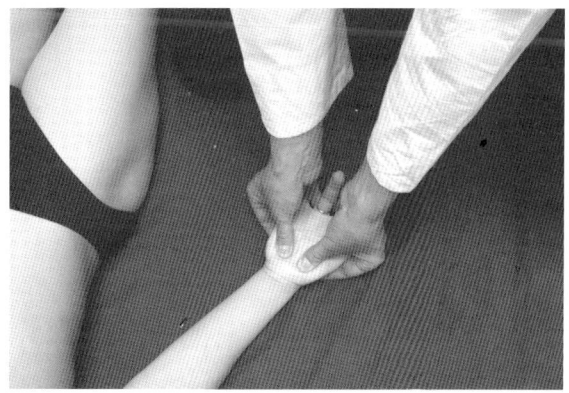

図9.35　手首の関節裂隙の中心から中手指節関節までを放射状に押す

開始の姿勢
　患者は仰向けに寝ます。
　施術者は患者の片方の手の前に膝をつき、片膝を立てます。

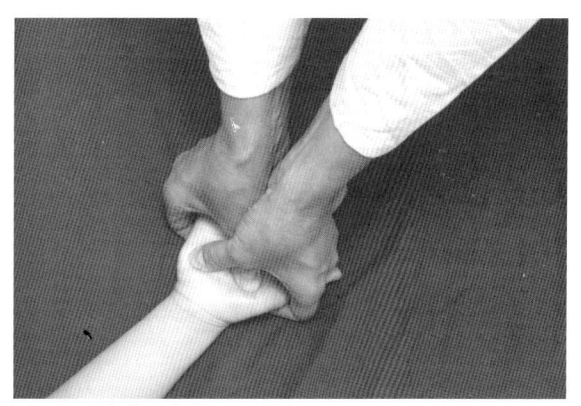

図9.36　親指を交差させて押す

施術のしかた
a) 手首の関節裂隙の中央から中手指節関節までを放射状に押す
　施術者の指を患者の指の間に上から差し入れます。施術者の両小指を患者の中指にからめます（図9.34）。次に両手首を同時に外旋させて、患者の手のひらを外に向けて伸ばします。
　次に指を組んだまま、施術者は患者の手を床に押し当て、自分の両親指を並べて患者の手首の関節裂隙に置きます（図9.35）。これが手の放射状押圧法の開始姿勢です。まず親指で交互に「歩くように」中手指節関節までまっすぐ押して戻ります。次に人差し指と薬指の中手指節関節の方向に押し、戻ります。最後に両親指を交差させ、中央ラインにそって中指の中手指節関節まで交互に押し、また戻ります（図9.36）。施術者の両腕と背中はまっすぐにしたまま、前に体重移動（＝重心移動）することにより押圧します。

b) 手のひらを伸展させ、手根骨を可動化する

両親指を患者の手首の少し上、母指球の上で交差させます。押圧（体重を前に移動）しながら手根骨を離すように（外に向かって）押します。1回終わるごとに親指で「歩くように」指幅1本分だけ、中手指節関節に向かって移動します。中手指節関節まで達したら、また手首の関節裂隙まで戻ります。

目 的

手の筋肉の血行促進とストレッチ。手の経穴と反射点の活性化、深いリラックス。

9.15　手首を柔軟にする

開始の姿勢

患者は仰向けに寝ます。
施術者は患者の脇、骨盤のあたりに膝をつきます。

施術のしかた

施術者は片手で患者の手首の関節裂隙の下をつかみます。もう一方の手の指を患者の指と組み合わせ、施術者の指を鋭角に曲げます。こうするとこの効果が生まれます。患者の指が強く引っぱられるため、中手指節関節の運動制限を解消することができます。次に、患者の手を5秒ごとに方向を変えて回します（図9.37）。

目 的

手首を柔軟にする。

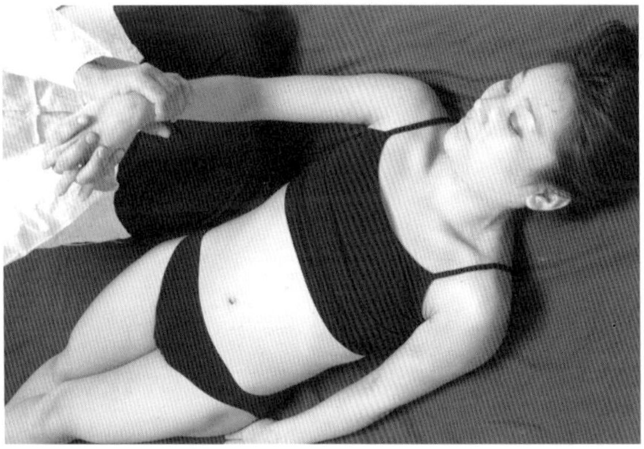

9.16　手の主要な筋肉の押圧・トリガーポイント治療・可動化

9.16.1　リズミカルに押圧しながら手の動きを良くする

開始の姿勢

患者は仰向けに寝ます。
施術者は患者の脇、骨盤のあたりに膝をつきます。

施術のしかた

施術者は片手の指を患者の指に上から差し入れて組み合わせます。自分の指を鋭角に曲げて患者の指をしっかり固定します。もう一方の手の指をかぎ爪のように曲げます。この4本の指を患者の腕の親指側から上にずらしてゆき、肘の下の橈側手根伸筋と指伸筋の間にそろえて置きます。施術者の親指を患者の肘の外側に置いて腕を安定させ、「かぎ爪」をすぼめます。すなわち、伸筋の間に置いた指が、強弱交互に（バイオリンの弦を押さえるときのように）前腕を押すような動きをつくります。その手を筋腹の間に沿って徐々に手首の方向に滑らせてゆきます。また、患者の手に屈曲と伸展、内と外への回転（回内運動と回外運動）を加えて、前腕を通る筋肉の緊張状態を常に変化させます（図9.38）。

同時にこの原理を使って筋肉どうしをまたいでさすってもよいでしょう（上顆炎の治療になります）。

目 的

前腕と手・肘の関節の主要な筋肉と関節構造を柔軟にし、その部位の血行を促す。

> **重要**
>
> これは上顆炎の予防と治療に効果の高いテクニックです。

図9.37　手首を柔軟にする

9.16 手の主要な筋肉の押圧・トリガーポイント治療・可動化

陰の経絡
肺経(図9.39)

肺経5番(尺沢)
位　置
　肘の内側のしわの上、二頭筋腱の外側。

適応症
　ぜんそく、慢性気管支炎、上顆炎、肘関節炎、腕の麻痺。

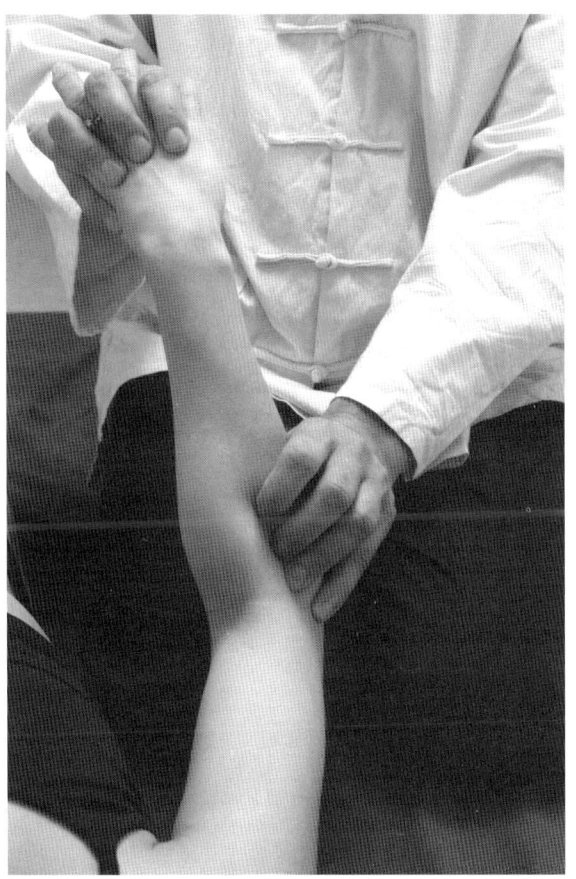

図9.38　リズミカルに押圧しながら手の動きを良くする

9.16.2　前腕と手を可動化すると同時に主要な経穴を押圧する

> **重要**
>
> 　両手、両前腕の経穴とトリガーポイントには、バスを待っている間や渋滞に巻き込まれて動けないとき、あるいはテレビを見ながらと、日常のいろいろな機会をとらえて自分で治療できるという利点があります。それは自分の押し方を自分で体験する機会ともなります。前腕を押しながら、同時に押されている方の手を動かせば、自分自身の上顆炎を予防する効果も期待できます。上顆炎はマッサージ師や類似の職業に従事する者にとっての典型的な職業病です。自分自身の経験をもとに、患者に自分で治療する方法を助言してもよいでしょう。

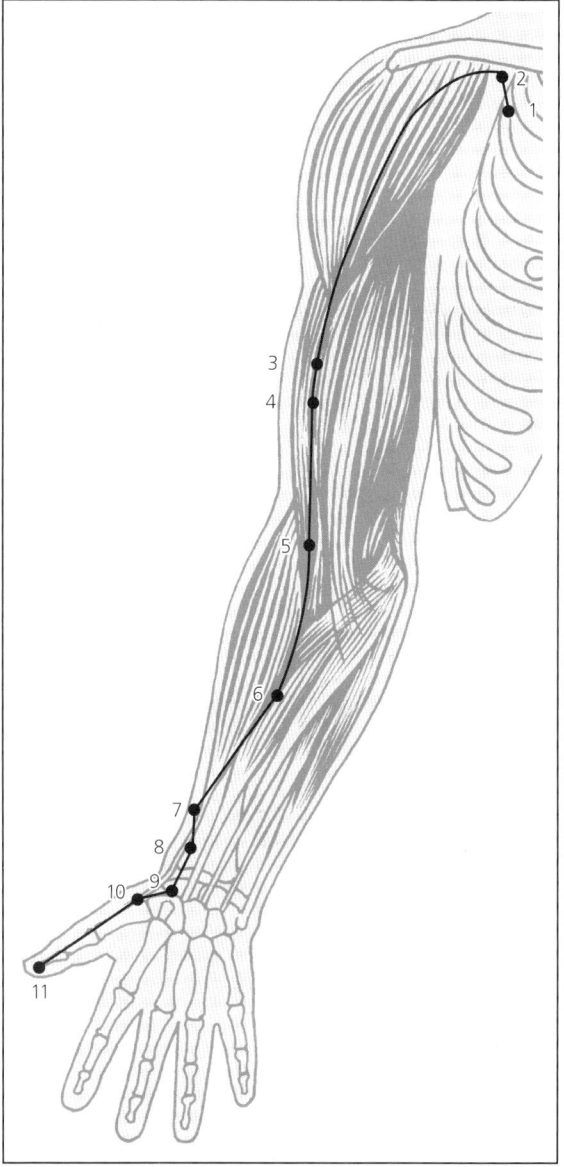

図9.39　肺経

施術のしかた
親指で位置を取り押圧します。他の指は肘の外側の、親指と向かい合う位置に置きます。親指を左右交互にごく小さく回転させて、約30秒間押します。その間、もう一方の手で患者の手を曲げたり伸ばしたりします（9.16.1を参照のこと）。

肺経7番(列欠)
位　置
橈骨手根関節上にあるしわから患者の指幅1.5本分離れた橈骨の縁。茎上突起の上方。

適応症
ぜんそく、慢性気管支炎、鼻炎、副鼻腔炎、喉頭炎、咽頭炎、頸部・後頭部の痛み、頸椎症、頭痛、歯痛、顔面神経麻痺、上肢の麻痺、手首の痛み。

施術のしかた
親指で位置を取り押圧します。他の指は腕の反対側の、親指と向かい合う位置に置きます。親指を左右交互にごく小さく回転させて、約30秒間押します。

肺経9番(太淵)
位　置
手首の関節裂隙の上、橈骨動脈の外側。

適応症
ぜんそく、気管支炎、血管の病気、手首の痛み。

施術のしかた
親指で位置を取り押圧します。他の指は腕の反対側の、親指と向かい合う位置に置きます。親指を左右交互にごく小さく回転させて、約30秒間押します。

肺経10番(魚際)
位　置
手のひらの上、親指の鞍関節の下の外側。

適応症
手の痛み・感覚麻痺、親指の中手指節関節炎、多発性神経炎、気道の疾患。

施術のしかた
親指で位置を取り押圧します。他の指は手の反対側の、親指と向かい合う位置に置きます。親指を左右交互にごく小さく回転させて、約30秒間押します。

肺経11番(少商)
位　置
親指の外側の爪溝。

適応症
気絶、循環虚脱、てんかん発作、高熱などの緊急時、心臓・呼吸に関わる緊急時。咽頭炎、扁桃炎、声がれ。

> **重要**
> 施術する場合は、医師による救急処置を補う目的に限ること！

施術のしかた
親指で位置を取り押圧します。他の指は反対側の、親指と向かい合う位置に置きます。親指を左右にそれぞれ約30秒間ずつ、ごく小さく回転させながら押します。

心包経(図9.40)

心包経4番(郄門)
位　置
長掌筋と橈側手根屈筋の腱の間。橈骨手根関節のしわから患者の指幅5本分のところ。

適応症
狭心症、不整脈、心頻拍、胸膜炎、精神衰弱、手首の痛み。

施術のしかた
親指で位置を取り押圧します。他の指は腕の反対側の、親指と向かい合う位置に置きます。親指を左右交互にごく小さく回転させて、約30秒間押します。その間、もう一方の手で患者の手を曲げたり伸ばしたりします（9.16.1を参照のこと）。

心包経6番(内関)
位　置
長掌筋と橈側手根屈筋の腱の間。橈骨手根関節のしわから患者の指幅2本分のところ。

適応症
狭心症、不整脈、心頻拍、胸膜炎、胸痛、胃腸の潰瘍、胃炎、吐き気、むかつき、乗り物酔い、てんかん、しゃっくり、神経過敏、神経の高ぶり、睡眠障害、手首の痛み。

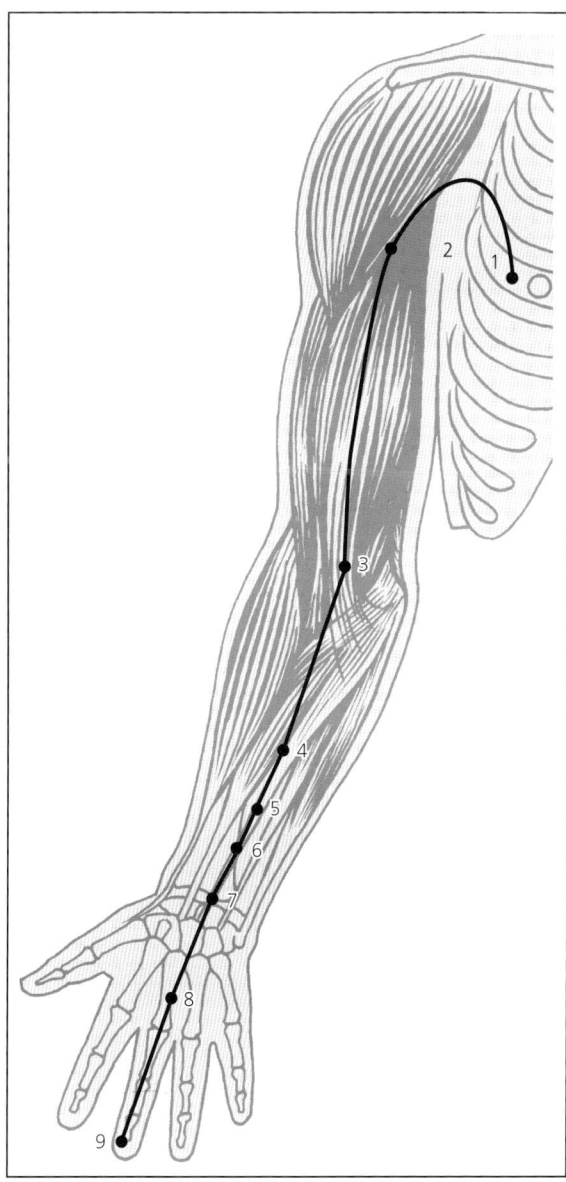

9.16 手の主要な筋肉の押圧・トリガーポイント治療・可動化

図9.40 心包経

適応症
　手首の関節の疾患、腱鞘炎、多発性神経炎、不全麻痺、不眠症、精神不安の緩和。

施術のしかた
　親指で位置を取り押圧します。他の指は腕の反対側の、親指と向かい合う位置に置きます。親指を左右交互にごく小さく回転させて、約30秒間押します。その間、もう一方の手で患者の手を曲げたり伸ばしたりします(9.16.1を参照のこと)。

心包経8番(労宮)
位　置
　手のひらの中央。

適応症
　麻痺、多発性神経炎、拘縮。

施術のしかた
　親指で位置を取り押圧します。他の指は手の反対側の、親指と向かい合う位置に置きます。親指を左右交互にごく小さく回転させて、約30秒間押します。

心包経9番(中衝)
位　置
　中指の爪のつけ根の親指寄り。

適応症
　気絶、高熱、ショックなどの緊急時。

> **重要**
> 　施術する場合は、医師による救急処置を補う目的に限ること！

施術のしかた
　親指で位置を取り押圧します。他の指は反対側の、親指と向かい合う位置に置きます。親指を左右交互にごく小さく回転させて、約30秒間押します。

心経(図9.41)

心経3番(少海)
位　置
　尺骨側の肘の内側のしわの端。尺側上顆から患者の指幅半分ほど橈側のところ。

施術のしかた
　親指で位置を取り押圧します。他の指は腕の反対側の、親指と向かい合う位置に置きます。親指を左右交互にごく小さく回転させて、約30秒間押します。その間、もう一方の手で患者の手を曲げたり伸ばしたりします(9.16.1を参照のこと)。

心包経7番(大陵)
位　置
　手首のしわの上、長掌筋と橈側手根屈筋の腱の間。

適応症

肘関節炎、上顆炎、狭心症。

施術のしかた

親指で位置を取り押圧します。他の指は腕の反対側の、親指と向かい合う位置に置きます。親指を左右交互にごく小さく回転させて、約30秒間押します。その間、もう一方の手で患者の手を曲げたり伸ばしたりします（9.16.1を参照のこと）。

心経5番（通里）

位　置

手首の関節のしわから患者の指幅1本分上がったところ。

適応症

言語障害、咽頭炎、手首の関節痛。

施術のしかた

親指で位置を取り押圧します。他の指は腕の反対側の、親指と向かい合う位置に置きます。親指を左右交互にごく小さく回転させて、約30秒間押します。その間、もう一方の手で患者の手を曲げたり伸ばしたりします（9.16.1を参照のこと）。

心経7番（神門）

位　置

手首の関節のしわの尺骨側に寄ったところ。

適応症

睡眠障害、精神不安、神経の高ぶり、心身障害、禁断症状。お産を軽くする。てんかん、狭心症、心臓神経症、心頻拍、手首の関節痛、頭痛。

施術のしかた

親指で位置を取り押圧します。他の指は腕の反対側の、親指と向かい合う位置に置きます。親指を左右交互にごく小さく回転させて、約30秒間押します。その間、もう一方の手で患者の手を曲げたり伸ばしたりします（9.16.1を参照のこと）。

陽の経絡

大腸経（図9.42）

大腸経4番（合谷）

> **重要**
>
> 大腸経4番は治療に最も多く使われる経穴の一つです。この経穴は鎮痛効果を現すことから好んで用いられる一方、治療時に痛みを伴うため、怖がられるポイントでもあります。この経穴の下には正中神経のほか、親指と中手の動脈があります。中国医学では、このポイントを「深い谷々の中の谷」と表現し、拡散、開放、強壮、鎮痛、防御エネルギーの安定化、という特性をもつとしています。
>
> 第5章で述べたように、大腸経4番を治療する際には、補正治療を行うことを勧めます。この場合は、空いている方の手を患者の腹の上に乗せ、時計回りにマッサージして患者を落ち着かせます。さらに患者には、痛みが取れるよう念じながら、患部に息を吹きかけるようにアドバイスするとよいでしょう。

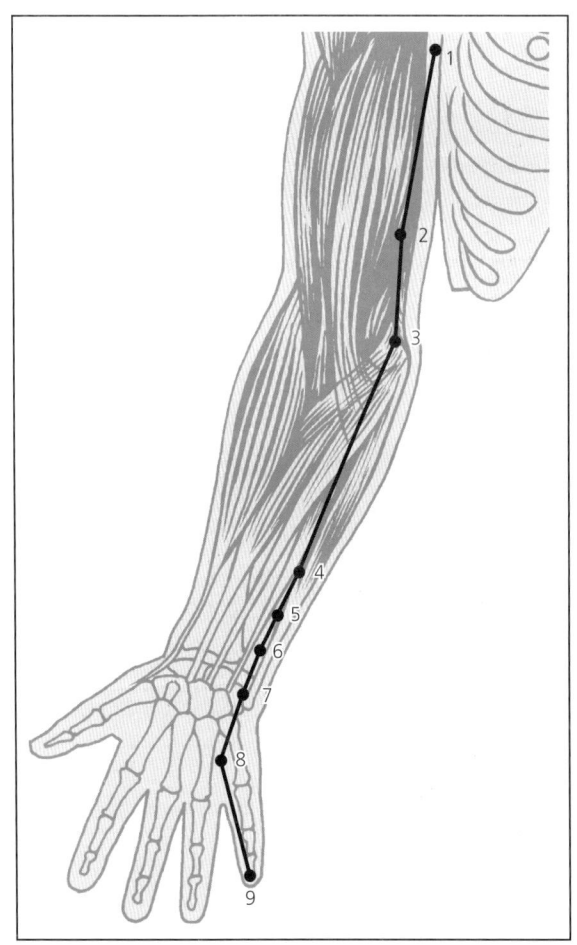

図9.41　心経

9.16 手の主要な筋肉の押圧・トリガーポイント治療・可動化

適応症
　手首の関節炎、関節症。目の疾患、頭痛。

施術のしかた
　親指で位置を取り押圧します。他の指は腕の反対側の、親指と向かい合う位置に置きます。親指を左右交互にごく小さく回転させて、約30秒間押します。

大腸経6番(偏歴)
位　置
　前腕の橈骨背面、手首のしわから患者の指幅5本分離れたところ。

適応症
　頸肩腕症候群、手首の関節炎、耳鳴り、難聴。

施術のしかた
　親指で位置を取り押圧します。他の指は腕の反対側の、親指と向かい合う位置に置きます。親指を左右交互にごく小さく回転させて、約30秒間押します。その間、もう一方の手で患者の手を曲げたり伸ばしたりします。また回外・回内、外転・内転の動きも取り入れます(9.16.1を参照のこと)。

大腸経10番(手三里)
位　置
　長橈側手根伸筋の中。大腸経5番と11番を結んだ線上の大腸経11番から患者の指幅2本分離れたところ。

適応症
　上顆炎、上肢の不全麻痺。長橈側手根伸筋と回外筋のトリガーポイント。

施術のしかた
　親指で位置を取り押圧します。他の指は腕の反対側の、親指と向かい合う位置に置きます。親指を左右交互にごく小さく回転させて、約30秒間押します。その間、もう一方の手で患者の手を曲げたり伸ばしたりします。また回外・回内、外転・内転の動きも取り入れます(9.16.1を参照のこと)。

大腸経11番(曲池)
位　置
　肘を直角に曲げたときにできるしわの外側の端。

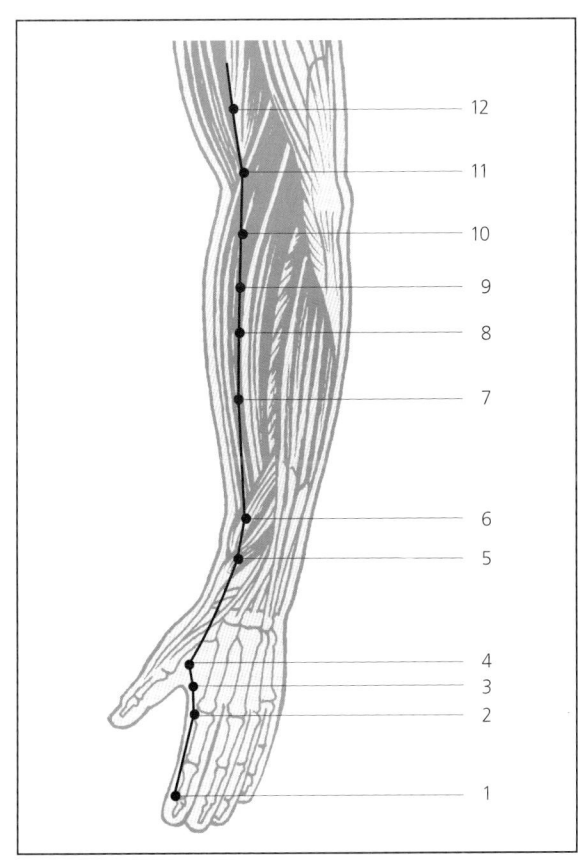

図9.42　大腸経の一部

位　置
　親指を人差し指につけたとき、母指内転筋の最も高くなるところ。

適応症
　痛み全般。特に頭部や顔面の痛み。偏頭痛、三叉神経痛、目の疾患、かぜ、副鼻腔炎、扁桃炎、咽頭炎、喉頭炎、気管支炎、発熱、腹痛。お産を軽くする。上顆炎、頸肩腕症候群、頸椎症、胸椎症、多発性神経炎、顔面神経麻痺。

施術のしかた
　親指と人差し指で「やっとこ」のような形を作ります。親指を大腸経4番の上に置き、人差し指はその下から当てます。両方の指で強弱をつけながら1分間押します。

大腸経5番(陽谿)
位　置
　手首の内側屈折部の親指寄り、茎状突起の手前。

適応症

免疫力強化。アレルギー、感染症、皮膚病、内分泌障害、低血圧、高血圧、下痢、腹痛、上顆炎、肩腕症候群。

施術のしかた

親指で位置を取り押圧します。他の指は腕の反対側の、親指と向かい合う位置に置きます。親指を左右交互にごく小さく回転させて、約30秒間押します。その間、もう一方の手で患者の手を曲げたり伸ばしたりします。また回外・回内、外転・内転の動きも取り入れます（9.16.1を参照のこと）。

三焦経（図9.43）

三焦経3番（中渚）

位　置

手の甲側の第4・第5中手骨の間のくぼみ。

適応症

耳鳴り、めまい、耳周辺の頭痛、痛み全般、不全麻痺、手の神経障害。

施術のしかた

親指で位置を取り押圧します。親指を左右交互にごく小さく回転させて、約30秒間押します。

三焦経5番（外関）

位　置

橈骨手根関節から患者の指幅2本分上がった尺骨と橈骨の中間。

適応症

頭痛、偏頭痛、斜頸、耳鳴り、突発性難聴、メニエール病、腕の多発性神経炎、手・指の関節炎、前腕と手の痛み。

施術のしかた

親指で位置を取り押圧します。他の指は腕の反対側の、親指と向かい合う位置に置きます。親指を左右交互にごく小さく回転させて、約30秒間押します。その間、もう一方の手で患者の手を曲げたり伸ばしたりします（9.16.1を参照のこと）。

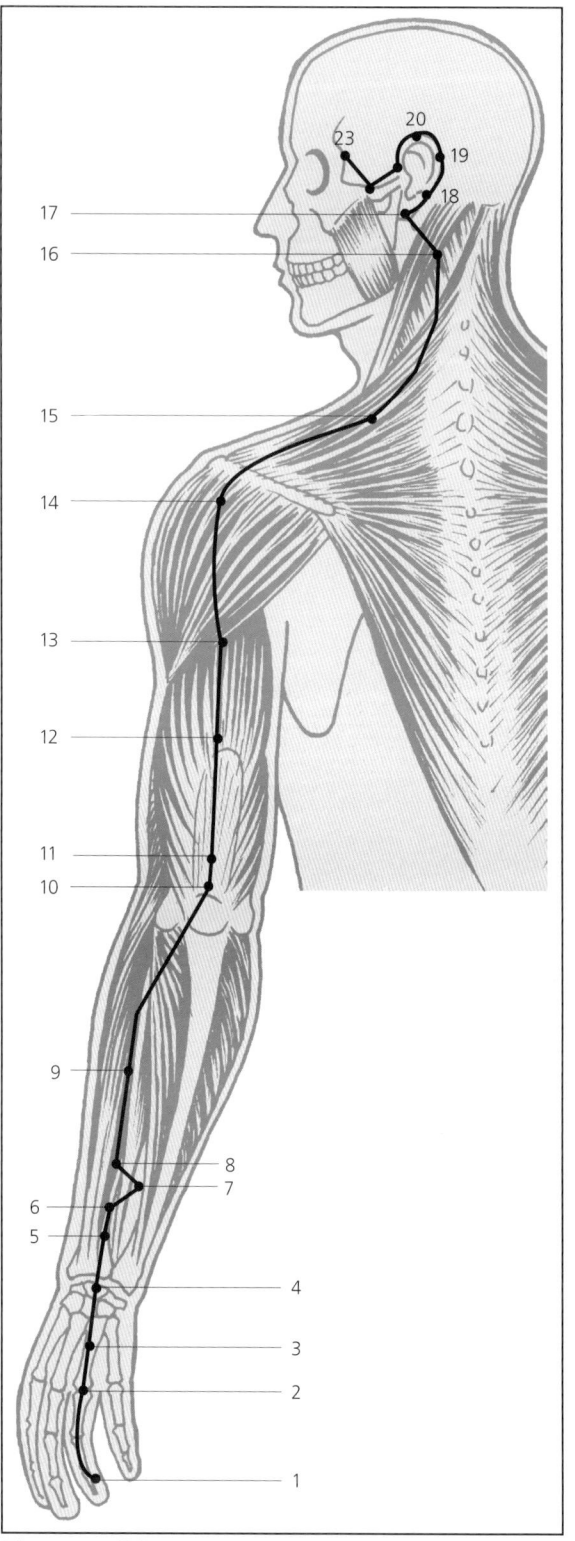

図9.43　三焦経

三焦経6番(支溝)
位 置
　橈骨手根関節から患者の指幅3本分上がった尺骨と橈骨の中間。

適応症
　便秘、鼓腸、腹痛、過敏性腸症候群、前腕と手の痛み。

施術のしかた
　親指で位置を取り押圧します。他の指は腕の反対側、親指と向かい合う位置に置きます。親指を左右交互にごく小さく回転させて、約30秒間押します。その間、もう一方の手で患者の手を曲げたり伸ばしたりします（9.16.1を参照のこと）。

小腸経(図9.44)

小腸経1番(少沢)
位 置
　小指の爪の付け根の尺骨側。

適応症
　発熱、乳汁分泌障害、頭痛。

施術のしかた
親指で位置を取り押圧します。他の指は反対側の、親指と向かい合う位置に置きます。親指を左右交互にごく小さく回転させて、約30秒間押します。

小腸経3番(後谿)
位 置
　手を握ったときにできる手のひらの横じわの尺骨側の縁。

適応症
　痛み全般。首や肩の張り、斜頸、頸椎症、耳鳴り、頭痛、発熱、手の麻痺と神経障害。

施術のしかた
　親指で位置を取り押圧します。他の指は手の反対側の、親指と向かい合う位置に置きます。親指を左右交互にごく小さく回転させて、約30秒間押します。

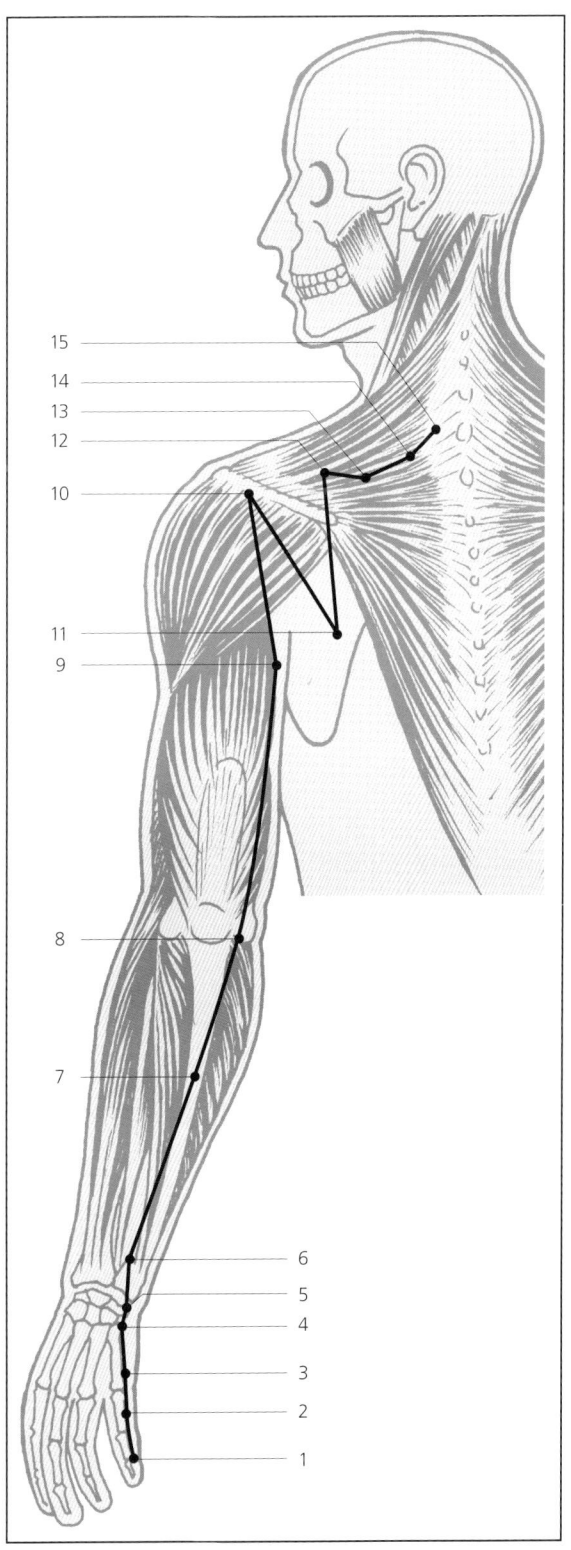

図9.44　小腸経の一部

小腸経5番(陽谷)

位　置
　手の小指側の縁、手首のしわの尺骨側の端。

適応症
　手の関節痛、手根管症候群。

施術のしかた
　親指で位置を取り押圧します。他の指は腕の反対側、親指と向かい合う位置に置きます。親指を左右交互にごく小さく回転させて、約30秒間押します。

小腸経8番(小海)

位　置
　肘頭と内側上顆の間。

適応症
　上顆炎、首・肩周辺の痛み。

施術のしかた
　親指で位置を取り押圧します。他の指は腕の反対側、親指と向かい合う位置に置きます。親指を左右交互にごく小さく回転させて、約30秒間押します。

主要なトリガーポイントのある筋肉

長橈側手根伸筋

痛みの放散部位
　前腕の背面下部、手首と手の甲。

神経支配
　C5 – C8

機　能
　手首の橈屈と伸展。

施術のしかた
　親指で位置を取り押圧します。他の指は腕の反対側、親指と向かい合う位置に置きます。親指を左右交互にごく小さく回転させて、約30秒間押します。その間、もう一方の手で患者の手を曲げたり伸ばしたりします。また回外・回内、外転・内転の動きも取り入れます(9.16.1を参照のこと)。

総指伸筋

痛みの放散部位
　橈骨側の肘付近から中指と薬指の先を結んだときの中線。

神経支配
　C6 – C8

機　能
　指関節と手首の伸展、尺屈の補助。

施術のしかた
　親指で位置を取り押圧します。他の指は腕の反対側、親指と向かい合う位置に置きます。親指を左右交互にごく小さく回転させて、約30秒間押します。その間、もう一方の手で患者の手を曲げたり伸ばしたりします。また回外・回内、外転・内転の動きも取り入れます(9.16.1を参照のこと)。

尺側手根伸筋

痛みの放散部位
　尺側手根部と手の小指側の縁。

神経支配
　C6 – C8

機　能
　手の伸展と内転。

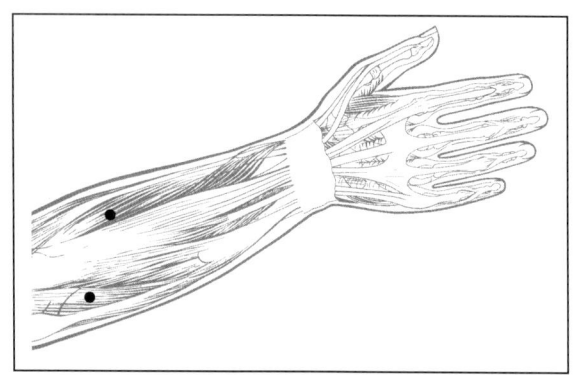

図9.45　尺側手根伸筋と腕橈骨筋のトリガーポイント

施術のしかた

親指で位置を取り押圧します。他の指は腕の反対側、親指と向かい合う位置に置きます。親指を左右交互にごく小さく回転させて、約30秒間押します。その間、もう一方の手で患者の手を曲げたり伸ばしたりします。また回外・回内、外転・内転の動きも取り入れます（9.16.1を参照のこと）（図9.45）。

重要

腕橈骨筋、円回内筋、長母指屈筋、橈側手根屈筋、尺側手根屈筋のトリガーポイント治療も同じ方法で行うことができます。

9.17　腕を大きく回す

開始の姿勢

患者は仰向けに寝ます。

施術者は患者の横に膝をつき、片膝を立てます。外側の腕で患者の手首をつかみ、患者の腕を持ち上げます。施術者のもう一方の腕は、患者の肩関節に軽くのせます。

施術のしかた

患者の肩を大きく弧を描くように外に回します。このとき施術者は、体をまっすぐに起こして、患者の腕をできるだけ上に引き、回転の半径を大きくします（図9.46）。

目　的

肩関節を緩める。腕の緊張緩和。

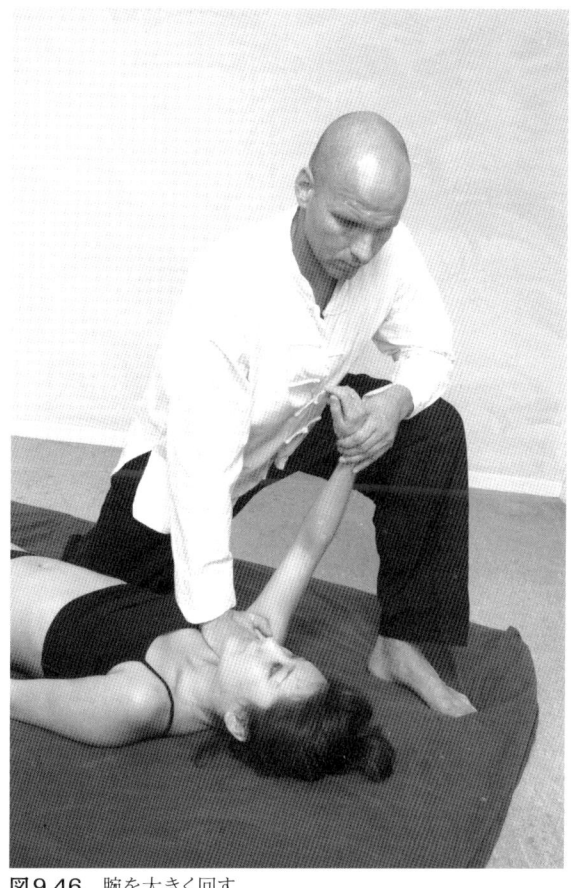

図9.46　腕を大きく回す

第10章　側臥位への施術

10.1 仰臥位から側臥位へのつなぎのテクニック

10.1.1　股関節を回す

開始の姿勢

患者は仰向けに寝ます。

施術者は下腿を使って患者の大腿を支え、片手で患者の膝を押さえます。もう一方の手のひらに患者のかかとを当て、つかみます。その手の親指を足底の筋肉の真ん中に当てます。

施術のしかた

施術者は自分の腰を外に大きく回します。するとその動きを受けて患者の股関節が回ります。さらに親指で患者の足裏を押圧します。これで患者の気持ちがよりほぐれ、反射区に刺激が伝わって、神経生理学的プロセスと、その影響を受けて活性化する内分泌プロセスを始動させることができます(図10.1)。

目　的

股関節の可動化、臀部の緊張緩和、リラックス。

10.1.2　大腿四頭筋と前脛骨筋を同時にストレッチする

開始の姿勢

患者は仰向けに寝ます。

施術者は下腿を使って患者の大腿を支え、片手で患者の膝を押さえます。もう一方の手で距骨関節を押さえ、患者の足裏を曲げたまま保持します。

施術のしかた

施術者は両腕と背中を伸ばしたまま体の重心を下に移動して、患者のかかとを臀部に押し当て、筋肉を適度に伸ばします(図10.2)。

目　的

大腿四頭筋と前脛骨筋のストレッチ、腰と臀部の緊張緩和。

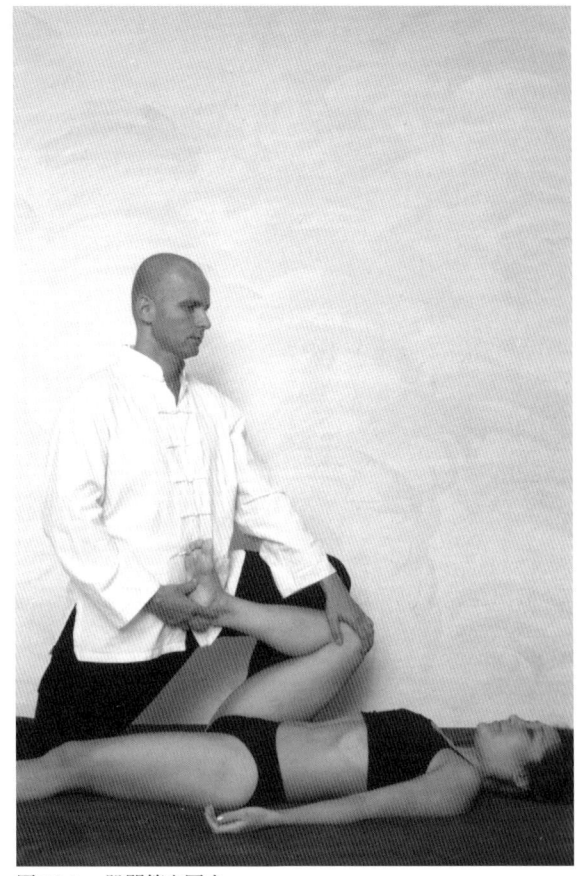

図10.1　股関節を回す

10.1.3　等尺性収縮後リラクセーションを用いたハムストリングスと腓腹筋のコンビネーション・ストレッチ

開始の姿勢

患者は仰向けに寝ます。

施術者は片膝を曲げ、その脚で患者の下腹を押さえます。またもう一方の脚で患者の股関節を固定します。片手で患者の膝を押さえ、もう片方の手と前腕でこの形を作って、患者の足底の上からかかとをつかみます。

施術のしかた

施術者は患者の下腹に置いた方の脚の内転筋群を緊

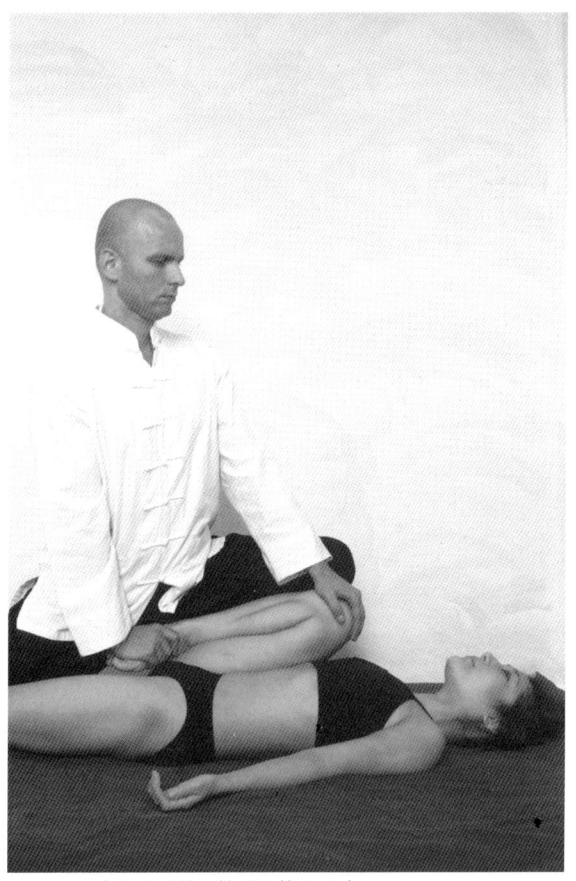

図10.2　大腿四頭筋と前脛骨筋を同時にストレッチする

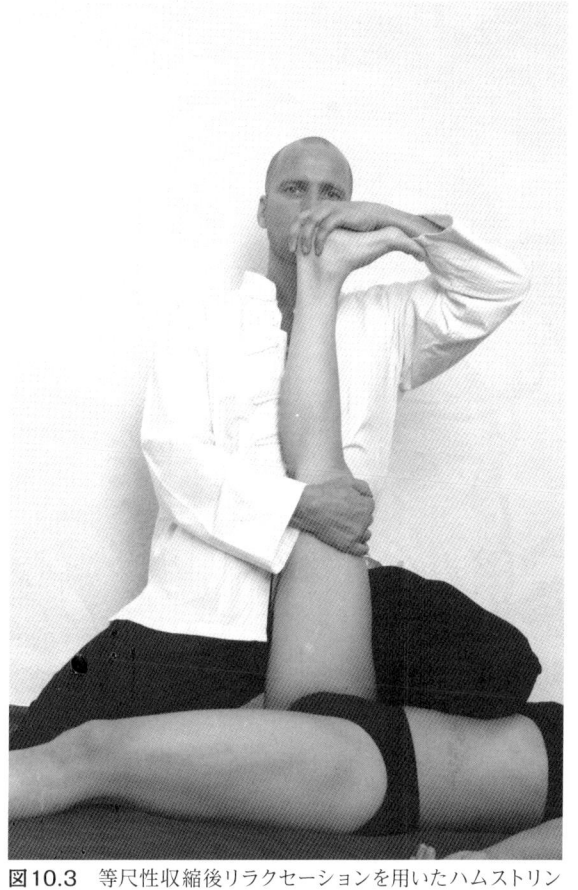

図10.3　等尺性収縮後リラクセーションを用いたハムストリングスと腓腹筋のコンビネーション・ストレッチ

張させ、患者の大腿四頭筋に押し当てて、患者のハムストリングスを伸ばします。同時に足底に作ったてこを利用して、患者の下腿三頭筋を十分に伸ばします。

このようにして筋肉をまず30秒間伸ばし、その後約2秒間緩めます。続いて患者が施術者側に脚を押し当てることにより、筋肉を5〜10秒間緊張させます。その後、施術者が12〜20秒間強く伸ばします(図10.3)。

目　的

ハムストリングスと腓腹筋のストレッチ、腰部・臀部の緊張緩和、腰椎のサブラクセーション解消法の前処置。

10.2　ねじって体側をストレッチする

開始の姿勢

患者は横向きに寝て、下になった方の脚を伸ばします。もう一方の脚は曲げて、距骨関節を下の脚にのせます。頭は施術者の方に向けます。

施術者は膝を曲げて患者の背中の下部を押さえます。足先は両方の母趾球を立てて床につけます。片手を患者の大腿部に置き、もう一方の手を患者の胸筋と肩関節の間に置きます。

施術のしかた

施術者は上体を伸ばし、体の重心を落とすことによって患者の肩と曲げた方の大腿を床に向かって押します(図10.4、10.5)。

目　的

腰椎周辺の運動制限の解消。上体側面のストレッチ。

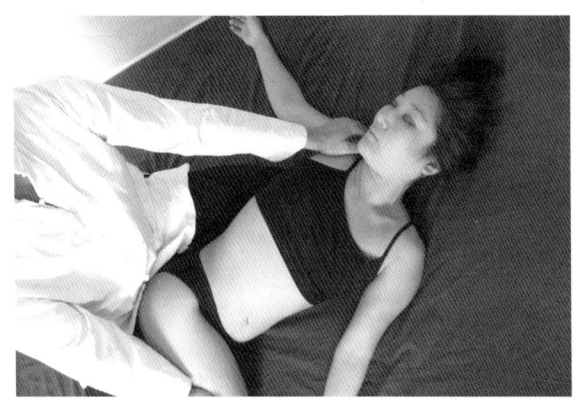

図10.4　ねじって体側をストレッチする。上から見たところ

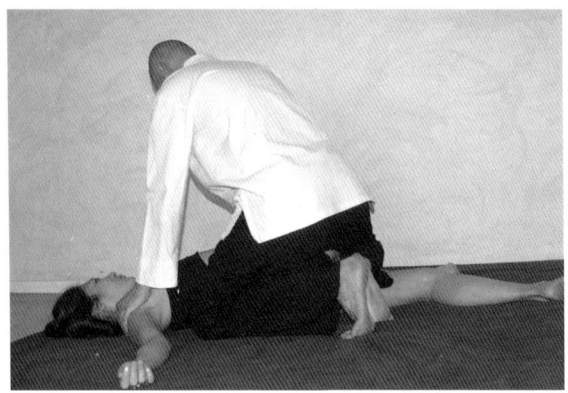

図10.5　ねじって体側をストレッチする。後ろから見たところ

10.3　大腿側面の胆経を治療する

胆　経

　胆経(陽経)は肝経(陰経)とともに調和と対立の関係を作っています。この二つの経絡は中国医学で五行の木を象徴するとされています。胆経の主要な特性は、原動力と活力、成長、調整、再生です。風と寒さ、激情と狭量、あるいは重荷とうっ滞、そこから生じる緊張と痛み、不快感と不安感。それらが引き起こす障害はこの経絡を通じて取り除かれ、退けられるのです(図10.6)。

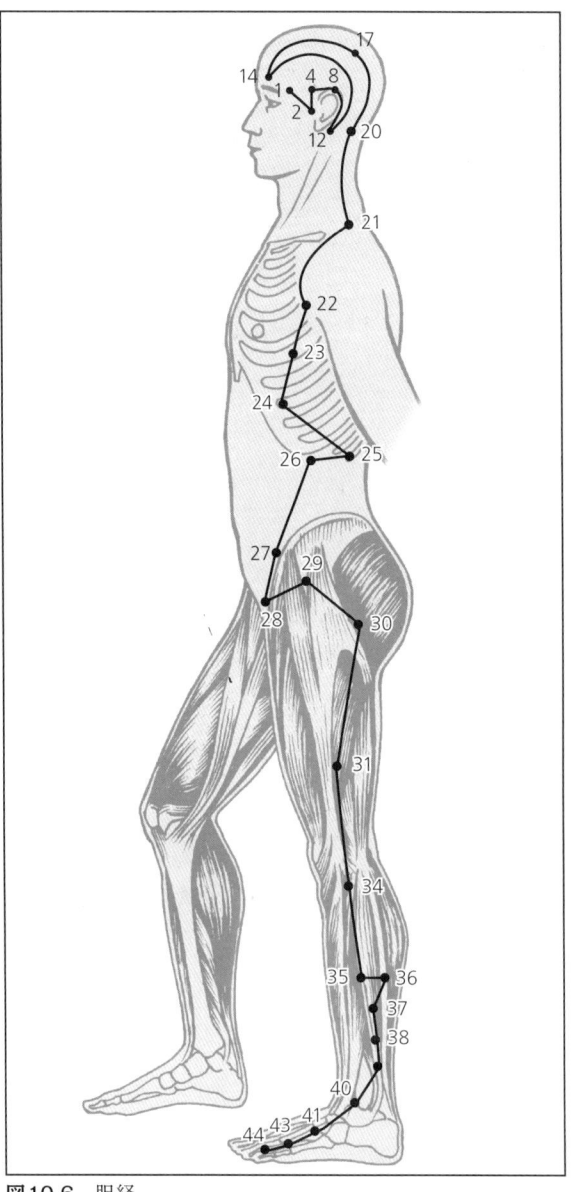

図10.6　胆経

10.3.1　大腿部の胆経を治療する

開始の姿勢

　患者は横向きに寝て、下になった方の脚を伸ばします。もう一方の脚は曲げて、距骨関節を下の脚にのせます。頭は施術者の方に向けます。

　施術者は両膝を曲げて患者の背中の下部と折り曲げた下半身を押さえます。足先は両方の母趾球を立てて床につけます。この姿勢からできるだけ上体を起こし、腕を伸ばします。

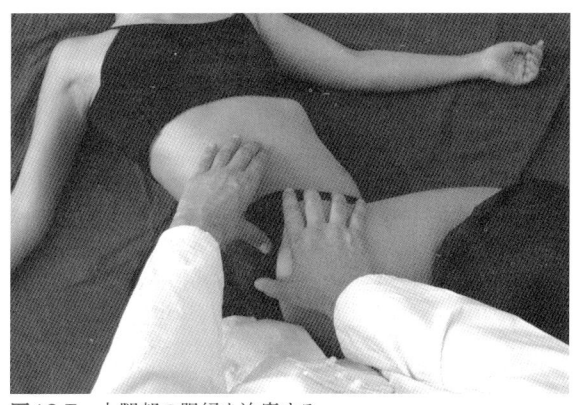

図10.7 大腿部の胆経を治療する

施術のしかた
　胆経29番(居髎・図10.7)から34番(陽陵泉)までを経絡に沿って、両手の親指でリズミカルに押してゆき、また戻ります。体の重心を下げ、腕を伸ばしたまま押します。

目　的
　臀部・腰部・大腿部・膝周辺の筋緊張の解消。

10.3.2　個別の経穴を治療する

胆経30番(環跳)
位　置
　大転子と仙骨の縁を結ぶ線上、外側3分の1のところ。

適応症
　坐骨神経痛、腰痛、変形性股関節症、不全麻痺、脚の多発性神経炎。

施術のしかた
　親指で位置を取り押圧します。続いて親指を左右交互にごく小さく回転させて、約30秒間押します。

胆経31番(風市)
位　置
　大腿部側面、外側広筋と大腿二頭筋の間。膝の上縁より患者の手一つ分くらい上がったところ。

適応症
　坐骨神経痛、腰痛、リウマチ性関節炎、不全麻痺、神経皮膚炎。

施術のしかた
　親指で位置を取り押圧します。続いて親指を左右交互にごく小さく回転させて、約30秒間押します。

胆経34番(陽陵泉)
位　置
　腓骨小頭の前と下の間にあるくぼみ。

適応症
　長趾伸筋のトリガーポイント。腱鞘炎、腰椎症、坐骨神経痛、筋ジストロフィー、筋疾患、不全麻痺、高血圧、肝臓・胆のう疾患、精神疾患、排尿障害、膝関節痛、リウマチ性関節炎、偏頭痛。

施術のしかた
　親指で位置を取り押圧します。続いて親指を左右交互にごく小さく回転させて、約30秒間押します。

10.3.3　個別のトリガーポイントを治療する

大腿筋膜張筋
痛みの放散部位
　腸脛靱帯、腓骨、足の側縁。

神経支配
　L4 – L5、S1、S2。

機　能
　大腿筋膜の緊張、大腿部の屈曲と内旋。

施術のしかた
　親指で位置を取り押圧します。続いて親指を左右交互にごく小さく回転させて、約30秒間押します(図10.8)。

外側広筋
痛みの放散部位
　臀部、くるぶしの手前までの脚全体の側面。

神経支配
　大腿神経、L2 – L4。

機　能
　膝関節の伸展。

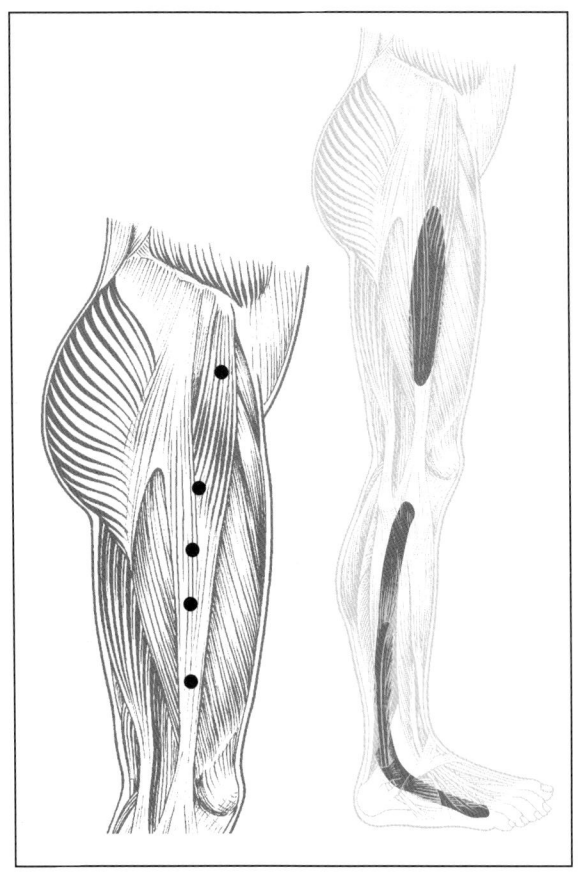

図10.8 大腿筋膜張筋のトリガーポイントと痛みの放散部位

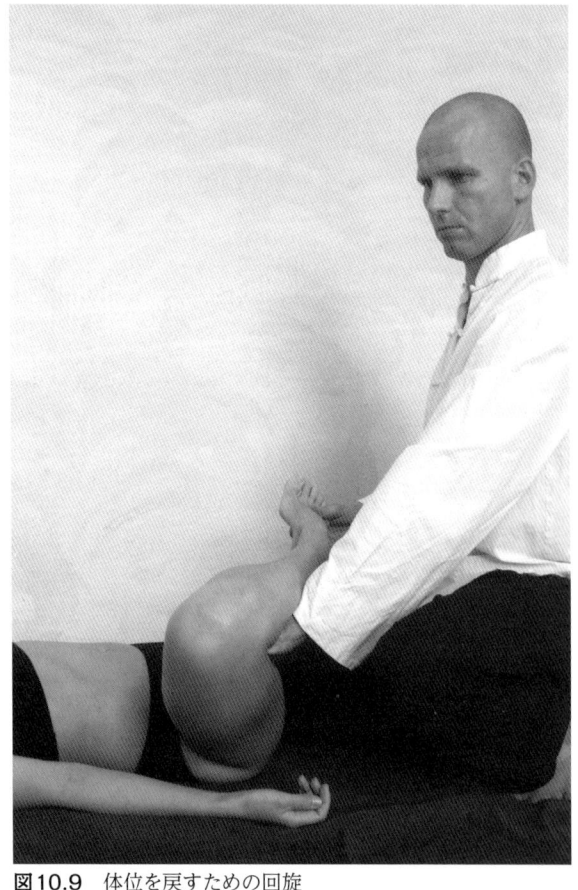

図10.9 体位を戻すための回旋

施術のしかた

親指で位置を取り押圧します。続いて親指を左右交互にごく小さく回転させて、約30秒間押します。

10.4　体位を戻すための回旋

開始の姿勢

患者は横向きに寝て、下になった方の脚を伸ばします。もう一方の脚は曲げて、距骨関節を下の脚にのせます。

施術者は患者の腰の前にはすに向かい、膝をつきます。外側になった手ほうの縁を患者の膝窩に入れます。

施術のしかた

施術者は患者の腰を大きな弧を描くように外に向かって回します。このとき、施術者も一緒に腰を回し、動きを強めてゆきます。4〜5回外旋させたら動きを止めて、患者の体位を通常の仰向けに戻します（図10.9）。

目　的

横向きから仰向けへ体位を戻す。股関節を柔軟にする。

10.5　展　望

基本の治療テクニックをマスターしていれば、側臥位へのいろいろな応用方法を身につけることが可能です。図10.10、10.11、10.12にその方法の例を示しました。

10.5 展望

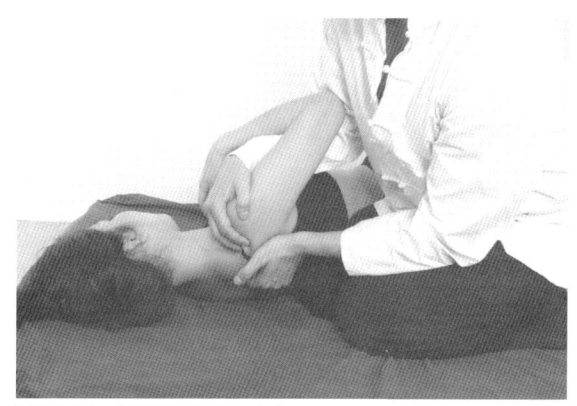

図10.10　肩関節を柔軟にする

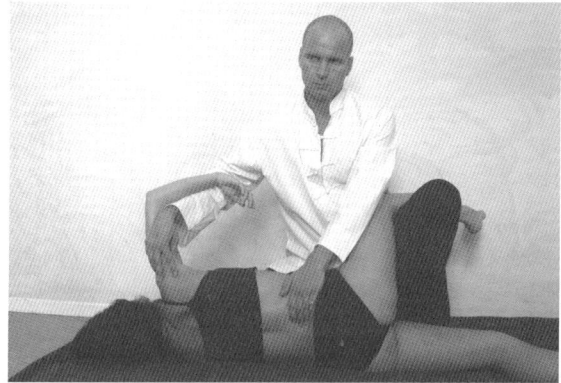

図10.11　脊椎傍を押しながら背中をダイナミックに動かす

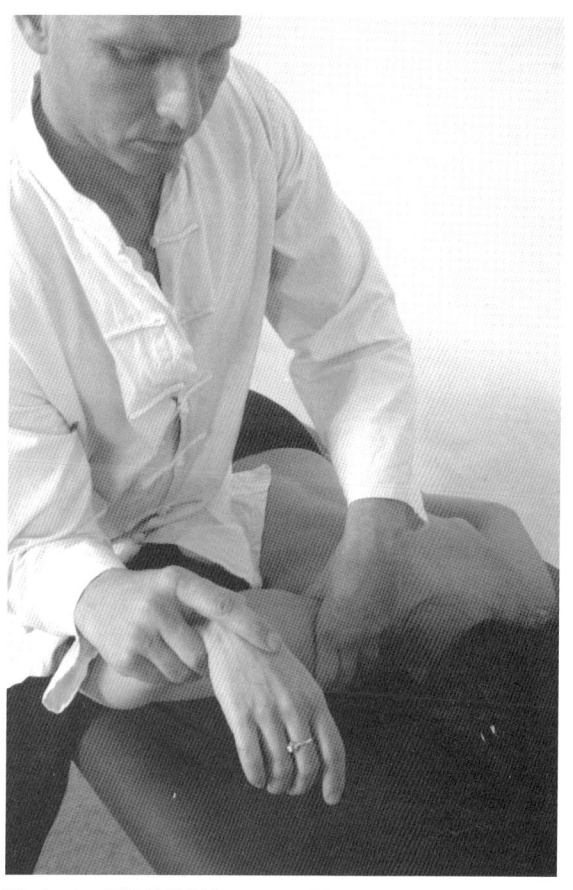

図10.12　回旋筋腱板をマッサージする

第11章　　座位への施術

11.1　　仰臥位から座位への移行

開始の姿勢

患者は仰向けに寝て、あぐらをかくように脚を組みます。

施術者は患者の前に立ち、背中をまっすぐに保ったまま前に身をかがめて患者の手首をつかみます。

施術のしかた

施術者は軽く膝を曲げ、体を後に反らせて患者の上体を引き上げ、あぐらの状態で座らせます(図11.1)。

目　的

患者の体位を仰臥位から座位へとスムースに移行させる。

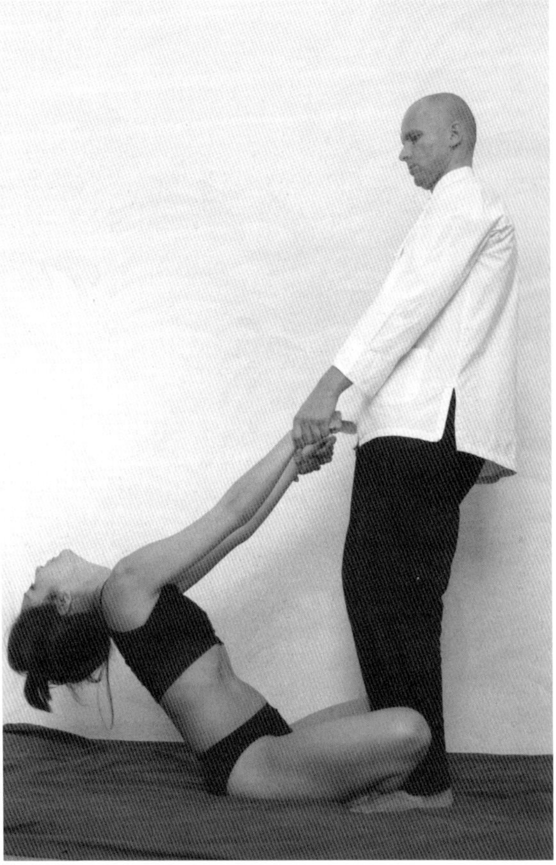

11.2　　頭部の押圧

11.2.1　リズミカルに頭部を押す

開始の姿勢

患者はあぐらをかいて座ります。あぐらをかくことができない場合は、脚を伸ばしてもかまいません。

施術者は患者の後ろに立ちます。患者は背中をまっすぐに伸ばし、背中と後頭部を施術者にもたせかけます。施術者の足先は外に向け、患者の尻の下に軽く差し入れます。患者はこの姿勢により筋肉を十分に緩めることができます。施術者は背中をまっすぐに保ったまま体を前に少し倒して、指を患者の前頭骨と頭頂骨の側面に置きます。

施術のしかた

こめかみも含めた頭皮の上で指先を回します。時計回りと反時計回りの両方を行います。指の位置をすばやく変えながら行います(図11.2)。

目　的

頭部にある多数の経穴の刺激。その効果による頭部の緊張緩和と血液供給の改善。

図11.1　仰臥位から座位への移行

重要

接触刺激をたくさん受けると知覚が鈍麻するため、患者は痛みで緊張することがなくなります。そうなれば施術者は強めの押圧を加えることが可能になります。このテクニックは、頭頸部に行う強めの押圧法の準備として適しています。

督脈20番(百会)

位　置

頭の正中面の上、頭頂に向かって延ばした耳軸と交わるところ。

適応症

頭痛、イライラ、不安、睡眠障害、卒中、めまい、肩の障害、下部頸椎と上部胸椎の運動制限、息切れ、ぜんそく。泌尿生殖器、直腸、肛門の疾患に効く遠隔ポイント。

施術のしかた

左右の親指を使い、それぞれ30秒間ずつ押圧します。最初は弱く、次第に強く押してゆきます。このときは振動を加えません。まず左の親指に右の親指を乗せて押圧し、終わったら上下の指を入れ替えます（図11.3）。

11.3 僧帽筋下行部を手のひらで押す

開始の姿勢

患者はあぐらをかいて座ります。あぐらをかくことができない場合は、脚を伸ばしてもかまいません。

施術者は患者の後ろに立ちます。患者は背中をまっすぐに伸ばし、背中と後頭部を施術者にもたせかけます。施術者の足先は外に向け、軽く患者の尻の下に差し入れます。

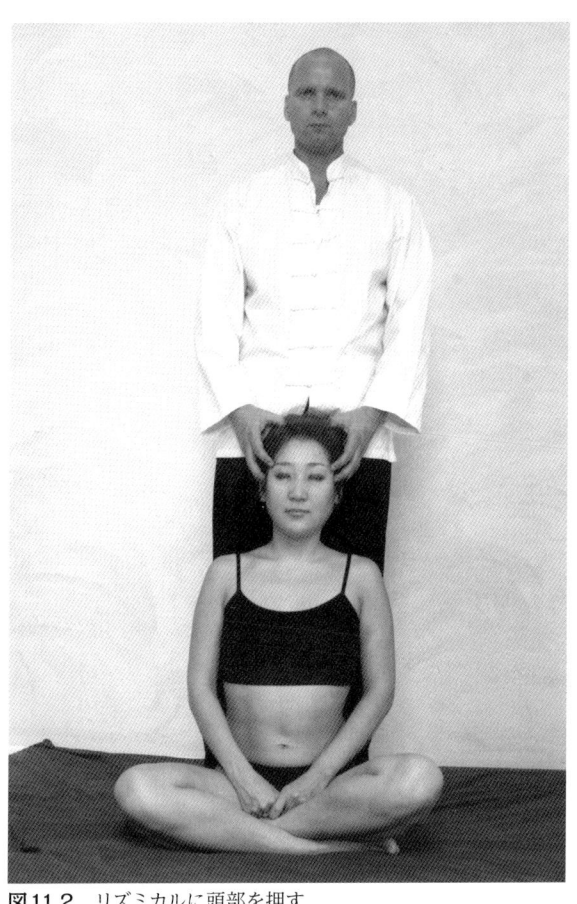

図11.2 リズミカルに頭部を押す

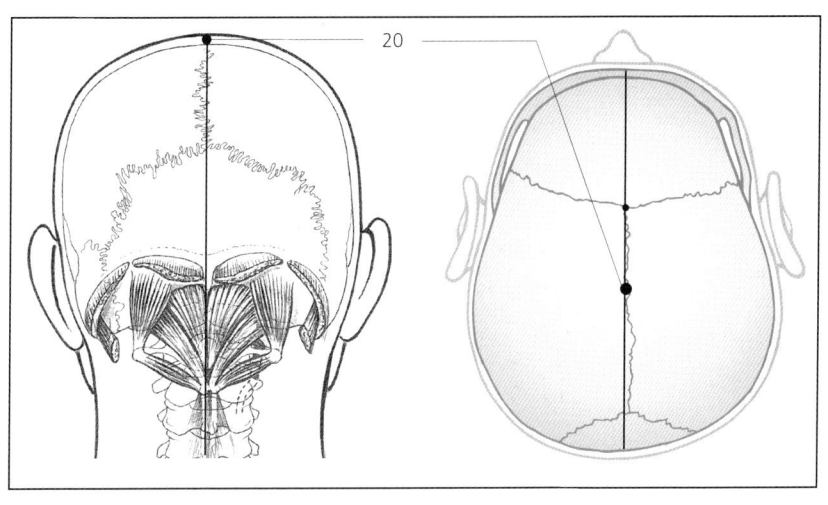

図11.3 督脈20番の経穴

第11章　座位への施術

11.4 僧帽筋下行部へのリズミカルなタイ式押圧と胆経21番の治療

開始の姿勢

　患者はあぐらをかいて座ります。あぐらをかくことができない場合は、脚を伸ばしてもかまいません。
　施術者は患者の後ろに立ちます。患者は背中をまっすぐに伸ばし、背中と後頭部を施術者にもたせかけます。施術者の足先は外に向け、軽く患者の尻の下に差し入れます。

施術のしかた

　前項の母指球の場合と同じ部位を、両手の親指で同様にリズムを取りながら交互に押します(11.3を参照のこと)。患者の痛みの限界を探りながら治療します。
　次に胆経21番(肩井)を両手の親指で探ります。体重を前に移しながら、両親指でゆっくり押圧点を押します。

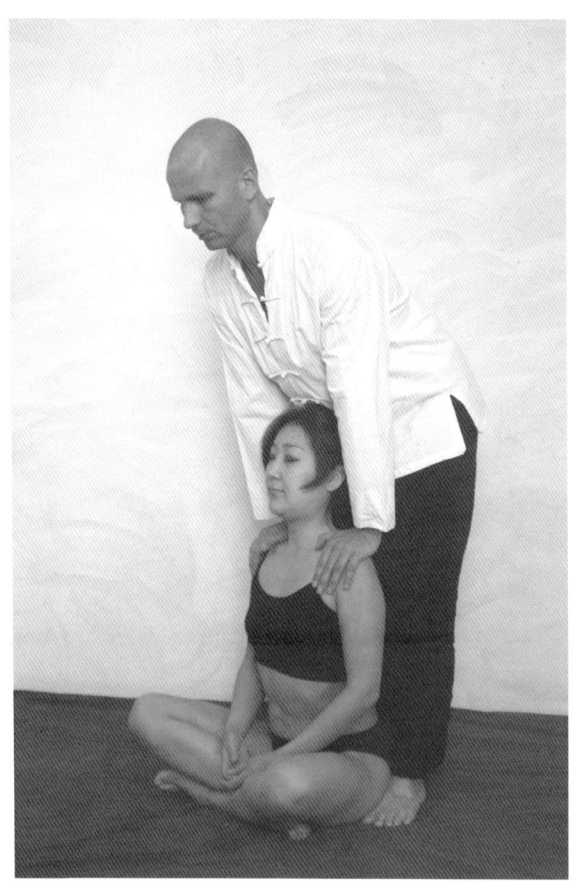

図11.4　僧坊筋下行部を手のひらで押す

施術のしかた

　施術者の母指球を患者の左右の僧帽筋下行部に当て、指を前に向けます。両手の母指球を使い、面で押圧します。左右交互にリズミカルに押しながら両手を肩峰まで滑らせてゆき、また戻ります。押すのに合わせて体の重心を右へ左へと移して、押圧を強めます(図11.4)。

目　的

　僧帽筋下行部と肩甲挙筋の緊張緩和。

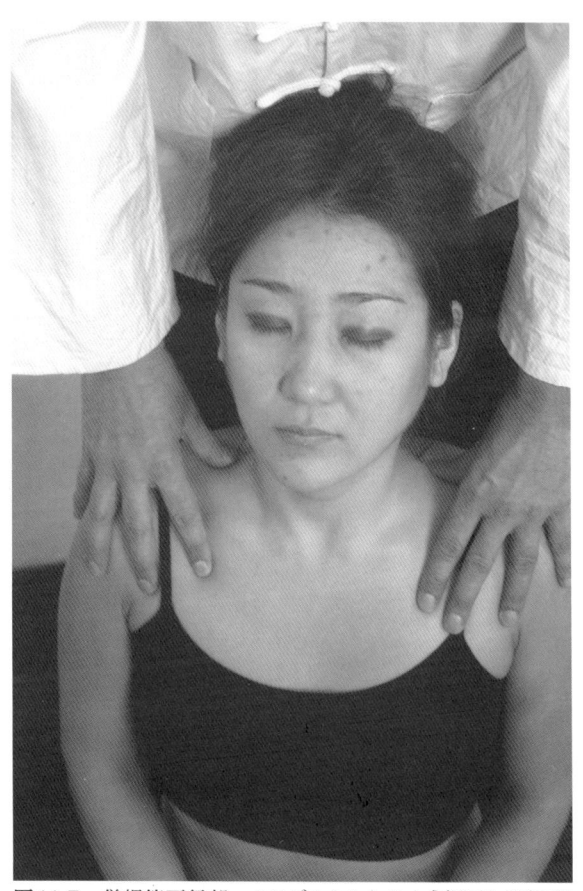

図11.5　僧帽筋下行部へのリズミカルなタイ式押圧と胆経21番の経穴の治療

11.4 僧帽筋下行部へのリズミカルなタイ式押圧と胆経21番の治療

左右両側を同じ強さで押しましょう。このとき親指を軽く振動させ、ごく小さく時計回り、反時計回りに回します。押圧を強めたり弱めたりを交互に繰り返します。この治療では、短い時間で痛みの限界まで持って行っても差し支えありません。患者には同時に下腹で深く呼吸するよう促します。この経穴への押圧は約20秒間行います。最後に僧帽筋下行部を外に向かってさすります（図11.5）。

目　的

僧帽筋下行部と肩甲挙筋にあるトリガーポイントとサテライト・トリガーポイントへの刺激（図11.6、11.7）。

胆経21番（肩井）については、8.6.1の説明を参照のこと（図11.8）。

重要

押圧によって生じる痛みの強さは、患者が心地よい反射痛と感じるくらいが適切です。

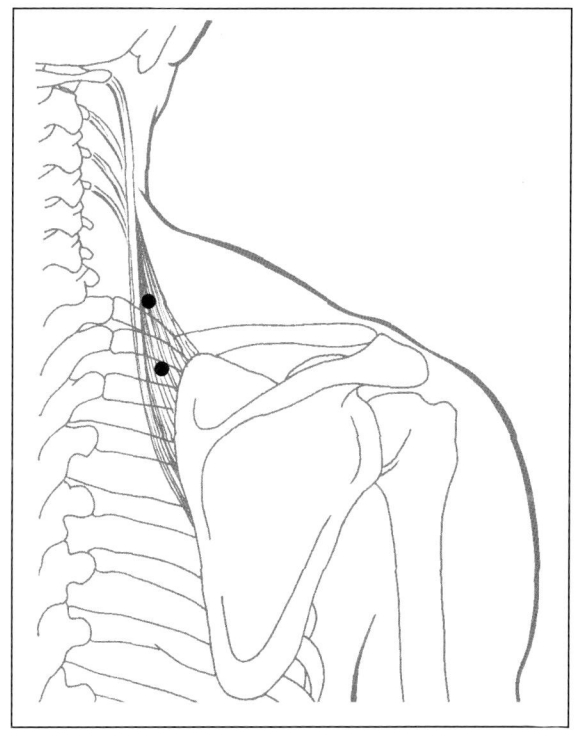

図11.7　肩甲挙筋にあるトリガーポイント

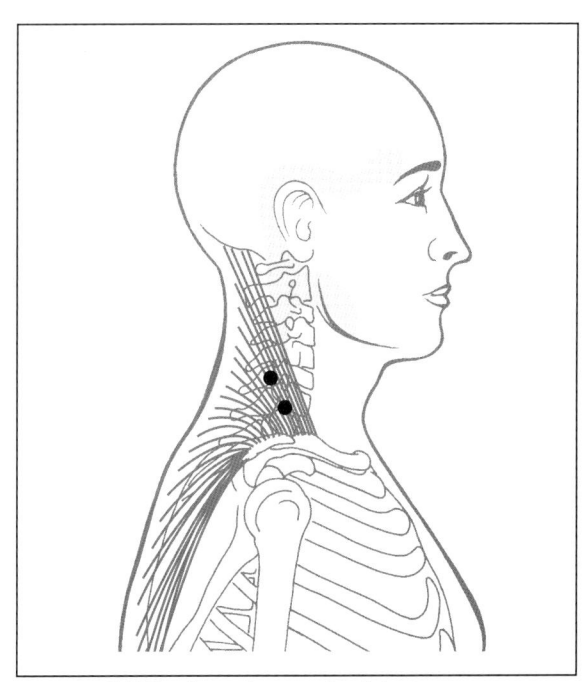

図11.6　僧帽筋の上辺にあるトリガーポイント

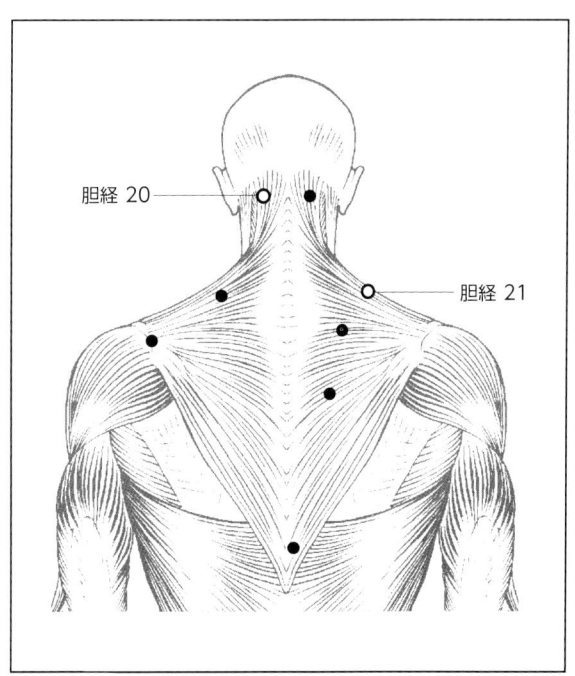

図11.8　胆経21番の経穴と僧帽筋の典型的なトリガーポイント

11.5 大胸筋の準備的ストレッチと広背筋、腰方形筋、脊柱起立筋の境目の押圧

開始の姿勢

患者はあぐらをかいて座ります。あぐらをかくことができない場合は、脚を伸ばしてもかまいません。

施術者は患者の後ろに座ります。両足底を患者の肩甲骨の下の脊柱傍に当てます。患者の両手首をつかんで引きます。

施術のしかた

患者の腕を後ろに引きます。患者の吐く息に合わせて、左の足で左側の脊柱起立筋を押し、続いて右の足で右側を押します。その後左の足をやや下にすべらせて、第2腰椎の高さに当てます。そこでまた同じ動作をします。こうすれば足を踏ん張るごとに患者の胸部の筋肉を伸ばし、同時に押圧も行うことができます。最後に第5腰椎の高さの、寛骨のやや上の筋肉を押します。そこから今度は同じテクニックで開始ポジションの肩甲骨の下に向かって戻ります（図11.9）。

目　的

胸郭を動かす。胸筋と内旋筋の準備的ストレッチ、呼吸の活性化、下部背筋の緊張緩和、膀胱経の活性化と「気の滞り」の解消。

> **重要**
>
> 胸筋が短縮して肩や首の不調を招くことは珍しくありません。こわばりと緊張により肩と首は前の方にかがみます。こうして病的に後湾した胸椎は、たいてい顕著な円背へと進行します。胸筋は長期間にわたって緊張したままになることがよくあります。そこに感情の高まりによる緊張や、ストレスと疲労からの回避姿勢が加わると、ハリネズミのように背中が丸くなってしまいます。息を吸うときに胸郭を十分に開くようにすれば、それを避けることができます。このような患者は、酸素の供給量を保つため、早く短い呼吸をしているものです。

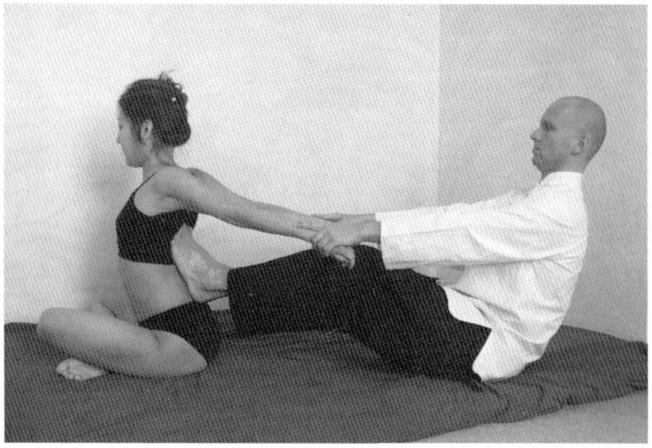

図11.9　足による胸部のストレッチと脊柱傍の押圧

11.5.1 膝を使った脊柱傍の押圧と胸部のストレッチ

開始の姿勢

患者はあぐらをかいて座ります。あぐらをかくことができない場合は、脚を伸ばしてもかまいません。

施術者は患者の後ろに座ります。片膝を患者の片側の肩甲骨の下の脊柱傍に置きます。両手で患者の両肩をつかみます。

施術のしかた

患者の肩を後に引きます。脊柱傍に当てた膝で、患者の吐く息に合わせて脊柱起立筋を押します。続いて膝をやや下にすべらせて、第2腰椎の高さに当てます。そこでまた同じ動作をします。こうすれば膝で押すごとに胸部の筋肉を伸ばし、同時に押圧も行うことができます。最後に第3・第4腰椎の高さで筋肉を押します。そこから今度は同じテクニックで戻り、今度は反対側を、反対側の膝を使って同じ方法で施術します（図11.10）。

目　的

胸郭を動かす。胸筋と内旋筋の準備的ストレッチ、呼吸の活性化、下部背筋の緊張緩和、膀胱経の活性化と「気の滞り」の解消。

> **重要**
>
> このテクニックは、施術台の上でも簡単に用いることができます。従来どおりの背中のマッサージをした後に追加してもよいでしょう（図11.11）。

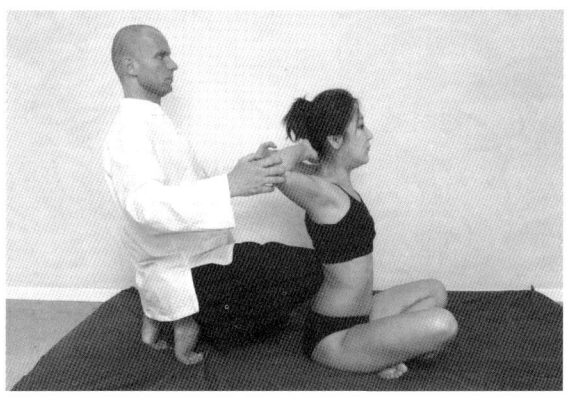

図11.10　脊柱傍の押圧と膝による胸部のストレッチ（床の上で行う場合）

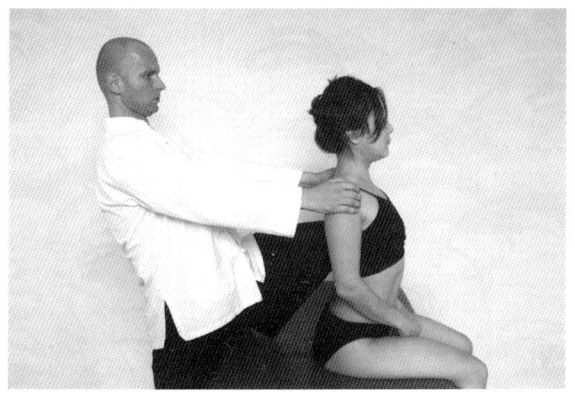

図11.11　脊柱傍の押圧と膝による胸部のストレッチ（施術台の上で行う場合）

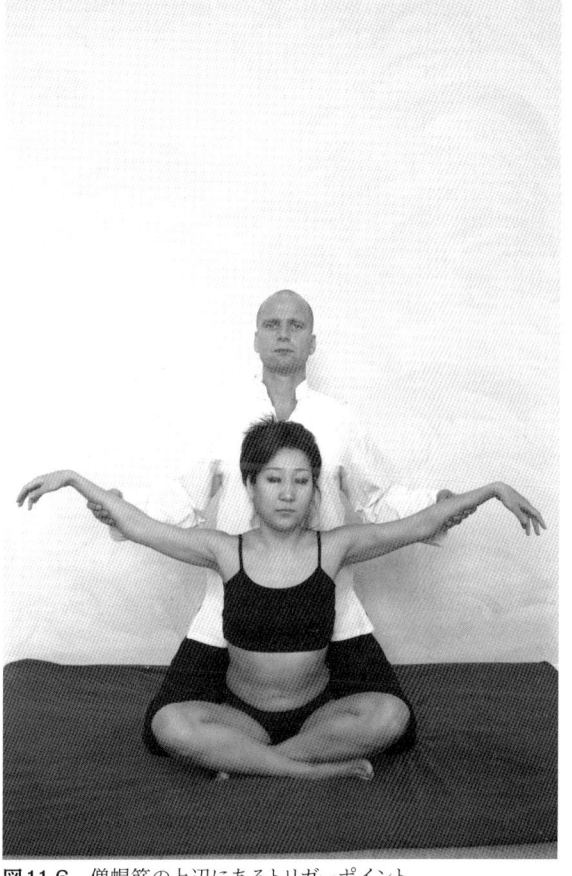

図11.6　僧帽筋の上辺にあるトリガーポイント

11.6　腕の外転

開始の姿勢

患者はあぐらをかいて座ります。あぐらをかくことができない場合は、脚を伸ばしてもかまいません。

施術者は脚を広げて膝をつき、患者の後ろにぴったりと体を寄せます。施術者の下腹で患者の背中の下部を支えます。患者の腕を水平に上げます。

施術のしかた

水平の位置から始めて、患者の腕を角度を変えて10回ほど外転させます。1回ごとに腕を少しずつ上げていき、患者の外転可能な半径の限界まで上げます。施術者は患者の体が動かないよう、外転の動作に合わせて体を患者の背中に押し当てます。このとき施術者は患者に腕の力を抜くよう促し、その腕を下から支えます。（図11.12）。

> **重要**
>
> 腕の力を抜いてもらうためには、施術前と施術中に患者と話してイメージをつかんでもらうことが有効です。「水の中で身をまかせている」、または「なされるがままに身をゆだねる」ようなイメージを患者がもつと、施術がしやすくなります。

目　的

肩甲帯全般の可動化。内旋筋と胸筋の準備的ストレッチ、呼吸補助筋の活性化。

11.7 ダイナミックな伸展のテクニック

> **重要**
>
> 施術者と患者との身長や体重の釣り合いが悪く、一連の施術がうまく行えない場合には、次に示すテクニックは用いないほうがよいでしょう(小さくて体重の軽い施術者が大きくて重い患者に施術する場合)。

開始の姿勢

患者はあぐらをかいて座ります。あぐらをかくことができない場合は、脚を伸ばしてもかまいません。

施術者は患者の後ろに座り、下腹で患者の背中の下部を支えます。

施術のしかた

a) 施術者は患者の両手首を握ります。患者の肘を曲げて自分の体の方に寄せ、上に持ち上げます。患者の吐く息に合わせて、次の伸展のテクニックに入ります。

b) 患者の腕を勢いよく上に伸ばして、施術者の胸郭を患者の背中に押し当てます(図11.13、11.14、11.15)。

目 的

胸部と腹部のストレッチ、呼吸補助筋の活性化、広背筋の準備的ストレッチ、肺経を流れるエネルギーの活性化。

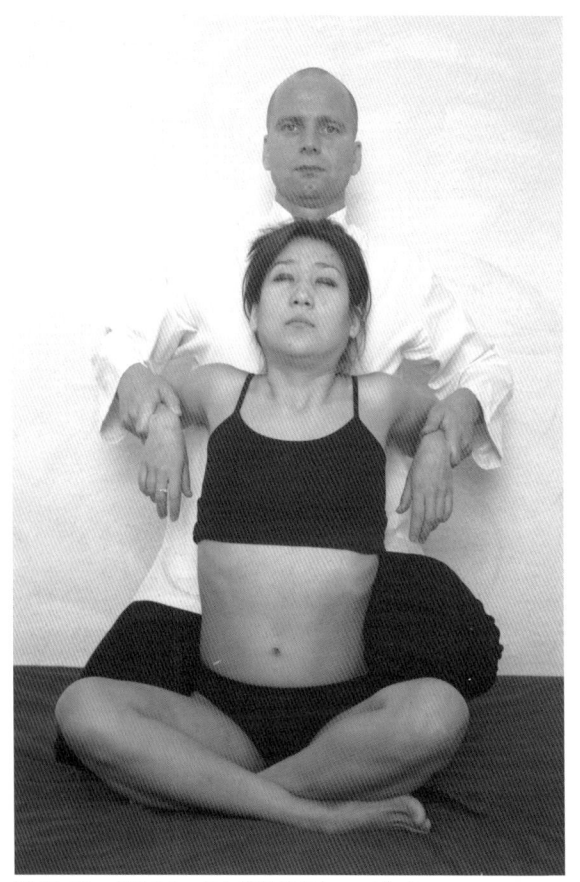

図11.13 ダイナミックな伸展のテクニック(a)

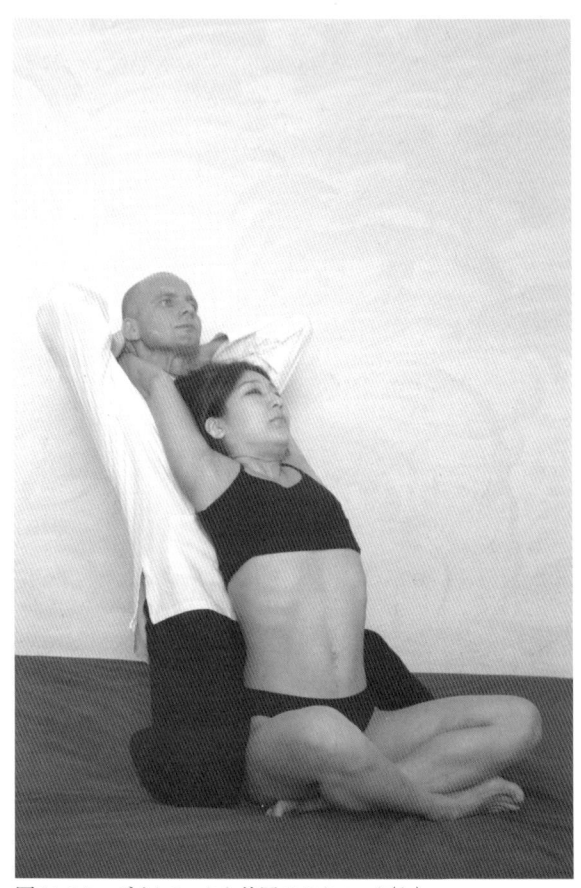

図11.14 ダイナミックな伸展のテクニック(b)

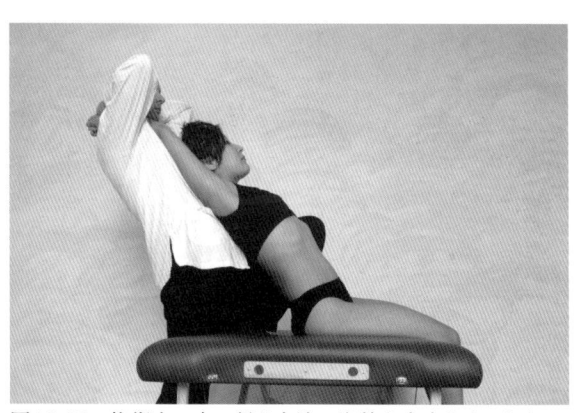

図11.15 施術台の上で行う方法。姿勢を安定させるために、施術者の片脚を台の上に立てる。

11.8 簡易な胸筋のストレッチと肺経の活性化

開始の姿勢
患者はあぐらをかいて座ります。あぐらをかくことができない場合は、脚を伸ばしてもかまいません。
施術者は患者の後ろに膝をつき、片膝を立てます。下腹で患者の背中の下部を支えます。

施術のしかた
施術者は上体を外旋させ、患者の大胸筋と小胸筋を部位に応じた角度で伸ばします。鎖骨部から始め、次に胸骨傍部と腹部、最後に小胸筋という順で伸ばしてゆきます(図11.16)。

目的
胸部のストレッチにより胸郭を動かす。肺経を流れるエネルギーの活性化。

重要

肺経を詰まったホースに例えると、エネルギーの流れが理解しやすいかもしれません。このストレッチ運動により肺経(＝ホース)が伸ばされ、その後再び緩みます。そこでエネルギーの滞りが解けるのです。肺経のストレッチや押圧を受けているときは、患者の呼吸が強くなります。

重要

このテクニックでは、患者の腕を上に挙げると腹部が伸び、腕を水平にしたときは胸骨脇の線維が主に伸びます。さらに水平より下げると、鎖骨下の胸筋により効果が及びます。また小胸筋の線維は、患者の腕を曲げたときに最も伸びます(図11.17、11.18)。

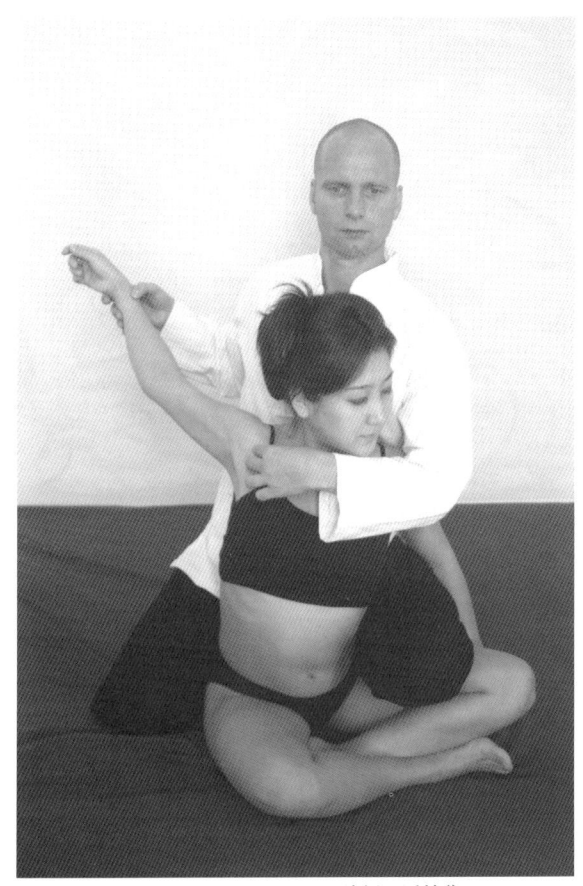

図11.16 簡易な胸筋のストレッチと肺経の活性化

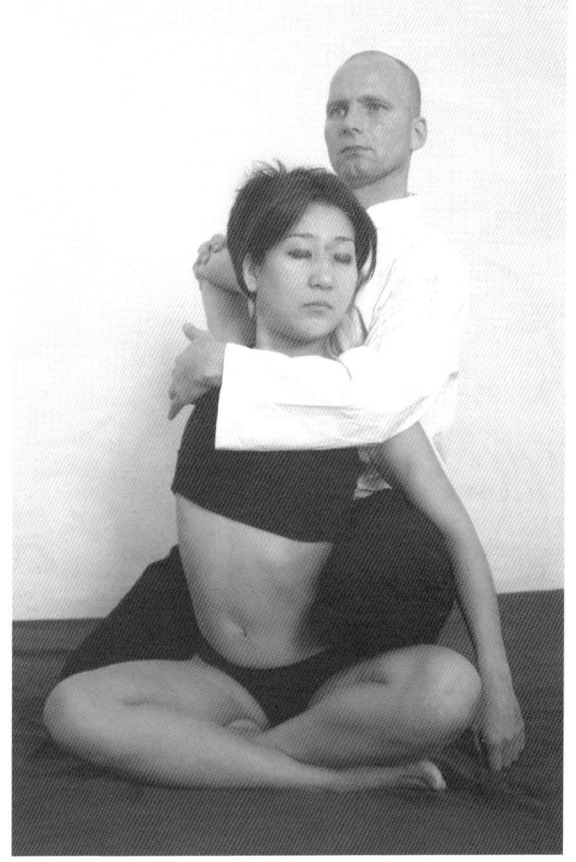

図11.17 小胸筋のストレッチ(床の上で行う場合)

第11章　座位への施術

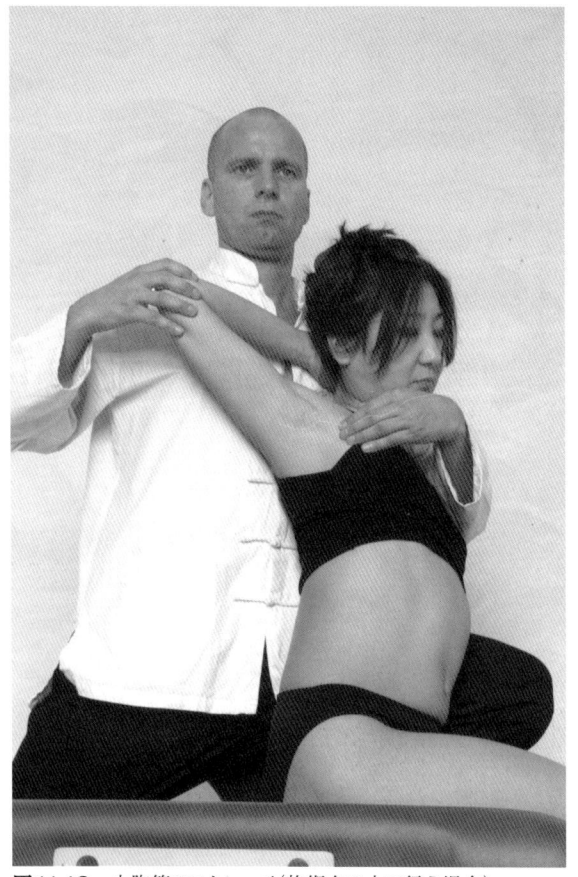

図11.18　小胸筋のストレッチ(施術台の上で行う場合)

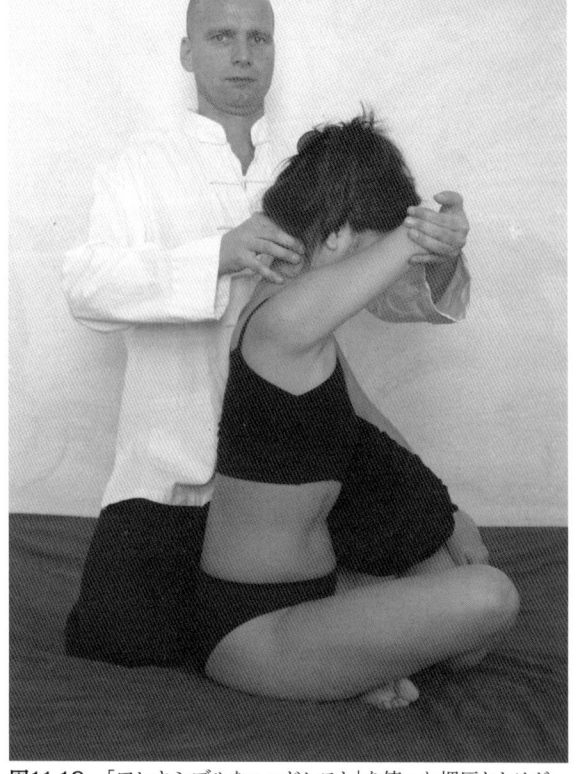

図11.19　「フレキシブルなヘッドレスト」を使った押圧とトリガーポイント治療

11.9 「フレキシブルなヘッドレスト」を使った押圧とトリガーポイント治療

重要

これから紹介するテクニックを効果的に実行するには、施術者が集中力をもち体を自在に制御できる力をもたなければなりません。努力の要ることですが、その努力が無駄になることはありません。なぜなら、このテクニックは、頸椎原性頭痛や緊張性頭痛の治療に高い効果をもたらすほか、頭板状筋、頸板状筋、多裂筋、半棘筋、僧帽筋、後頭下筋のトリガーポイント活性化による頭痛や、後斜角筋と肩甲挙筋のトリガーポイント活性化による腕の放散痛にも効果を示し、さらには首のこわばり、胸椎症、肩関節の運動制限、ぜんそくなどにもたいへんよく効くからです。

頸部筋群の伸張角度について詳しく知りたいときは、エヴィエント(Evjenth)の文献を参照してください[9]。

テクニック1:
開始の姿勢

患者はあぐらをかいて座ります。あぐらをかくことができない場合は、脚を伸ばしてもかまいません。

施術者は足を広げて患者の後ろに膝をつきます。片脚を患者の大腿に乗せ、下腹で患者の背中の下部を支えます。患者は自分の大腿に乗っている施術者の大腿の上に自分の片腕を置きます。次に施術者は、患者の前腕で、頭を支えるためのいわば「フレキシブルなヘッドレスト」を作ります(図11.19)。患者はその腕を直角に曲げ、額を当てます。施術者は「ヘッドレスト」を下から支えて患者の肘をつかみ、腕が滑り落ちないようにします。患者の額は、自身の前腕の中央に置きます。施術者は「ヘッドレスト」を支えている腕を水平に保って、患者の頭が左右に傾かないようにします。

目　的
● 頸椎傍／頸椎への施術
　－傍脊柱筋の弛緩
　－各椎骨の可動化

－頸板状筋、半棘筋、頭板状筋のトリガーポイントの治療
　－膀胱経を流れるエネルギーの活性化
● 胸椎傍／胸椎への施術
　－傍脊柱筋の弛緩
　－各椎骨の可動化
　－肩甲挙筋、僧帽筋横行部のトリガーポイントの治療
　－膀胱経と督脈を流れるエネルギーの活性化

施術のしかた
● 軽い前屈と頸椎の伸展

　親指と人差し指を第1頸椎の左右横突起の下の間隙に固定します。下頭斜筋の上には膀胱経10番（天柱）の経穴があります。施術者は頸椎の両脇にある頸筋を片側は親指で、反対側は人差し指、中指、薬指で慎重につかみます（図11.20、11.21）。

　押圧しながら「ヘッドレスト」を前に倒してゆくと、各椎骨の上と脇の筋肉が伸びてゆきます。また「ヘッドレスト」を引き上げて首を起こすと、これらの筋肉は収縮します。この動作を、頸椎の横突起の間隙すべてについて行います。さらにC7とTh1の間まで同様に施術し、また戻ります。これに側屈を組み合わせると、側屈時に作用する筋肉を柔軟にすることができます。

　続いて親指の先を第1頸椎の下に置きます。再び軽い前屈と引き上げの動作を行います。さらに親指を下に移し、頸椎の棘突起の間に置いてまた同じように施術します。第7頸椎と第1胸椎の間まで来たら、同じ原則（各椎間板ごとに1回ずつ施術する）に従って、始めの位置まで戻ります。

　この一連の施術により、頸部の督脈が活性化されます。

テクニック2：
開始の姿勢
　テクニック1と同じ。

施術のしかた
● 膀胱経のダイナミックな押圧

　親指をC7とTh1の横突起の間に置きます。もう一方の手は「ヘッドレスト」の肘をつかみます。患者の肘を矢状面上で、押圧方向とは逆の方向に（施術者の方に向かって）押します。同時に親指で、膀胱経の経穴を一つ一つ突き刺すように押します。患者は押される方向に引かれることになります（押圧と牽引のテクニック）（図11.22）。

　このテクニックを使って、親指で各横突起の間を施術しながら、膀胱経21番（胃兪）まで下ってゆきます。途中の膀胱経11番（大杼）、13番（肺兪）、14番（厥陰兪）と

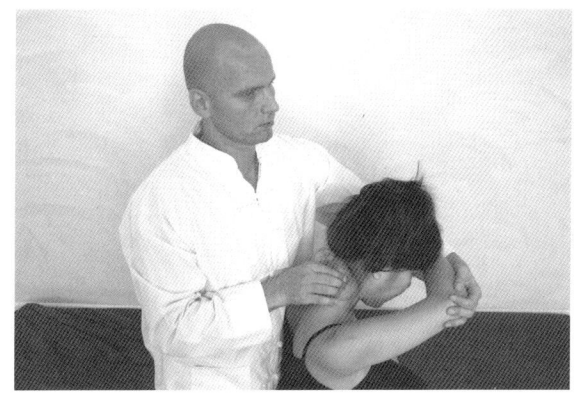

図11.20　「フレキシブルなヘッドレスト」を使った頸椎の治療

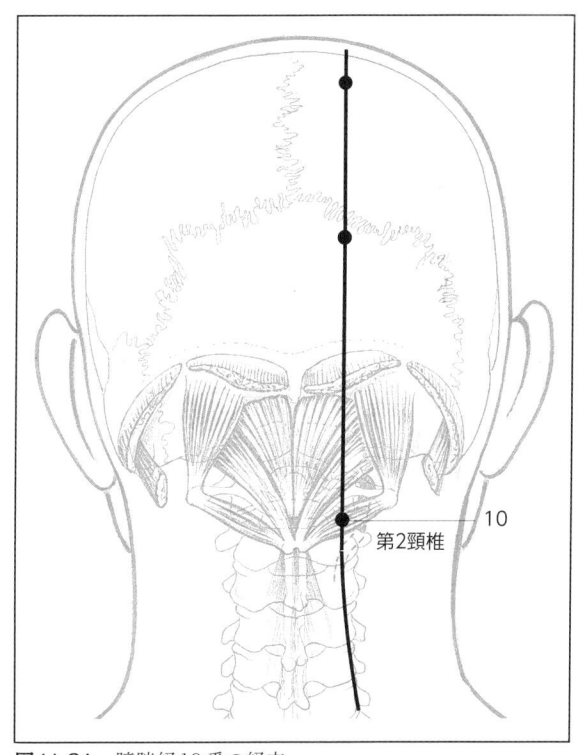

図11.21　膀胱経10番の経穴

最後の21番（胃兪）（図11.23）では、押したまま約30秒間とどまります。とどまっている間、この押圧と牽引のテクニックを何度か繰り返します。続いて膀胱経の分枝も同じ方法で施術します。肩甲挙筋の停止部から始めて、親指で肩甲骨のすぐ脇を、第1腰椎の位置まで「歩くように」押しながら下に向かいます。膀胱経43番（膏肓）の経穴では、同じ強さを保ったまま約30秒間押し続けます。さきほどと同じように、押圧と牽引のテクニックをここで何度か行ってもよいでしょう。

第11章 座位への施術

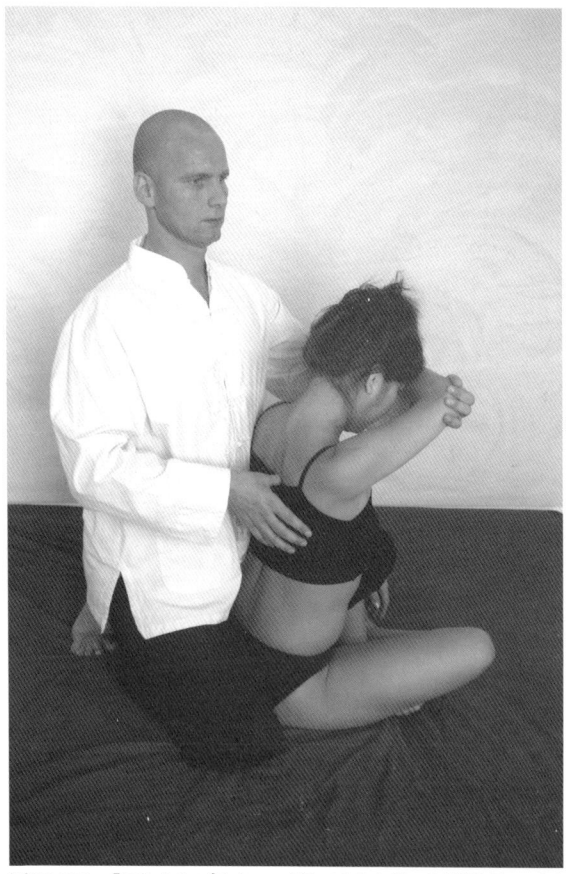

図11.22 「フレキシブルなヘッドレスト」を使った膀胱経のダイナミックな押圧

「ヘッドレスト」テクニックを用いて治療する膀胱経の経穴　その位置と適応症

- **膀胱経10番(天柱)**：下頭斜筋の中央。
  - 鼻と目周辺の詰まりを取る。頸椎症、偏頭痛、めまい。
- **膀胱経11番(大杼)**：第1胸椎の棘突起から患者の指幅1.5本分外側。
  - 頸椎症、頸肩腕症候群、骨の疾患による痛みの緩和、頭痛、ぜんそく、かぜ。
- **膀胱経13番(肺兪)**：第3胸椎の外側
  - 胸椎症、気道の疾患、寝汗。
- **膀胱経14番(厥陰兪)**：第4胸椎の棘突起下縁から患者の指幅1.5本分外側。
  - 胸椎症、心機能障害、狭心症、ぜんそく、気管支炎。
- **膀胱経21番(胃兪)**：第12胸椎の棘突起下縁から患者の指幅1.5本分外側。
  - 吐き気、むかつき、消化器系の疾患。
- **膀胱経43番(膏肓)**：第4胸椎の棘突起下縁から患者の指幅3本分外側。
  - 背中の上部の痛み、呼吸障害。

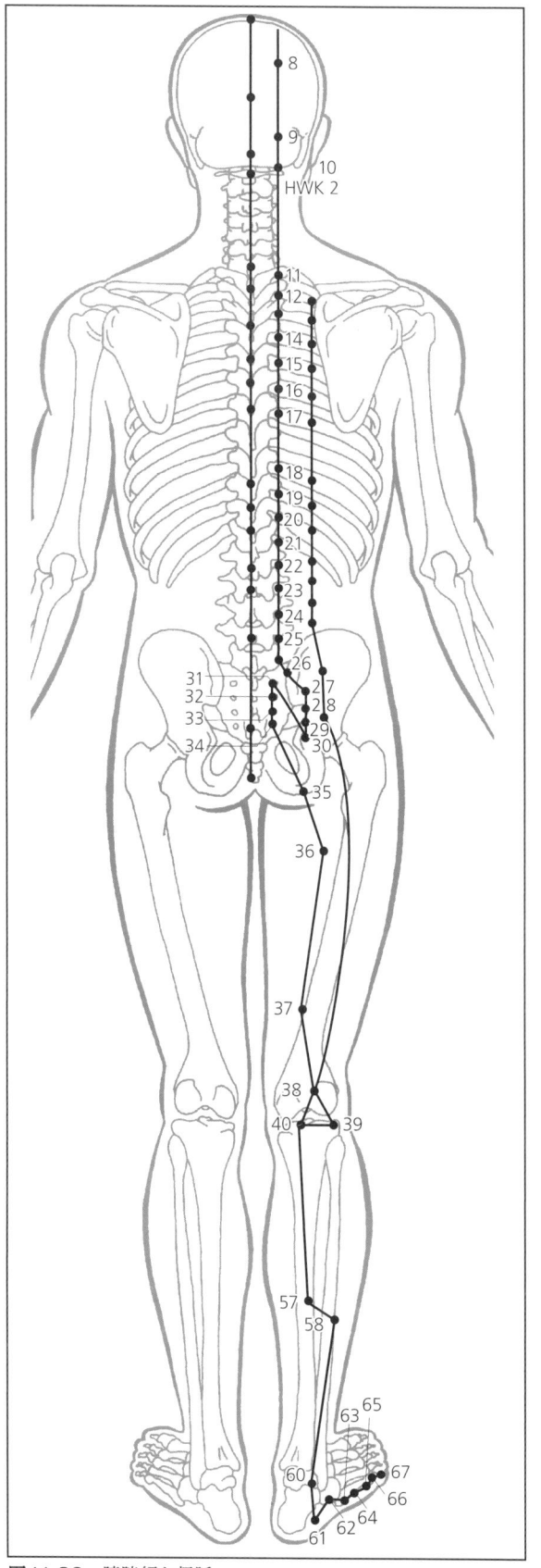

図11.23　膀胱経と督脈

督脈の経穴の位置と適応症
- 督脈16番(風府)：頭骨の縁の下、脊椎の正中線上。
  - 頭部の縦方向の血流を促進する。めまい。
- 督脈15番(瘂門)：第2頸椎の棘突起の上。
  - 頸椎症、後頭部の痛み、項部硬直、言語障害、脳卒中。
- 督脈14番(大椎)：第7頸椎の棘突起の下。
  - 頭頸部の痛み、耳鳴り。

テクニック3：
開始の姿勢
　テクニック1と同じ。

施術のしかた
　以下のトリガーポイントを、経穴を治療するときと同じように、親指を左右に回しながら押します。

- 頭板状筋のトリガーポイント

神経支配
　第1～第4頸神経の後枝の外側枝。

機　能
　頭部の回旋と伸展(図11.24)。

痛みの放散部位
　頭頂部に向かう

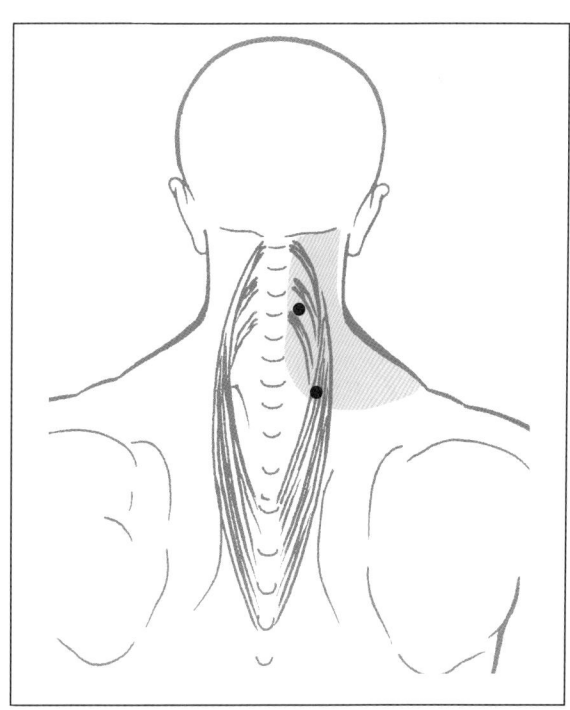

- 頸板状筋のトリガーポイント

神経支配
　第1～第4頸神経の後枝の外側枝。

機　能
　頭部の後屈、側屈、回旋(図11.25)。

痛みの放散部位
　側頭部

- 頭半棘筋・頸半棘筋のトリガーポイント

神経支配
　第1～第5頸神経の後枝の内側枝と外側枝。

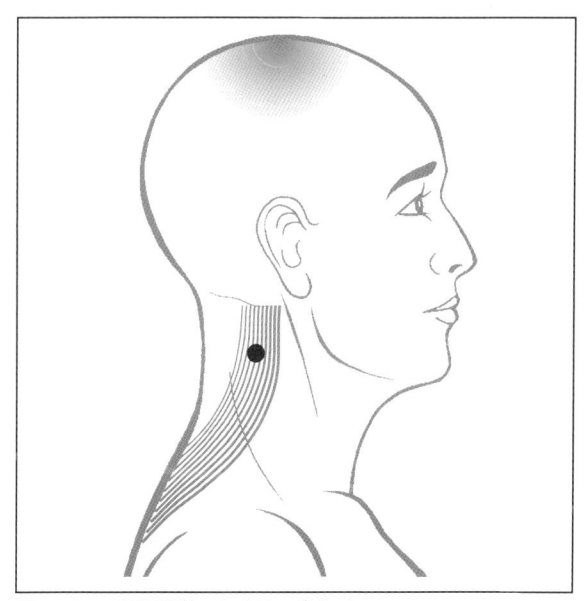

図11.24　頭板状筋のトリガーポイント

図11.25　頸板状筋のトリガーポイント

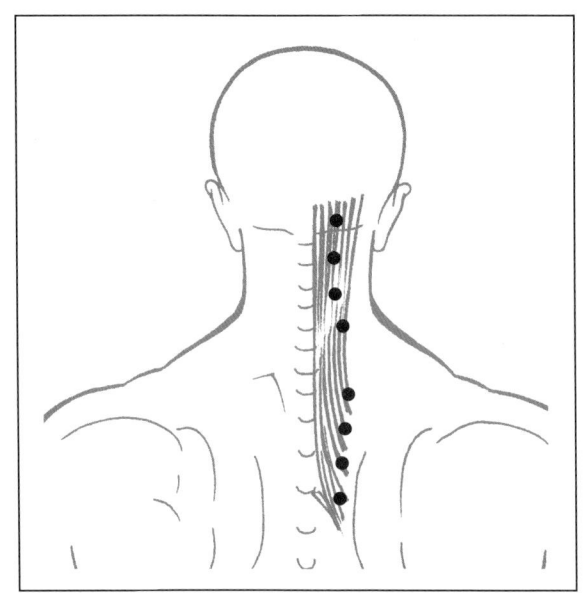

図11.26 頭半棘筋・頸半棘筋のトリガーポイント

機 能
頭部の伸展と回旋（図11.26）。

> **重要**
>
> 　特定のトリガーポイントが関連痛を引き起こす場合は、そのポイントを2〜3分間治療することを勧めます。30秒ほどポイントを押し続け、その後押圧を緩め、また押します。この動作を5回繰り返します。押すごとに強さを増してゆき、患者の痛みの限界近くまでもってゆきます。患者は下腹で深く呼吸をするようにします。

11.10　菱形筋のストレッチ、押圧、トリガーポイント治療

> **重要**
>
> 　首や肩に問題を抱えている患者には、ほとんどと言ってよいほど、大・小菱形筋の周辺に痛みの強いトリガーポイントや筋硬結がみられます。この筋肉の緊張状態が円背を悪化させます。ところがクラシック・マッサージだけでは、深部にある大・小菱形筋と胸腸肋筋を十分に治療することはできません。なぜなら、その上にある僧帽筋横行部が強く緊張していることが多いからです。そこで以下に示すテクニックを使うことにより、胸椎と肩甲骨の間の領域すべてを「むき出し」にし、大・小菱形筋と僧帽筋横行部を最も伸びた状態にします。すると硬結部の構造がはっきり見て取れるようになるので、そこを触診し、治療するのです。

開始の姿勢
　患者はあぐらをかいて座ります。あぐらをかくことができない場合は、脚を伸ばしてもかまいません。
　施術者は患者の後ろに膝をつき、片脚を立てます。その脚を患者の大腿に乗せ、その上に患者の片腕をのせます。上体で患者の背中を支えます。患者はもう一方の腕をあごの下に入れ、施術者はその腕を自分の腕でしっかり固定します。こうして肩甲骨が傍脊柱筋群の上を離れたところで、施術者は空いているほうの手を患者の脊柱と肩甲骨の間の面に置きます。

施術のしかた1
　まず脊柱と肩甲骨の間を斜めに摩擦します。次に経穴とトリガーポイントを治療します（図11.27）。まずは親指を使って左から右へ、右から左へと、その部位にある経穴とトリガーポイントを各30秒間ずつマッサージします（図11.28、11.29）。次に押圧に移り、押す力を徐々に確実に強めてゆきます。これらのポイントは、肘や指の関節を使って治療してもよいでしょう。

施術のしかた2
　胆経20番（風池）のあたりを、空いている指全部を使ってリズミカルに約30秒間押圧します。左から右へと4〜5秒ごとに指の位置を変えながら軽く押してゆきます。押す力はゆっくりと確実に強めてゆき、痛みの限界までもってゆきます。

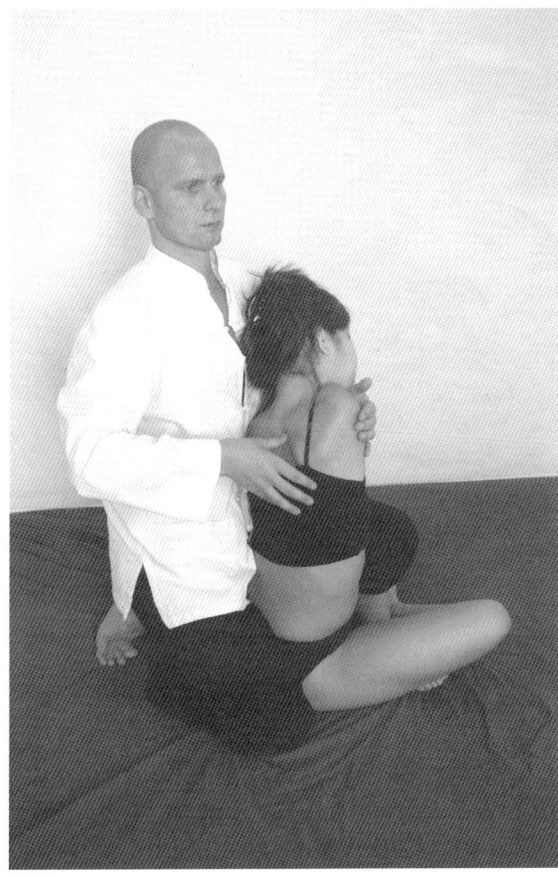

図11.27　菱形筋のストレッチ、押圧、トリガーポイント治療

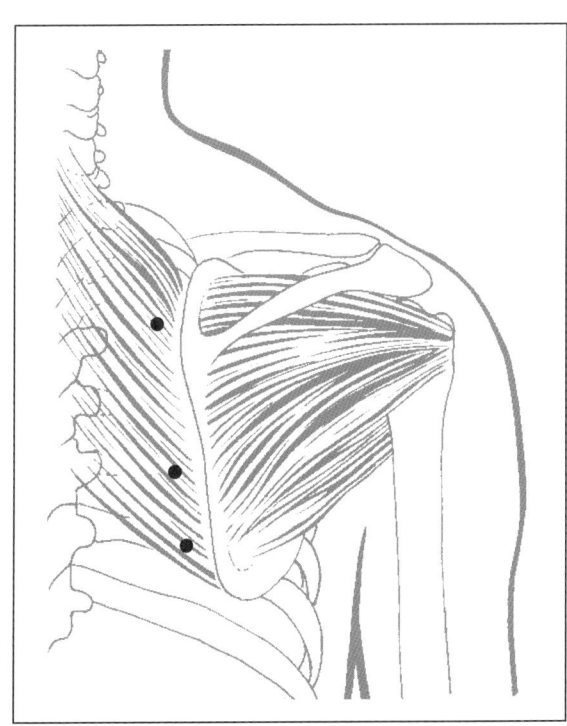

図11.28　大・小菱形筋のトリガーポイント

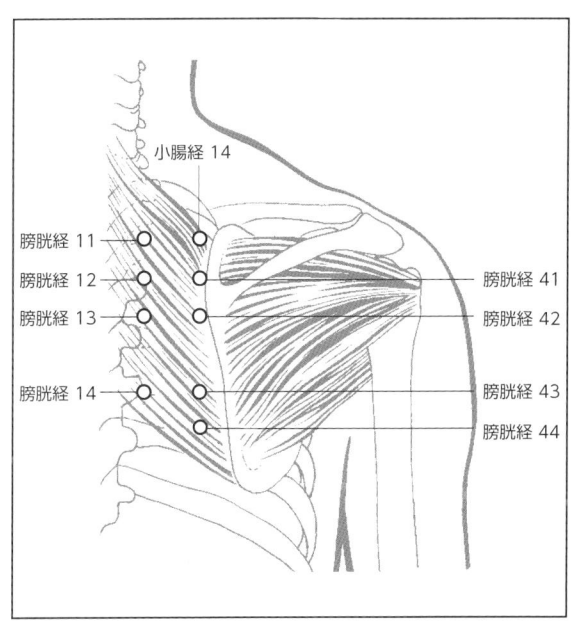

図11.29　菱形筋の経穴

続いて同じ方法で胆経21番(肩井)と小腸経14番(肩外兪)を治療します。

目　的
短縮を起こしがちな菱形筋のストレッチ。以下の経穴とトリガーポイントの適切な治療による顕性の筋硬結の解消。

- **胆経20番(風池)**
  - 頸椎症による平衡障害、耳鳴り。
- **胆経21番(肩井)**
  - 頸肩腕症候群、頸椎原性頭痛、緊張性頭痛、偏頭痛。
- **小腸経14番(肩外兪)**
  - 肩甲骨・上腕の痛み、項部硬直。

各経穴についての詳細は8.6.1を参照してください。

11.11　腰椎傍への押圧と同時に行う胸郭のストレッチ

開始の姿勢
患者はあぐらをかいて座り、両手を頭の後ろで組みます。あぐらをかくことができない場合は、脚を伸ばしてもかまいません。

第11章　座位への施術

　施術者は、患者の後ろにしゃがみ、両膝を患者の両肩甲骨の下、脊柱の脇に押し当てます。患者の肘をつかみます。

施術のしかた
　患者の組んだ腕を後に引きます。患者の吐く息に合わせ、脊柱起立筋に向かって膝で押します(図11.30)。

目　的
　胸郭を動かす。胸筋のストレッチ、呼吸の活性化、下部背筋の緊張緩和。膀胱経を活性化し、「気の滞り」を解く。

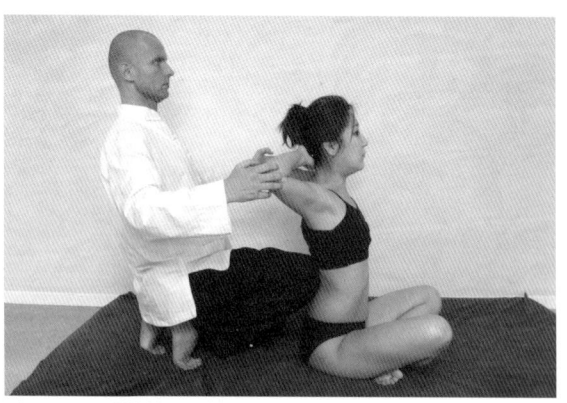

図11.30　腰椎傍への押圧と同時に行う胸郭のストレッチ

第12章　頭頸部の治療

> **重 要**
>
> 施術は伝統的に床の上で行いますが、患者の体が施術者より明らかに大きいときは、施術者の大腿の上に患者を寝かせて行う次のようなテクニックは、床の上では難しくなります。こうしたケースでは施術台の上の方がうまく施術できます。

12.1　首筋のマッサージ

開始の姿勢

施術者は患者の後ろに膝を折って座ります。

患者は体を後ろに倒し、施術者の大腿の上に横たわります。

施術のしかた

両手を患者の首筋に沿って後頭部まで引きます。引くときに、施術者は体重を後ろに移します(図12.1)。これを5回くり返します。

目 的

頸筋群の緊張を取る。

12.2　頭部の回旋を促す連続治療

開始の姿勢

施術者は患者の後ろに膝を折って座ります。片方の前腕をはすかいに患者の肩の上にもっていきます。この腕に患者の頭がのることになります。

患者は体を後ろに倒し、施術者の大腿の上に横たわります。頭を施術者の前腕にのせます(図12.2)。

施術のしかた

施術者はまず空いている方の手の人差し指、中指、薬指を使い、肩から僧帽筋下行部の縁の上を頭骨に向かって、ゆっくりと引きながら伸ばすように3回マッサージします。皮膚が乾燥している場合は、マッサージオイルを使うことを勧めます。次に僧帽筋下行部と胸鎖乳突筋の間を、後頭骨下から始めて肩峰に向かって同じ方法

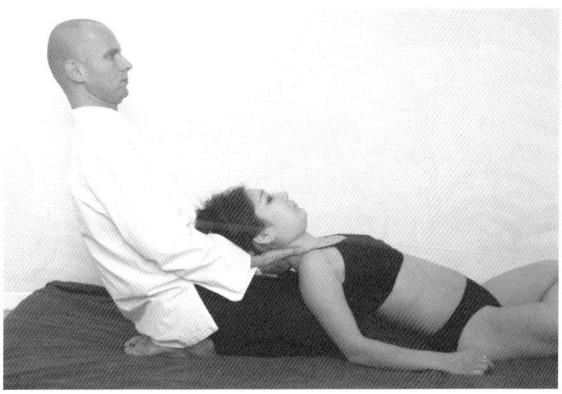

図12.1　首筋のマッサージ

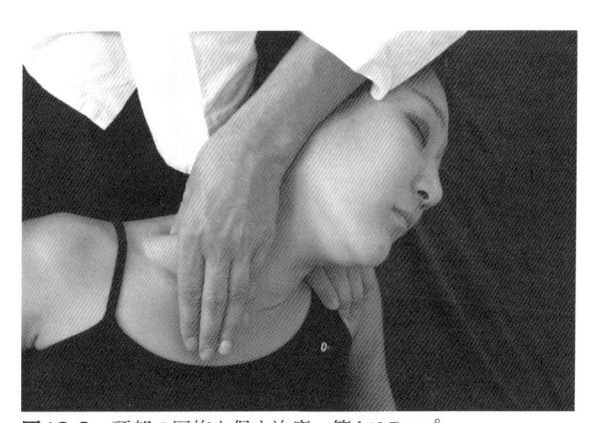

図12.2　頭部の回旋を促す治療　第1ステップ

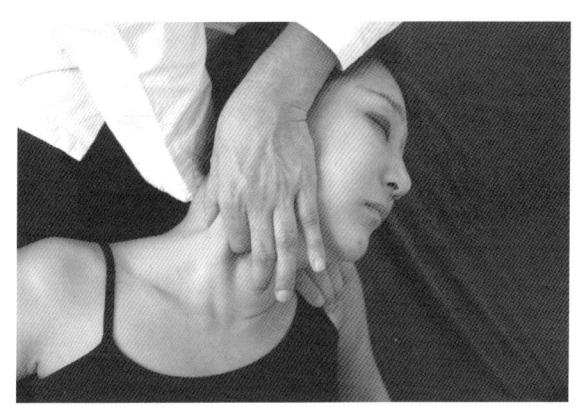

図12.3　頭部の回旋を促す治療　第2ステップ

第12章　頭頸部の治療

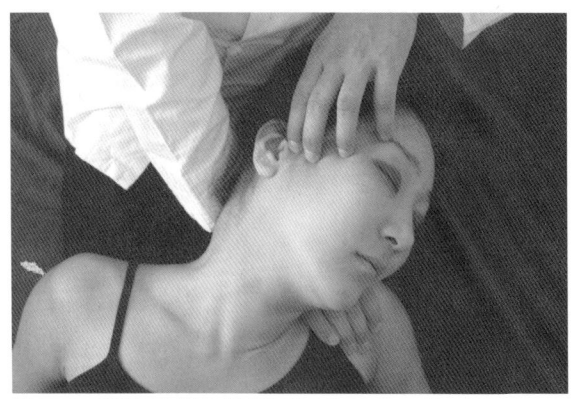

図12.4　頭部の回旋を促す治療　第3ステップ

で3回、伸ばすようになでてゆきます。続いて、親指を使って僧帽筋下行部の縁の上を肩峰に向かって2回マッサージします（図12.2）。胆経21番（肩井）では親指に左右の回転を加えながら約30秒間押圧します。最後にもう一度人差し指、中指、薬指を使って、頭骨から肩の方向に、僧帽筋下行部の縁の上をマッサージします。

ここまで終わったら、次に乳様突起の下方で胸鎖乳突筋の停止部を注意深く探ります。親指、人差し指、中指でこの筋肉をつまむように圧迫します（図12.3）。もしも筋肉がつまめないようなら、患者の頭を少し前に傾けるとよいでしょう。こうすれば胸鎖乳突筋の張りが弱まり、いくぶんつまみやすくなります。

このつまむテクニックを用いて、胸鎖乳突筋全体を胸骨柄にある起始部まで圧迫します（図12.6）。トリガーポイントのあるところでは約30秒間とどまります（図12.5）。そのとき患者は深く腹式呼吸をするようにします。

今度は指の先を、こめかみを含む側頭部の皮膚の上で時計回り・反時計回りに回します。指の位置を10～12秒ごとに変えます（図12.4）。

このテクニックが終了したら、首すじをもう一度12.1で示したようにマッサージします。

目　的
頸椎傍と胸鎖乳突筋およびこめかみと側頭部の緊張を取る。

重要
この「つまむ」テクニックは患者にとっては不快なものです。しかし、放散痛にはこの胸鎖乳突筋のトリガーポイントの治療が効果を上げます。そこで、患者には、痛みを感じる場合があることを施術前に伝え、その治療の効果を強調しておくとよいでしょう。
頭の回旋に関係する筋肉をつまむこの治療は、次の症状に効果があります。
偏頭痛、緊張性頭痛、頸椎原性頭痛、顔面痛、耳鳴り、項部硬直、胸鎖乳突筋の短縮、肩の運動制限、胸椎症、息切れ。

頭頸部の治療に関しては、床や施術台の上で行う上級者向きの施術法が数多くあります（図12.7、12.8、12.9）。次にこれらについて解説します。

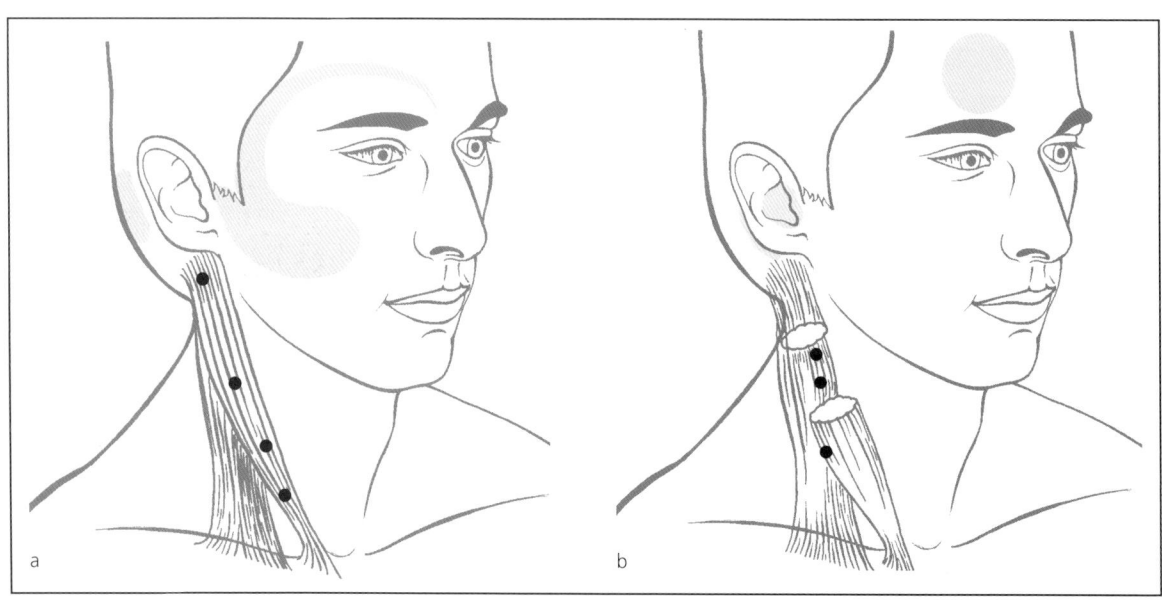

図12.5　胸鎖乳突筋のトリガーポイント。a 胸骨側　b 鎖骨側

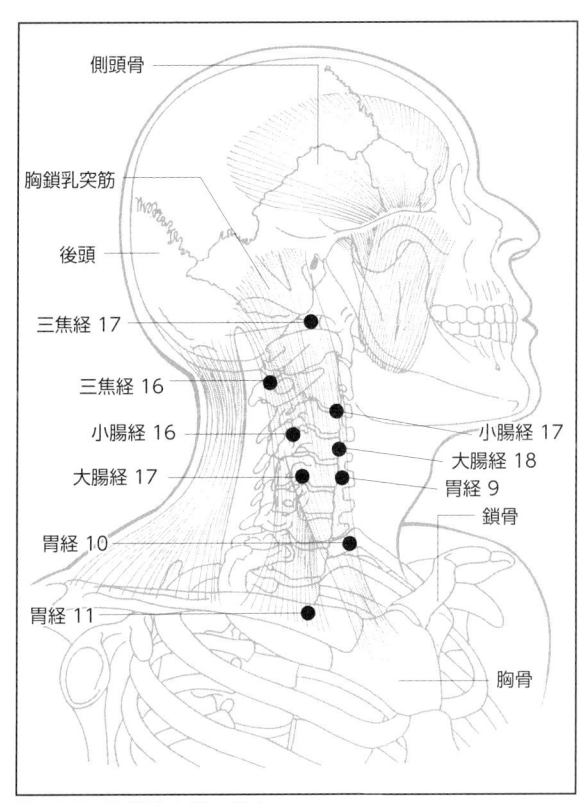

図12.6 胸鎖乳突筋の経穴

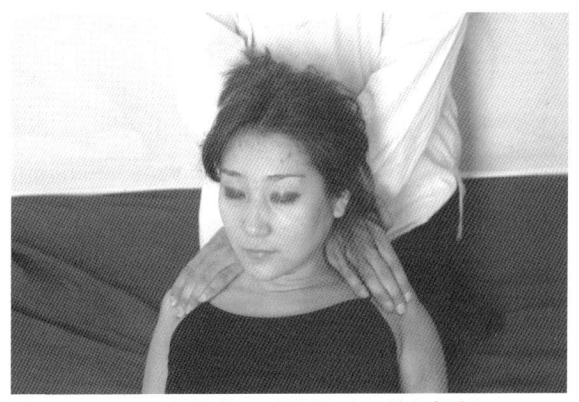

図12.7 てこの原理を使って頭を起こし、首を牽引する

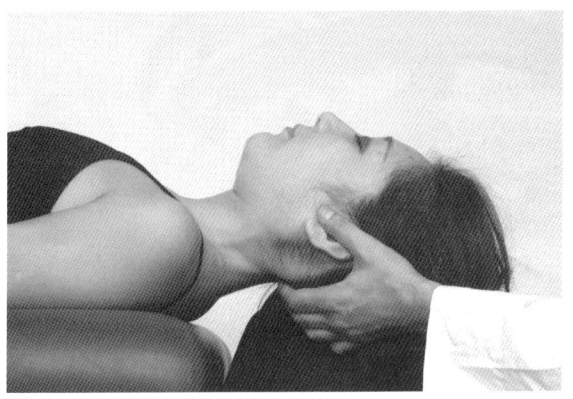

図12.8 頭関節を動かす(施術台使用)

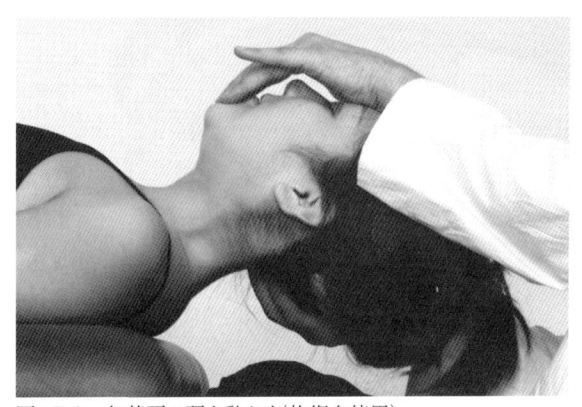

図12.9 矢状面で頭を動かす(施術台使用)

開始の姿勢
　施術者は患者の頭の先に膝をついて座ります。
　患者は仰向けに寝て、頭を施術者の大腿の上にのせます。

施術のしかた
　施術者の前腕をはすかいに患者の肩の上にもっていき、肩をしっかりつかみます。この腕に患者の頭を乗せます。てこの原理を使って頭を起こし、首を牽引します(図12.7)。

開始の姿勢
　患者は施術台の上に仰向けに寝ます。施術者は両手でその頭を支えます。
　施術者は患者の頭の先に両脚を引きつけて座ります。

施術のしかた
　指を後頭骨の下に置き、小さくてこのように動かして頭関節を動かします(図12.8)。

開始の姿勢
　患者は施術台の上に仰向けに寝ます。施術者は両手でその頭を支えます。
　施術者は患者の頭の先に両脚を引きつけて座ります。

施術のしかた
　片手で患者の後頭部を支えます。この体勢から頭を矢状面上で動かします(図12.9)。

第13章　顔面の押圧

13.1　顔面の主要な経穴(図13.1 a、b)

胃経2番(四白)
位　置
　頬骨の上、目の下の中央。

適応症
　目の疾患、上顎洞炎、三叉神経痛、顔面神経麻痺。

施術のしかた
　左右に回しながら30秒間押圧します。

胃経6番(頬車)
位　置
　口を閉じたとき咬筋が最も盛り上がるところ。

適応症
　三叉神経痛、顔面神経麻痺、歯痛、耳下腺炎、顎関節症。

施術のしかた
　左右に回しながら30秒間押圧します。

膀胱経1番(睛明)
位　置
　目頭の上方を4mmほど正中線に寄ったところ。

適応症
　目・涙腺・まぶたの疾患。

施術のしかた
　左右に回しながら30秒間押圧します。

膀胱経2番(攅竹)
位　置
　眉頭のところ。目頭の上方。

適応症
　目の疾患、前頭洞炎、前頭部の痛み、偏頭痛。

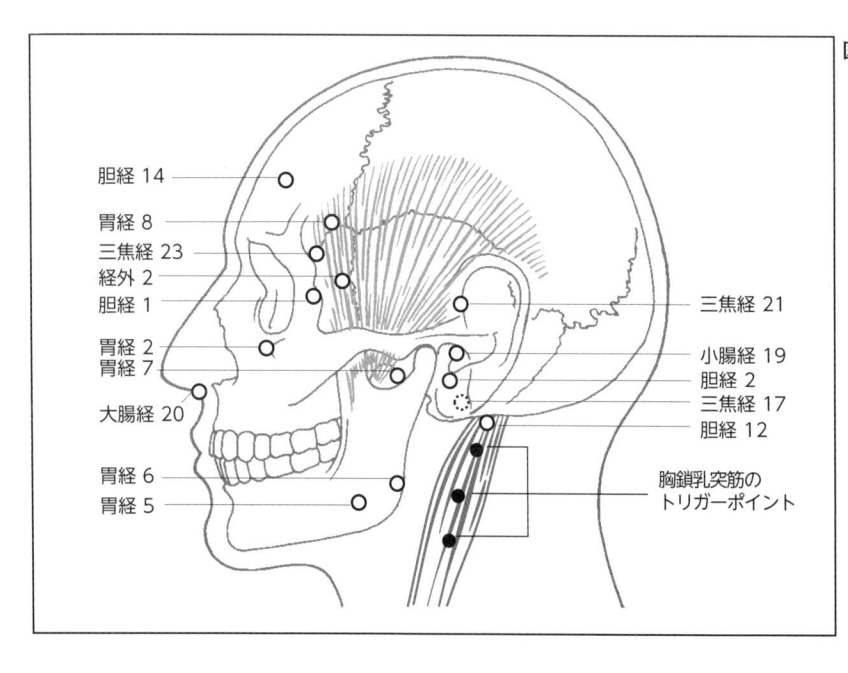

図13.1 a　顔面の主要な経穴

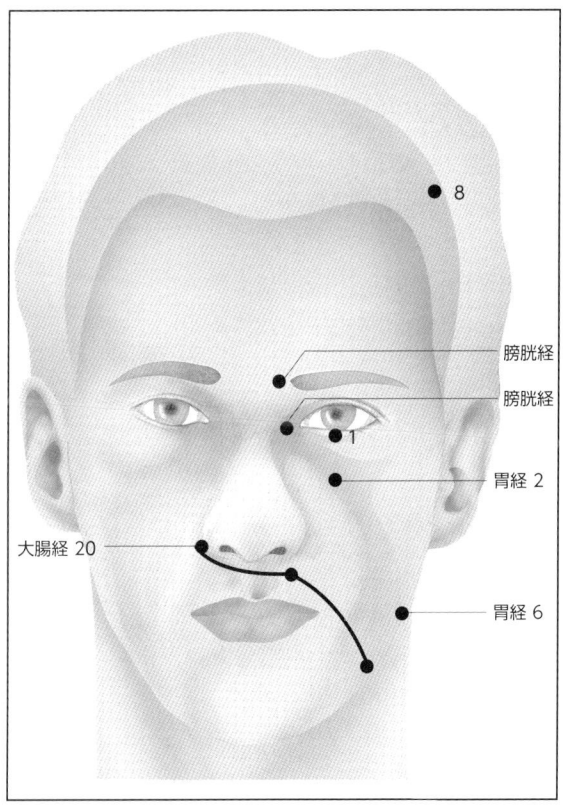

図13.1 b　顔面の主要な経穴

施術のしかた
　左右に回しながら30秒間押圧します。

胆経1番(瞳子髎)
位　置
　目尻から患者の指幅半分ほど外側。

適応症
　目の疾患、頭痛、三叉神経痛、チック症。

施術のしかた
　左右に回しながら30秒間押圧します。

胆経14番(陽白)
位　置
　眉の中央から患者の指幅1本分ほど上。

適応症
　頭痛、三叉神経痛、偏頭痛、目の疾患。

施術のしかた
　左右に回しながら30秒間押圧します。

小腸経19番(聴宮)
位　置
　耳珠の前のくぼみ。

適応症
　耳鳴り、三叉神経痛、メニエール病、耳の感染症。

施術のしかた
　左右に回しながら30秒間押圧します。

三焦経23番(絲竹空)
位　置
　眉尻のところ。

適応症
　目の疾患、前頭部・側頭部の痛み、前頭洞炎。

施術のしかた
　左右に回しながら30秒間押圧します。

大腸経20番(迎香)
位　置
　鼻翼と鼻唇溝の間。

適応症
　アレルギー性鼻炎、上顎洞炎、かぜ、顔面神経麻痺、三叉神経痛、歯痛。

施術のしかた
　左右に回しながら30秒間押圧します。

13.2　短時間でできる押圧法

開始の姿勢
　施術者は患者の後ろに膝をついて座ります。
　患者は仰向けに寝て、施術者の大腿に頭をのせます。

施術のしかた
　2本から4本の指を使って同時にいくつかの経穴の位置を取り、左右に回しながら30秒間押します。指の位置を変えながら、目的に合ったすべての経穴を治療します(図13.2)。

第13章　顔面の押圧

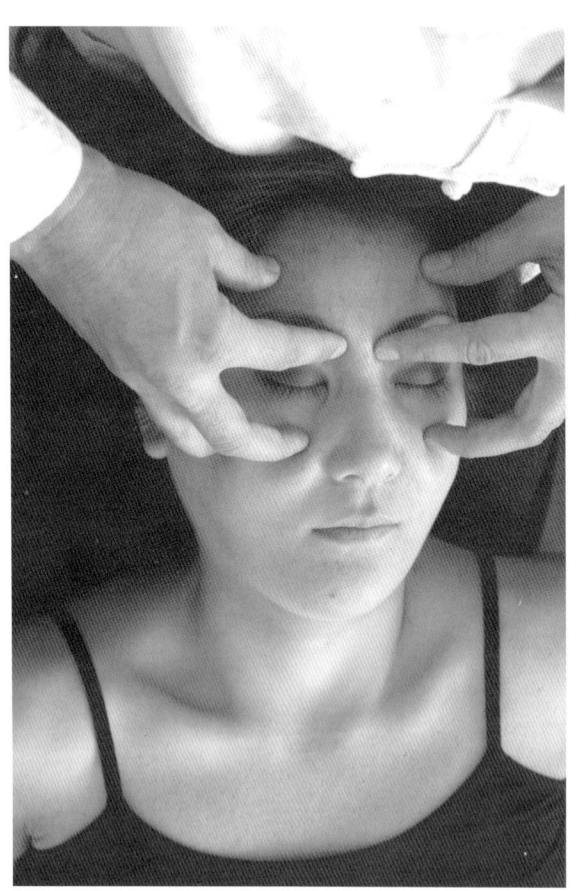

図13.2　短時間でできる押圧法

目　的
　顔面筋の緊張緩和、顔面の痛みの緩和、鼻や副鼻腔の詰まりの解消。

> **重要**
>
> 　顔面には効果の高い経穴が数多くあることから、その押圧法にもいろいろな形があります。ここに紹介した方法は、顔面や、隣接する頭骨にある他の経穴も同時に治療できるため、短時間で行え、柔軟に応用することができます。顔面にあるトリガーポイントもいっしょに治療できます。

III

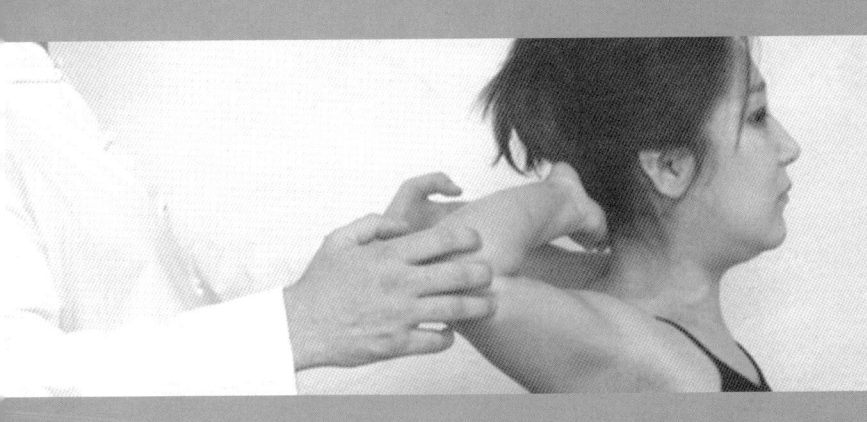

代表的な施術のプロセス

第14章　　　　施術の進め方

　患者ひとりひとりに対する施術方針をどう発展させていくかは病名と初診時の所見によりますが、一方で治療中や治療と治療の間により明らかになってくる状態にも左右されます。

　首と頭の痛みを訴える一人の男性患者を例にとりましょう。最初の所見を示した後、施術に充てられる時間は45分しかありません。そこで、まず大切になるのは、施術メニューの中に、症状に合うテクニックを取り入れることと、適切な経穴とトリガーポイントを選ぶことです。それと並んで施術の順序も重要です。まず足を押圧して患者をリラックスさせます。次に首と頭にある経穴やトリガーポイントを治療することにより、硬くなった背中をほぐします。これらのポイントを治療すれば即座に痛みが和らぎます。

　この逆の順序で行うことも考えられます。例えば、首にこわばりが広がり、それが後頭部に激しい痛みを起こしているようなときです。この場合、最初からトリガーポイントを治療すれば、痛みをほぼ取り去ることができるでしょう。

　個々のケースに合った適切な解決方法を見つけるには、患者の身になって考える能力に加え、経験と知識が必要です。さらに、いったん決めた方針を必要に応じて変更する柔軟性を施術の開始時から持つことも要求されます。これらを備えていれば、治療中に患者の左右の脚の長さの違いを見て、体への負荷の偏りが頭痛の原因ではないかと気づくこともできます。そこで臀部、膝、足関節を一緒に治療すれば効果が上がるでしょう。つまり、治療はそのときの状態に合わせて行わなければならないのです。

　統合タイ式マッサージでは、常に患者に触れることによって、治療の際に重要な「感じ取る力」が磨かれます。その結果、治療していくうちに病気が起こす変化がよりはっきり見えてきて、患者に対する治療の輪郭が鮮明になってきます。その段階で起き得る問題とそれに対する解決法は、当初のものより複雑になることがほとんどです。患者の特性に応じて、治療ひとつひとつが個別の「キャラクター」をもつのです。したがって、統合タイ式マッサージでは、前に行った治療と次に行う治療が同じということはほとんどありません。

　統合タイ式マッサージは、ボディ・コミュニケーションの一方法であり、施術者と患者が理解しあう手段です。良質な治療は創造的で生産的です。常に新しいバリエーションを生み、他の療法を取り入れ、患者の特性に対応し、施術者自身のテクニックを磨くのです。

　以下の項では、さまざまな原因によって起きる頭痛の治療方法を紹介します。この治療法は、これまでに示したテクニックと押圧ポイントを活用したものです。また、続く第15章では、腰痛を治療するための代表的な施術プロセスを紹介します。これは統合的なタイ式マッサージとクラシック・マッサージを用いて施術台の上で行うものです。

14.1　　一次性頭痛の治療方法

14.1.1　一次性頭痛

　一次性頭痛とは、病気に随伴して起こる頭痛以外の頭痛を指します。統計的には一次性頭痛が頭痛全体の80％を占めています[9]。また、167に分類された頭痛の型に当てはめると、頭痛と診断されたケースの99％が緊張型頭痛、偏頭痛、薬剤誘発性頭痛であるとされます[36]。

　この三つの頭痛を比較すると、その発生頻度において、緊張型頭痛と薬剤誘発性頭痛が、偏頭痛を明らかに上回っています。ただ、日常の診療では混合型の頭痛が多くみられ、頭痛の型を決定することには問題が多いのです。いわゆる「鎮痛剤誘発性頭痛」の発症のしかたには、しばしば悪循環の典型がみられます。鎮痛薬の量と服用回数がどんどん増えてゆき、依存症に陥るのです。本来の頭痛に鎮痛薬が引き起こす頭痛が加わり、そのためにさらに服薬の頻度と量が増えてゆきます。吐き気、めまい、寒気、全身の疲労感など、二次的な症状も悪化します。偏頭痛の患者では、鎮痛薬の乱用により、痛みの発作が連日起きる「偏頭痛発作重積」が誘発されることもあります。以下に紹介する頭痛治療は、基本的に鎮痛薬ののみすぎによる頭痛も緩和するものです。しかし、悪循環の根本原因である一次性頭痛が解消した場合の長期的な効果については、まだ推測の域を出ません。

14.1.2 偏頭痛、頸椎原性頭痛、緊張型頭痛

偏頭痛、頸椎原性頭痛、緊張型頭痛の三つのタイプの頭痛に境界線を引くのは簡単ではありません[4]。それぞれのタイプには重なる部分があるうえ、症状も似ているからです。どのタイプの頭痛でも耐え難い痛みを起こすことがあります。通常の量の痛み止めでは効かないこともしばしばあり、これは真性の偏頭痛で最も際立っています。

偏頭痛

この頭痛は、頭蓋内の動脈が拡張することにより激しい痛みを起こします。動脈の拡張による圧迫が三叉神経節に作用するのです。最近では、動脈の拡張が偏頭痛の主因ではあるものの、唯一の原因ではないと言われています。他に、複雑な痛みの発症メカニズムを活性化するような、頭蓋内の炎症反応も原因の一つに挙げられています。

偏頭痛の発症についての詳細は今なお医学的に究明されていません[3]。真性の偏頭痛の場合、通例、突き刺すような激しい痛みが急激に起こりますが、その前に軽い頭痛が起こることもよくあります。この前駆症状は、特に全身の緊張が緩み始めるころ（睡眠不足が続いた後にぐっすり寝て目覚めたときや休日が始まったときなど）によくみられます。

偏頭痛は、基本的に「前兆」を伴うものと伴わないものとに分けられます。前者では、その前兆は急激に現れます。「前兆」とは、医学的には嗅覚、味覚、幸福感、不安感などの感覚に異常が起きることをいいます。チカチカした光が見える、視野が欠けるなどの前兆は偏頭痛に特徴的です。真性の偏頭痛ではほとんどの場合、片側だけが痛みます。脈打つような、刺すような痛みが目や額の周辺に起こります。また、強烈な痛みの発作が1週間も続いたり、頭蓋内の虚血を起こしたりするやっかいな偏頭痛もあります。

頸椎原性頭痛

この頭痛はたいてい片側だけに生じ、ちくちく刺すというよりは、脈打ち、あるいは焼けるような性質の痛みが主に首から後頭部にかけて起こります。強い痛みと弱い痛みが交互に起きます。左右の耳の聞こえの違い、耳鳴り、平衡障害、吐き気、鼻水、涙目、閃光が見える、光に敏感になる、精神の変調などの随伴症状が起こることがあります。

頸性の頭痛に特徴的な痛みはさまざまな原因により起こりますが、最大の原因は、医学的には、三叉神経系と上位三つの頸神経の神経終末がオーバーラップしていることと推測されています[3]。この頭痛は、血管の拡張や炎症、筋肉、腱、靱帯による刺激、脊柱に起こる神経の圧迫、さらには痛みを抑制するセロトニン系の障害などによって引き起こされることがあります。このように原因が多様なため、正確な診断がより一層難しくなっているのです[40]。

この頭痛は、次のように分類することができます。
- 主に軟部組織に由来するもの（筋肉性）
  - 強くこわばった（トリガーポイントの問題）頸筋と上部の背筋が、頭骨に続く神経、とりわけ後頭下神経を圧迫する
  - その結果、頭骨内に延びる椎骨動脈が刺激される（動脈への刺激は頸椎が原因で起こることもある）

!注意! 頭蓋内で虚血状態が起っている可能性があるので注意！

- 主に上位三つの頸椎の椎間板の損傷によるもの。ほとんどが神経根の圧迫による。このような刺激は影響する可動分節によって次のように分類される。
  - C0／C1の分節を刺激するとき：

  頭痛はめまいを伴うときと伴わないときがある。目覚めると同時に痛みを感ずるか、刺すような痛みで目覚める患者が非常に多い。痛みの中心は主に環椎の後弓と頭蓋下の胸鎖乳突筋の中に認められる（トリガーポイントの問題）。症状が重くなると、回旋と側屈が制限されることもある。この制限は主に左側に起きるが、両側に生じることもある。症状が軽いときは、制限されるのは前屈と後屈、それに「関節の遊び」（ジョイント・プレー）だけである。
  - C1／C2の分節を刺激するとき：

  この部分の動きが制限されることはまれで、あるとすればほとんどが外傷によるものである。頭痛とめまいが代表的な症状で、首の痛みは比較的まれである。痛みはC2の棘突起の外側の肩甲挙筋と胸鎖乳突筋の中にほぼ限定される（トリガーポイントの問題）。回旋運動の制限は右方向にやや多くみられる。これに対して、側屈は左方向が制限される頻度が高い。この相互性は、レヴィット（Lewit）によれば、この部位だけにみられるものである[21]。
  - C2／C3の分節を刺激するとき：

  この部位の可動制限は、急性斜頸に特徴的である。ただ、その場合でも、この部位一か所だけに制限が生じることはまれである。胸鎖乳突筋、肩甲挙筋、僧帽筋のトリガーポイント（主に右側）が関係し合って、

痛みが頭部と肩に放散する。主に右への回旋と屈曲が制限される。

筋肉、とりわけ深頸筋群(頭長筋と頸長筋)の機能障害もまた、痛みを起こす原因となったり、痛みの発現に加担するような作用をもたらすことがあります[40]。

頸椎に起こる病変は、次のように整理することができます。
- 骨軟骨症： 椎間板の水分が減少し、椎間腔が狭くなる。
- 椎間板内の内容物の移動： 主に一時的に椎間板の髄核が移動する。
- 椎間板膨隆： 椎間板が前に膨らんでいるが、線維輪の損傷はない。
- 椎間板脱出： 椎間板の中身が破れた線維輪から飛び出しているが、髄核は分離していない。
- 椎間板分離脱出： 外に脱出した椎間板の中身が本体の椎間板から分離している。
- 変形性脊椎症： 椎体に骨の新生がある(骨棘形成)。
- 脊椎すべり症
- 脊柱管狭窄症： 脊柱管が狭くなり、嚥下障害や発声障害、および脊髄の圧迫に起因する症状が起こり得る [35]。
- 椎骨動脈が圧迫されることによる頭部の虚血。
- 血管が刺激されて起きる症状：頭部の姿勢に起因する回転性めまい、視力障害、感覚障害、四肢の脱力感[10]。

> **重要**
> **頭部の虚血**
> 　患者に前述のような異状があるときは、頸椎の強めの回旋運動は避けなければなりません。さもないと卒中発作を起こす危険があります。いくら慎重を期していても、回旋術を行っているときに突然、また5～10秒して痛みが出た場合は、重大な虚血状態が起こっている可能性があります。異状が認められる患者には、必ず施術前に医師の診断を受けさせましょう[10]。

頸椎原性頭痛は頸肩腕症候群の一つとされます[30]。これまで説明してきたように、上位三つの頸椎(後頭下神経)は頸椎原性頭痛に関係する典型的な部位です。

第3頸椎の下から第3胸椎までの間で脊髄から出ている脊髄神経は、腕に刺激を伝えます。そのため、これらの神経が圧迫された場合は、神経医学的に見て、直接頭部に作用を及ぼすことはありません。ただ、神経の圧迫により筋肉組織がともに損傷を受けると、二次的に頭痛が引き起こされることがあります。

頸椎部の病理学的診断がついても、それが頭痛を起こすとは限りません。椎間板の脱出があっても、神経を圧迫するほどでなければ気づかないこともあります。とはいえ、安全のためには、画像による整形外科的・神経医学的検査が不可欠です。

緊張型頭痛

緊張型頭痛は統計的に最も多いタイプの頭痛です。この頭痛はたまに起こることもあれば、慢性的に続くこともあります。偏頭痛と同様、女性に多い頭痛です。緊張型頭痛はたいてい頭の両側に起き、後頭部から側頭部と前頭部にかけて痛みが集中することがほとんどです。この頭痛は、無理な首の姿勢や精神的緊張・疲労が影響して、肩や首の筋肉が緊張すると起こります。強い不安神経症やうつ病も原因となることがあります。この場合は、心理学的治療や精神療法によるケアを行うよう強く勧めます。

患者はたいていの場合頭痛で目を覚まします。痛みは次第に強まり、最大になると脈打つように感じられます。この段階では吐き気、光や音への過敏症状など、偏頭痛とよく似た症状を訴える患者も出てきます。緊張型頭痛には、頭を軽く動かすか、ある方向に向けると過敏症状が現れるという特徴がみられ、二日酔いの症状と似ています。しかし、これらは薬物の乱用が原因で起きることもあります。

14.1.3 頭痛患者への施術例

40代のある男性患者が、首と後頭部の両側に軽い痛みを訴えています。その痛みは毎日続き、週に2、3回はえぐられるような強い痛みに襲われます。そのときは、片側がもう片方の側より強く痛みます。また、主に週末になると左のこめかみに強い痛みが生じて、いろいろな行動に支障が出ます。そのようなときは、可能な限り暗い部屋で過ごすようにしています。鎮痛薬はほとんど効きません。そして全身の筋肉が緊張しています。この患者は職場で指導的な立場にあるため、いつもストレスを受け、時間に追われているのです。診断により、二次性頭痛、群発頭痛、薬物乱用、脊椎の損傷の可能性は排除されました。症状から緊張型頭痛、頸椎原性頭痛、偏頭痛のどれもが考えられますが、治療の対象を緊張型頭痛にしぼって、以下に施術例を示すことにします（図14.1〜14.41）。

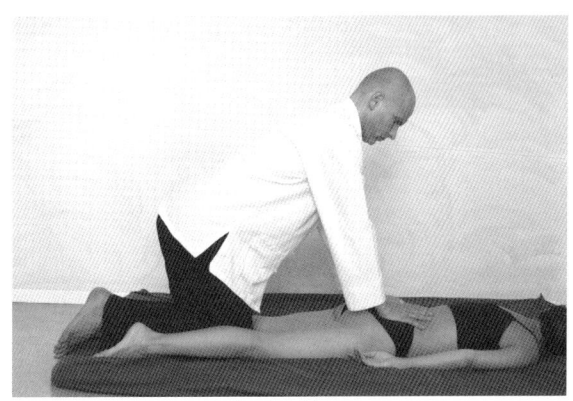

図14.2 仙腸関節と背面下部に触れる

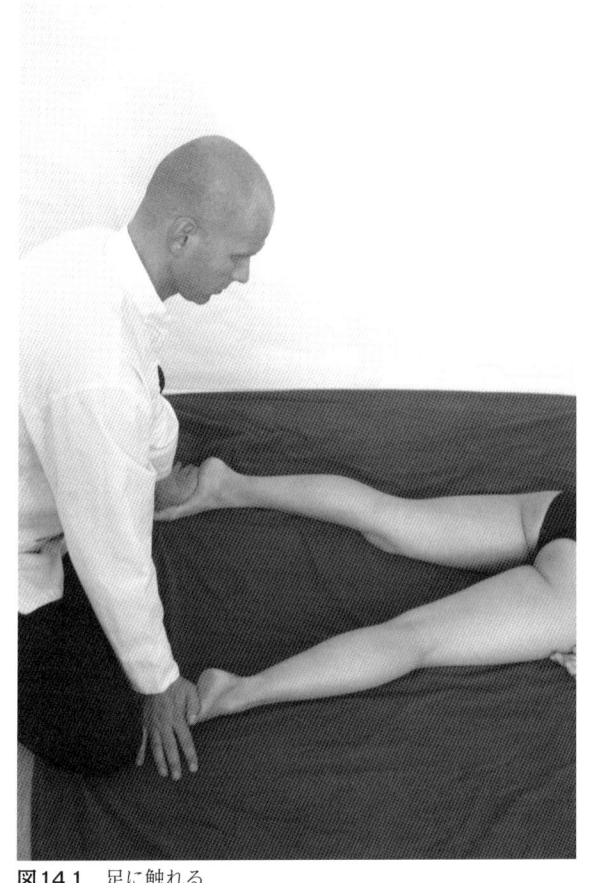

図14.1 足に触れる

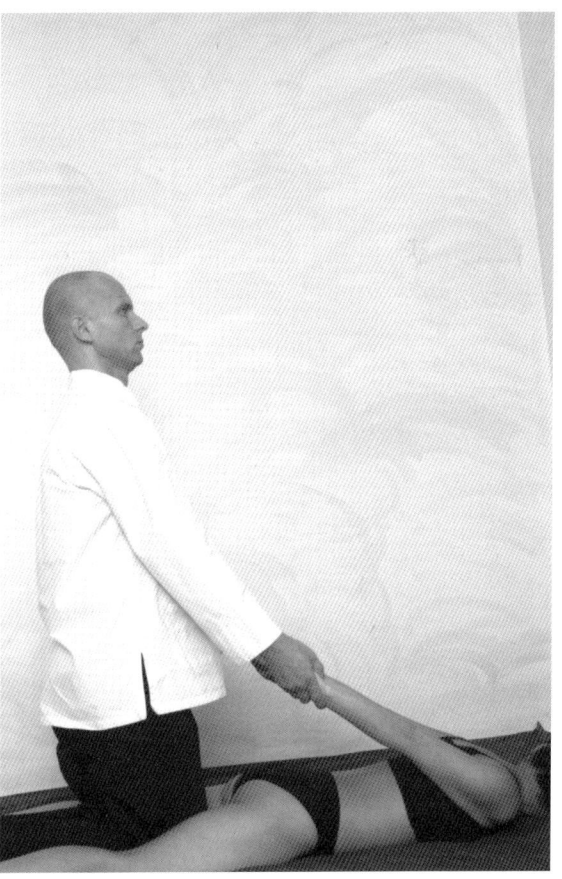

図14.3 上肢を牽引する

第14章　施術の方法

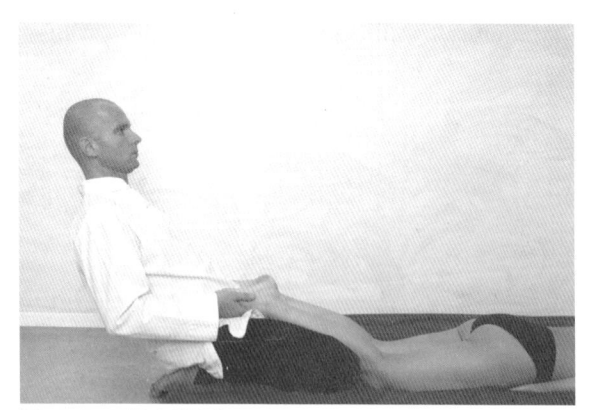

図14.4　下肢を牽引する

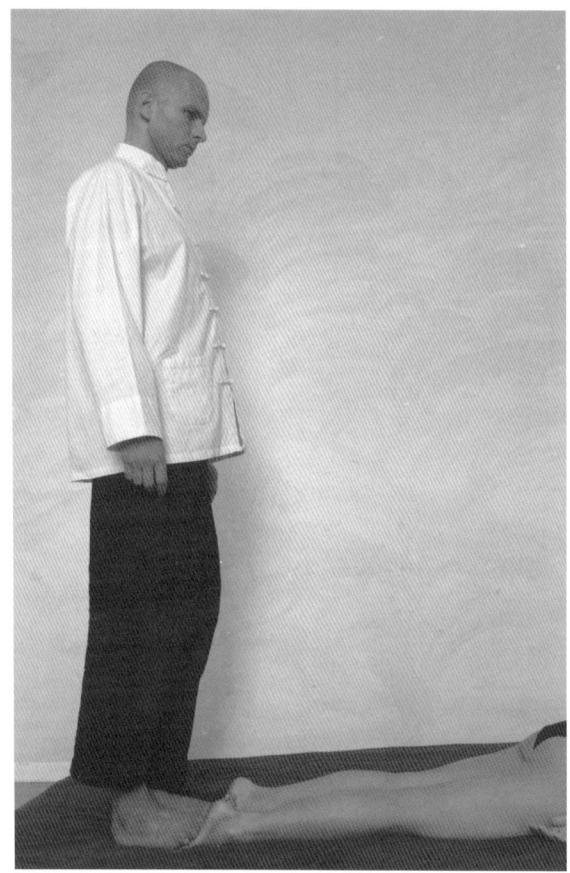

図14.5　足踏みをするように両足を押圧する

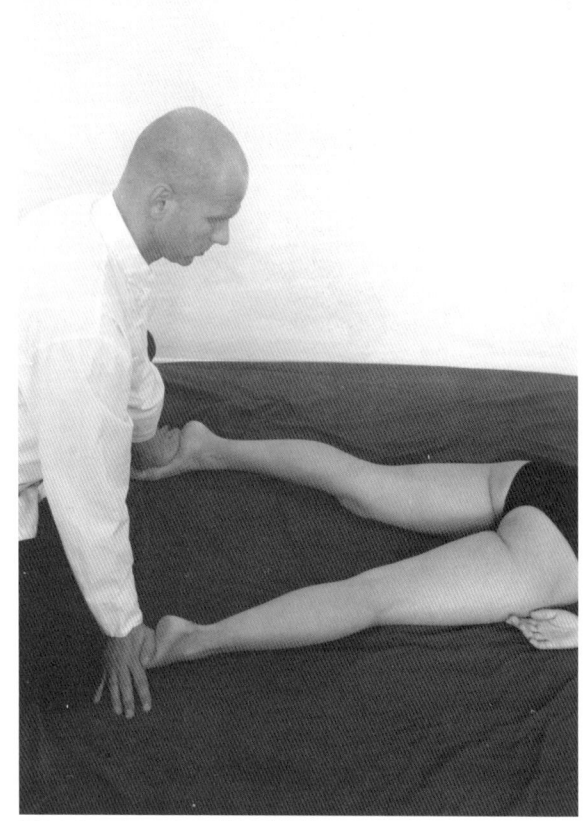

図14.6　手のひらで両足を押圧する

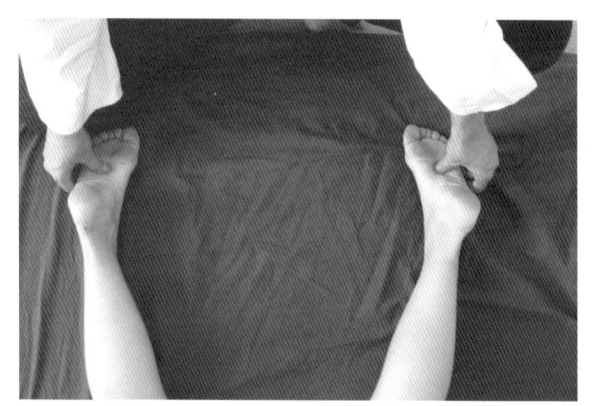

図14.7　両足の腎経1番(湧泉)を押す

14.1 一次性頭痛の治療方法

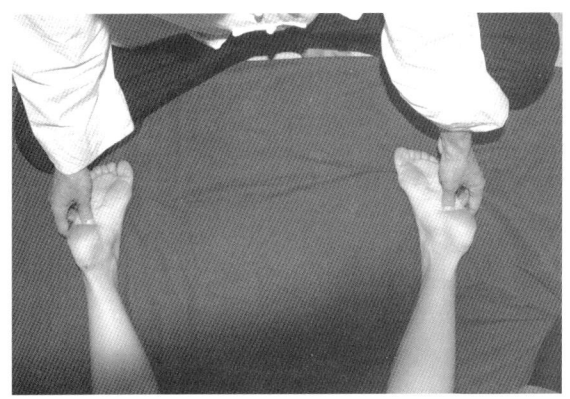

図14.8　両足を押圧する

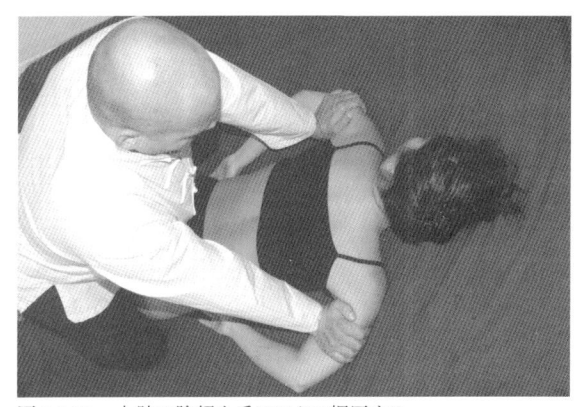

図14.11　上肢の陰経を手のひらで押圧する

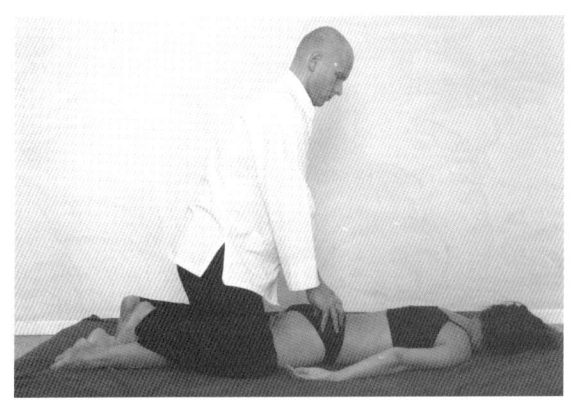

図14.9　臀部を押圧する

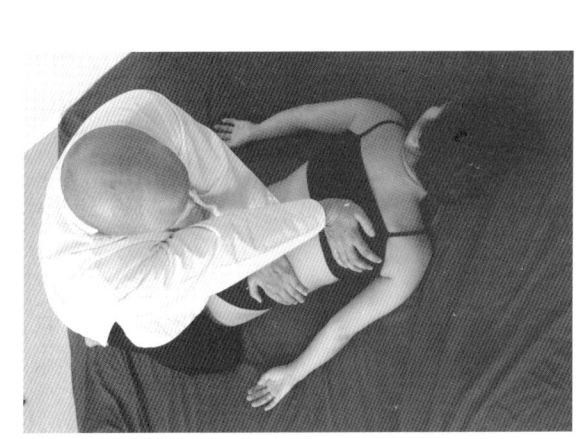

図14.10　背面下部を伸展させる

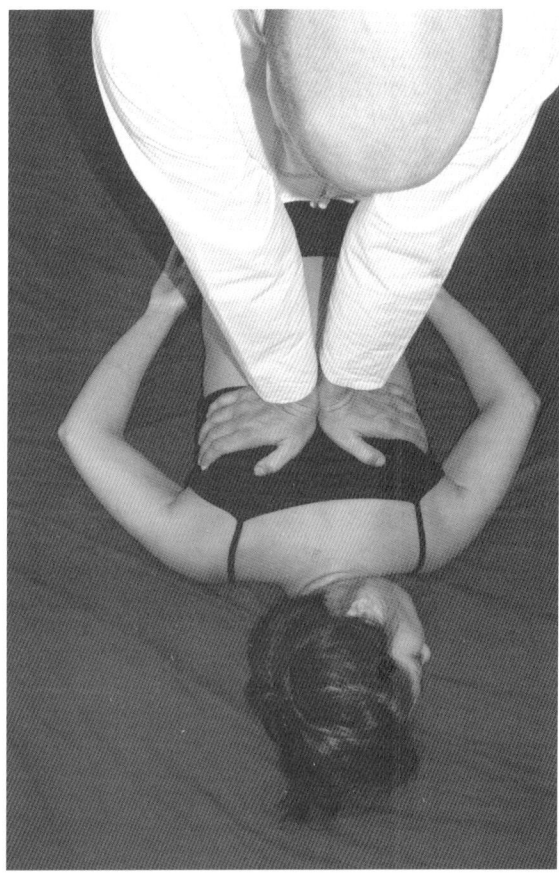

図14.12　脊椎傍を手のひらで押圧する

第14章 施術の方法

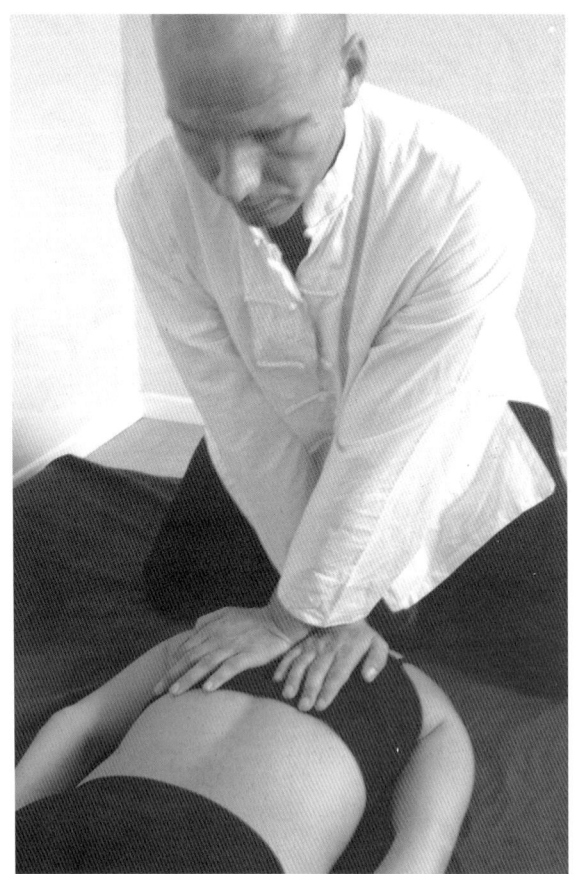

図14.13 脊椎傍を手のひらで伸ばしながら押圧する

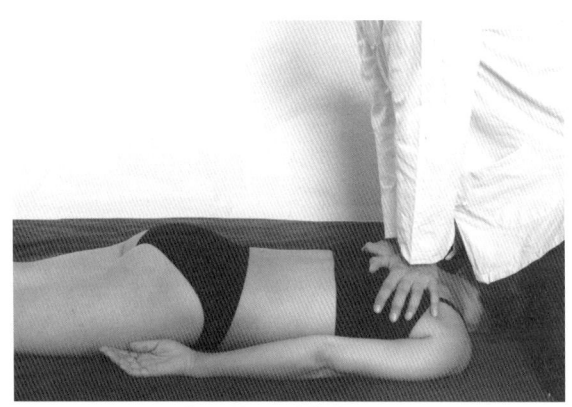

図14.14 頭のそばから始めて脊椎傍を手のひらで押圧する

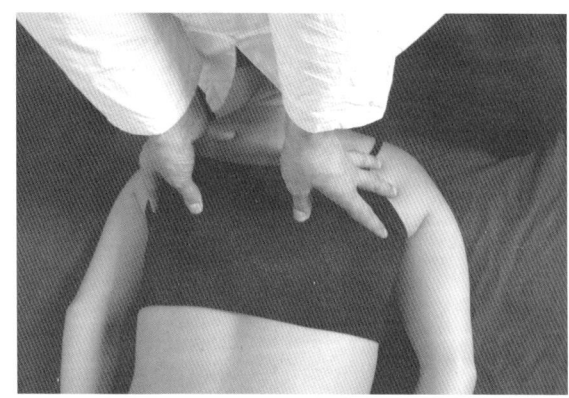

図14.15 膀胱経の2本の脈を親指で押し、続いて頸部と背面上部の主要な経穴とトリガーポイントを押す

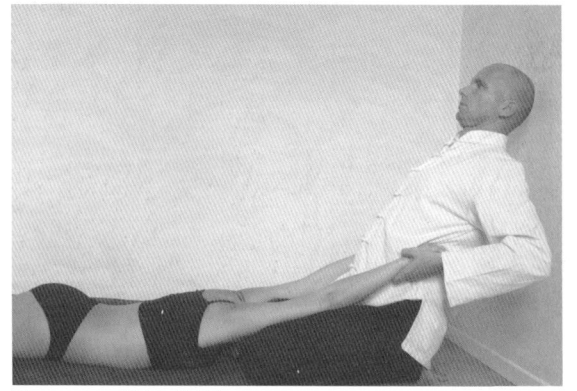

図14.16 両腕を牽引する

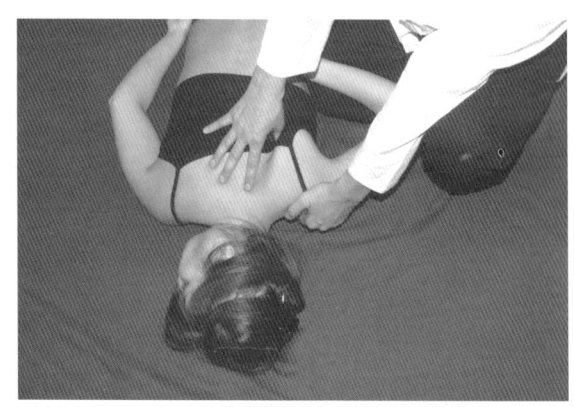

図14.17 肩甲骨の脇と下を押圧すると同時に牽引する

14.1 一次性頭痛の治療方法

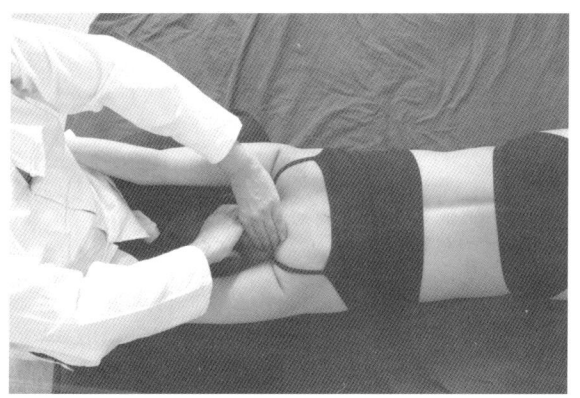

図14.18 両腕を伸ばした状態で頸部を治療する

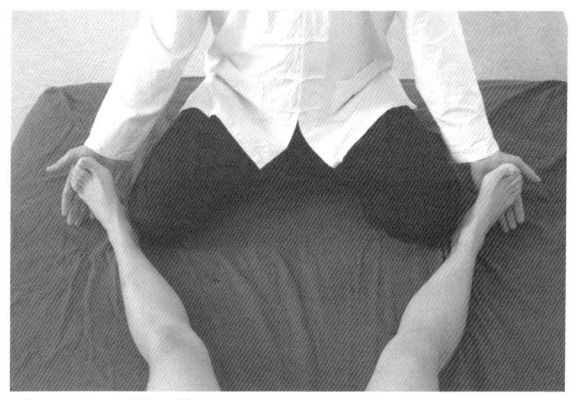

図14.20 両足に触れる

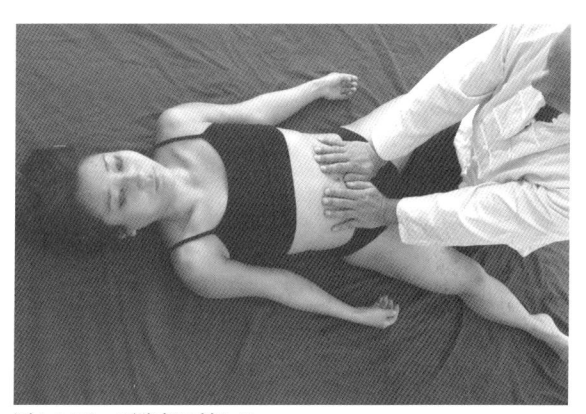

図14.21 下腹部に触れる

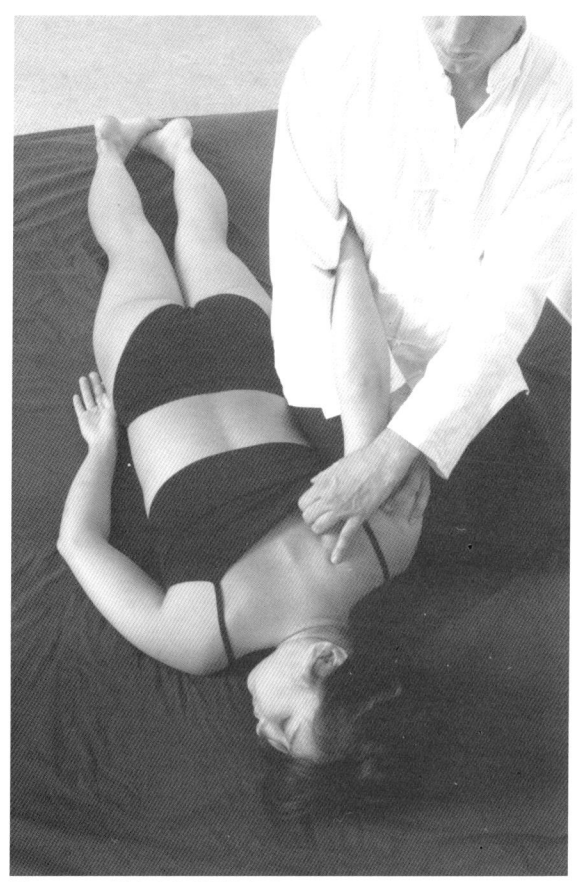

図14.19 肩を大きく回旋させる

第14章　施術の方法

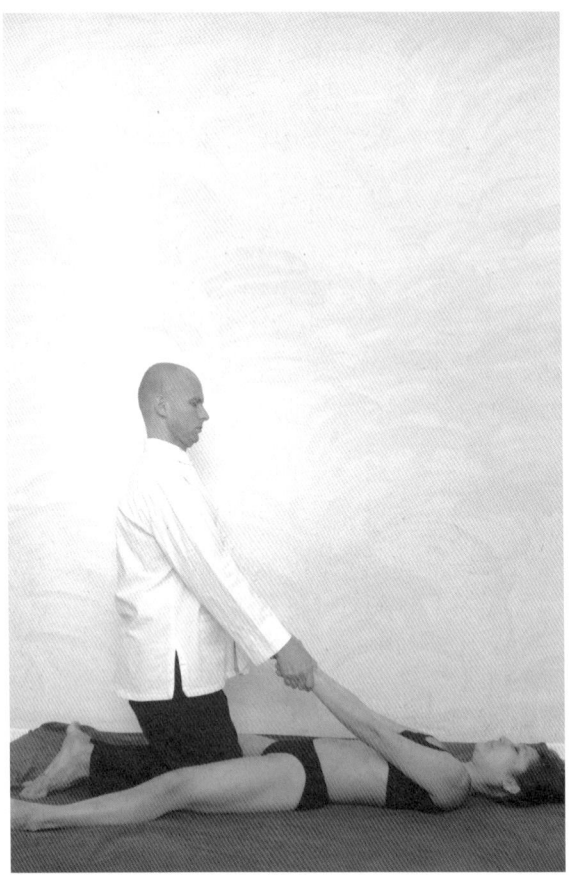

図14.22　上肢を牽引する

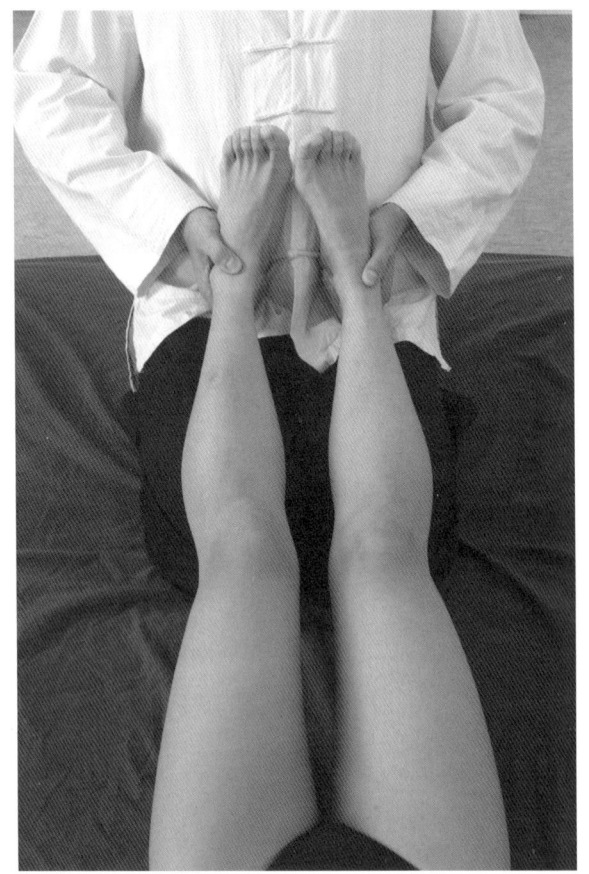

図14.23　下肢を牽引する

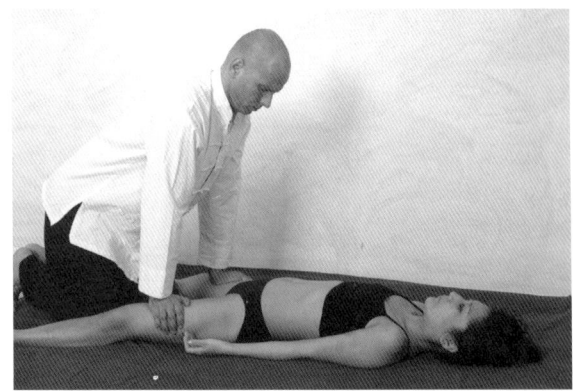

図14.24　下肢の脾経を手のひらで押圧する

14.1 一次性頭痛の治療方法

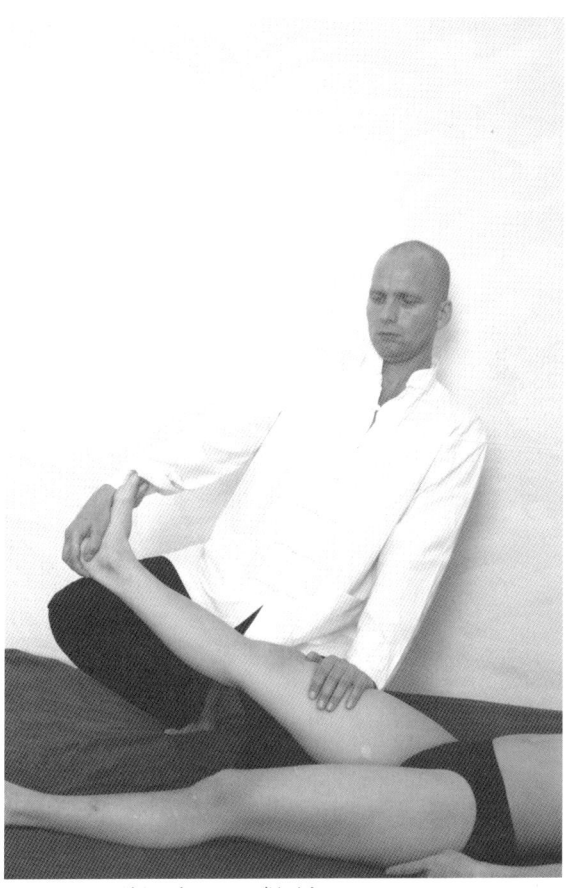

図14.25 胃経を手のひらで押圧する

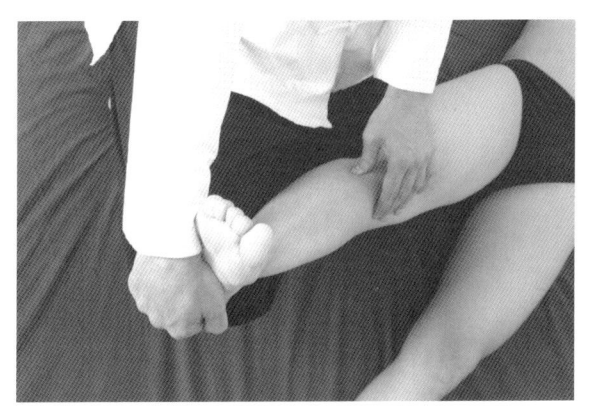

図14.26 胃経を親指で押し、36番(足三里)を治療する

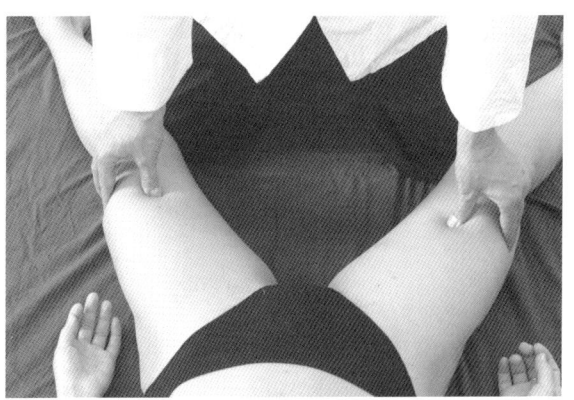

図14.27 下肢の脾経を親指で押し、9番(陰陵泉)を治療する

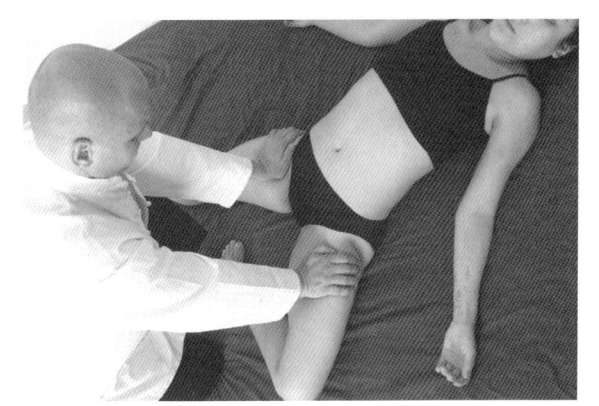

図14.28 曲げた脚を手のひらで押す

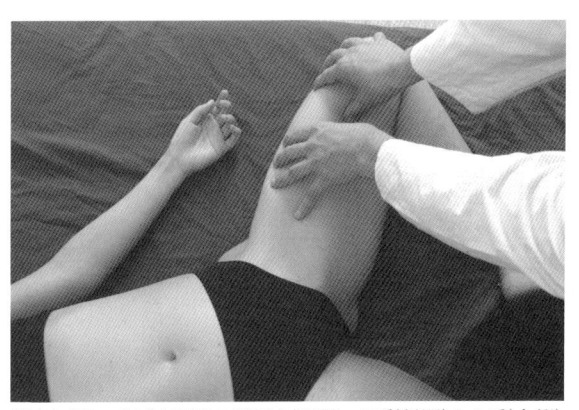

図14.29 曲げた下肢の肝経を押圧し、2番(行間)と3番(太衝)を治療する

121

第14章 施術の方法

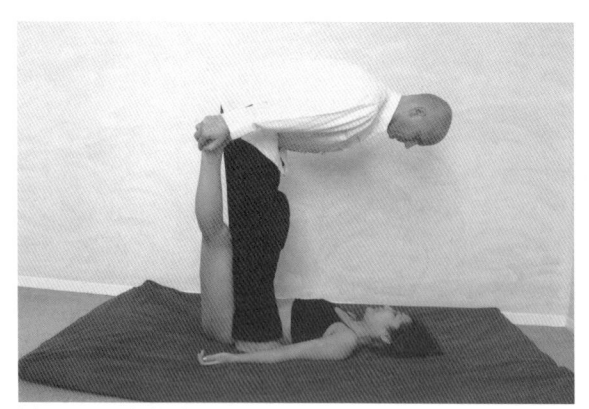

図14.30 患者と組んでハムストリングスとふくらはぎを伸ばす

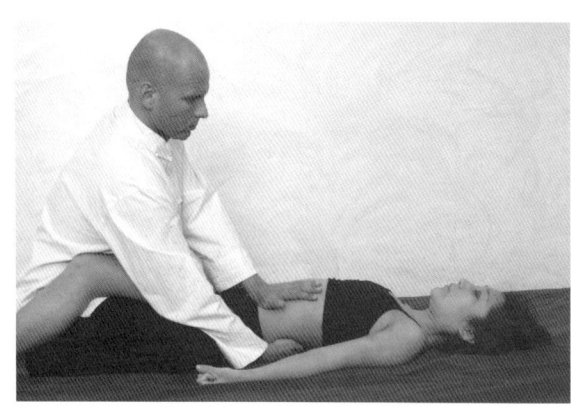

図14.31 腹を押しながら、てこの原理を利用して腰椎傍を押す

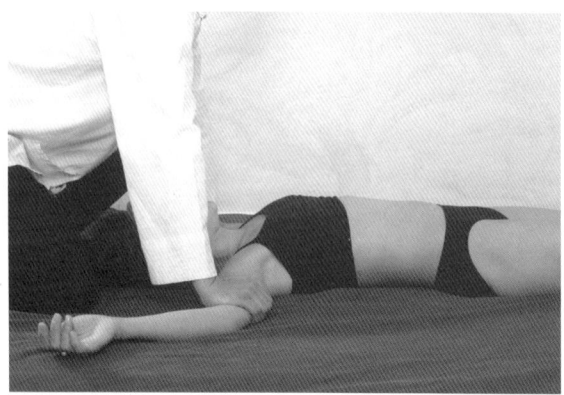

図14.32 上肢の陰経を治療する

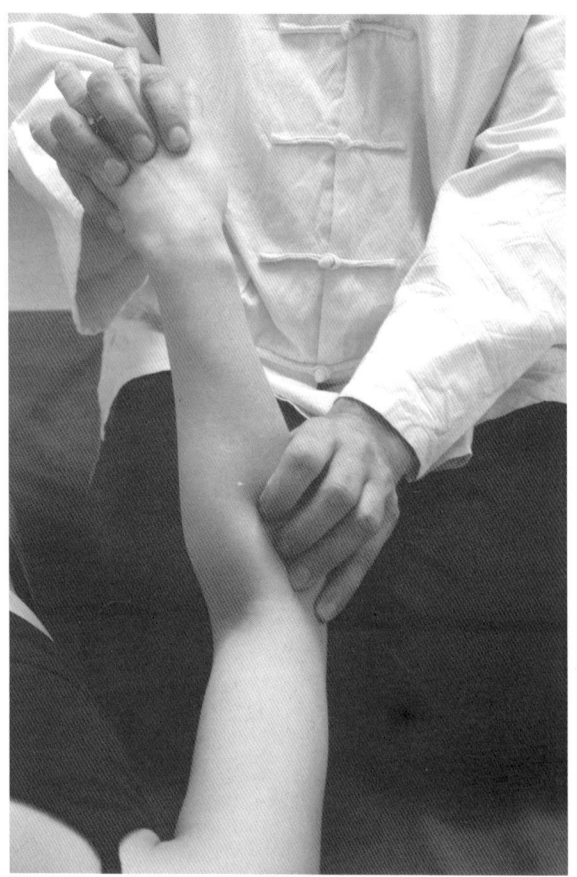

図14.33 前腕と手の主要な経穴を押圧し、可動化を同時に行う。肺経1番(中府)、心包経6番(内関)、心経7番(神門)、大腸経4番(合谷)、三焦経5番(外関)も治療する

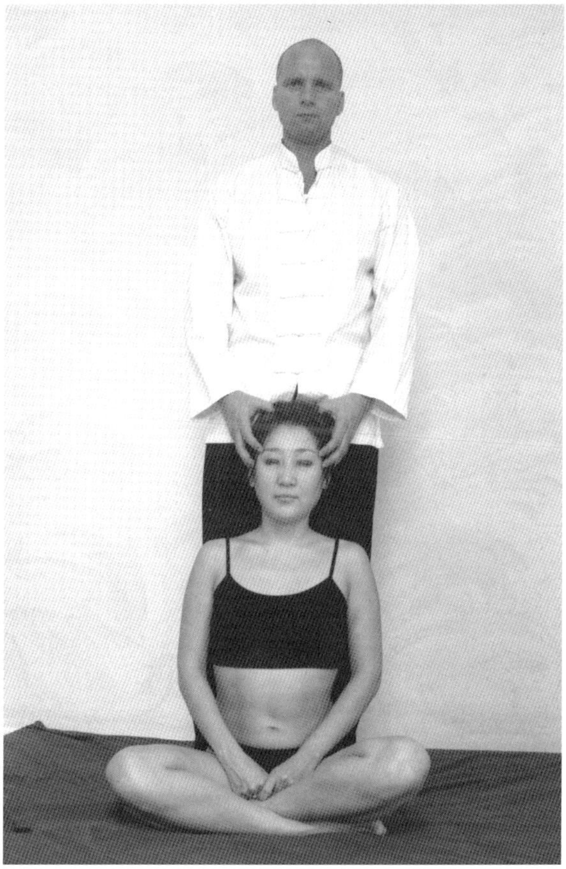

14.1 一次性頭痛の治療方法

図14.34 リズムをつけて頭部を押す。督脈20番(百会)も治療する

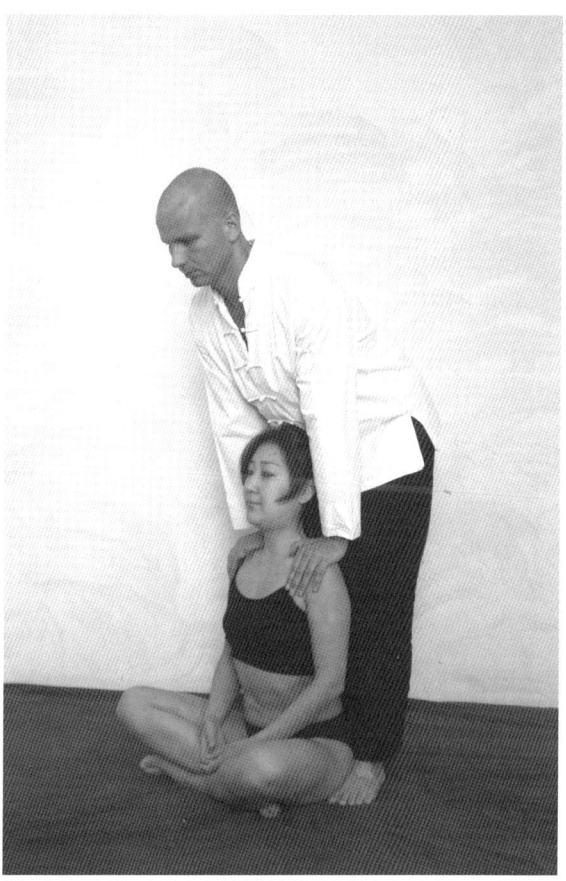

図14.35 手のひらで僧帽筋下行部を押す

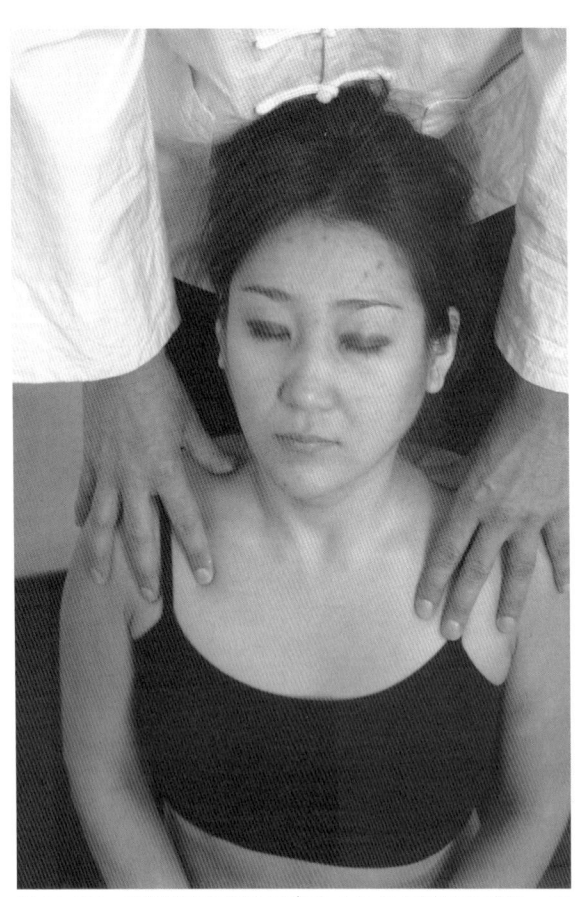

図14.36　僧帽筋下行部をリズミカルなタイ式押圧で押し、胆経21番(肩井)を治療する

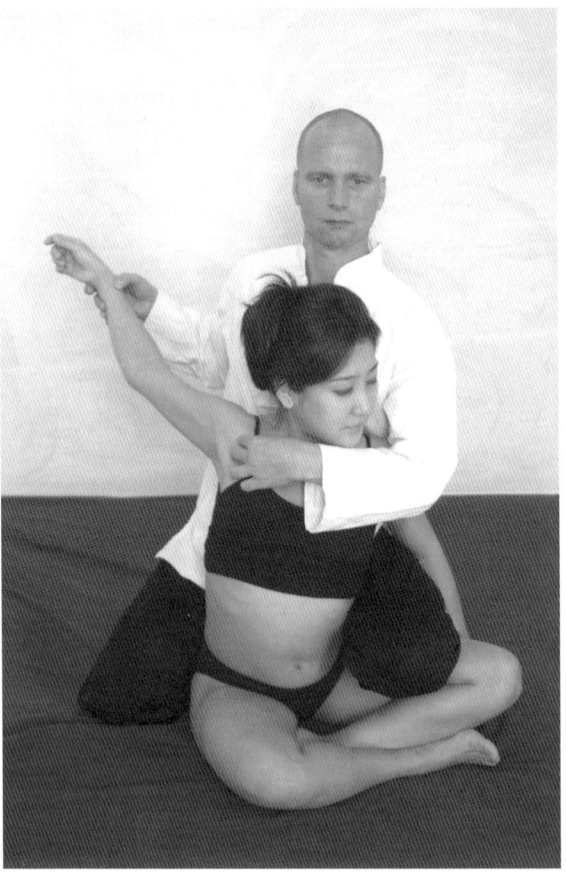

図14.37　胸筋の軽いストレッチをし、肺経を活性化させる

14.1 一次性頭痛の治療方法

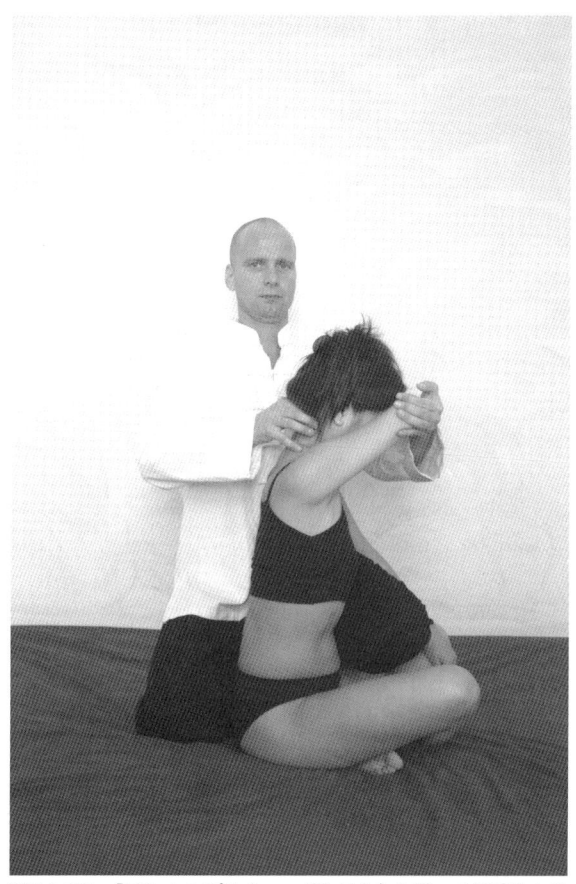

図14.38 「フレキシブルなヘッドレスト」を使って押圧とトリガーポイント治療をする

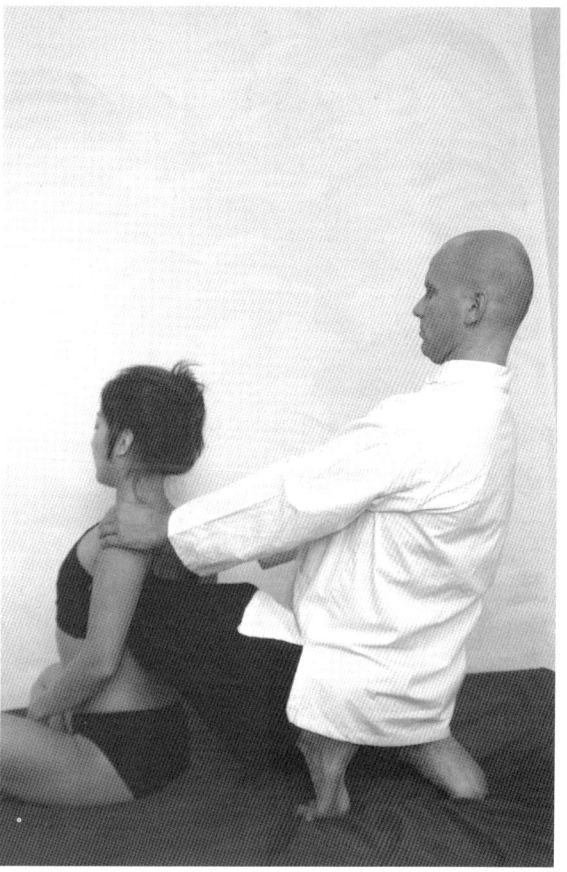

図14.39 膝を使って脊椎傍を押し、伸展させる

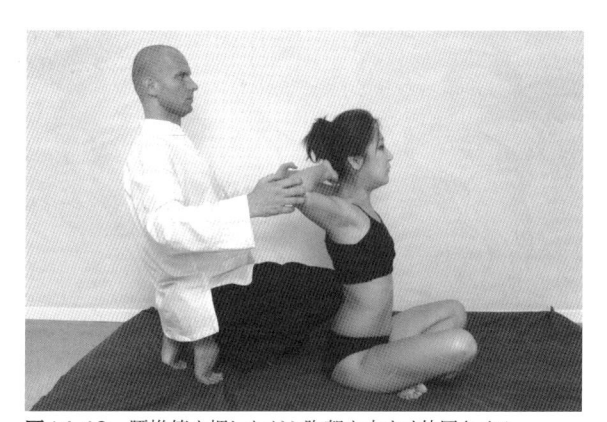

図14.40 腰椎傍を押しながら胸郭を大きく伸展させる

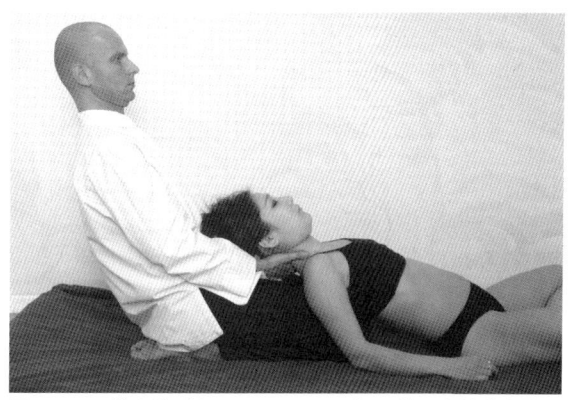

図14.41 首を伸ばすようにマッサージした後、胸鎖乳突筋を治療し頭を押圧する

14.1.4　施術例の解説

前述のケースでは、ストレスが頭痛の最大の原因となり、引き金となったと思われます。そこで、足から治療を始めることが重要な意味をもちます。足の治療によって患者はまず深いリラックスを得、「大地とのつながり」をもち、反射点の治療効果で痛みが和らぎます。ストレスは殿筋や背中にも緊張をもたらします。エネルギーの観点からは、膀胱経の気を導く機能が乱れていると考えられます。腕の陰経を少し治療すれば、呼吸が深くなり、酸素の供給と循環機能が強化され、ひいては痛みの許容幅が広がります。また背中と首の筋肉にある主要なトリガーポイントの治療は、放散痛の緩和に大きく貢献します。首の筋硬結は大後頭神経と小後頭神経を圧迫し、緊張型頭痛と頸椎原性頭痛を引き起こすもととなります。背面上部と頸部の主要な経穴とトリガーポイントを治療すれば、これらの頭痛を大きく緩和させることができます。

肩関節を柔軟にする治療は頸肩腕すべてに効果をもたらします。次に続く脾経と胃経の治療は「大地とつながる」感覚を生み、体内の循環を刺激します。そして痛みを緩和する神経生理学的なプロセスを始動し、それが波及して内分泌のプロセスを活性化させます。脾経6番(三陰交)と胃経36番(足三里)は万能の経穴です。また、肝経と胆経を治療すれば、全身のうっ滞と緊張が解け、「原動力」をつけ、再生を促します。肝経2番(行間)、3番(太衝)、胆経34番(陽陵泉)は頭痛を和らげる効果の高い経穴です。

腹部と背面下部を同時に治療すると患者はたいへんリラックスします。吐き気を予防することもでき、背面下部の緊張を解くことができます。これは全身の筋肉をほぐすのに等しいといってよいでしょう。次の腕の経絡の治療は、やはり呼吸と心循環機能を刺激し、上半身全体、とりわけ頭部にその効果が及びます。また手とその周辺の経穴は効果の著しい遠隔ポイントで、中でも大腸経4番(合谷)は頭痛に一番効く経穴です。続いて頭部と頸肩腕を治療して直接頭痛をやわらげ、解剖生理学的構造全体の緊張を解きます。また、その次に示した頸部の治療は、この例のように、他の部位を治療してから行うほうが、単独で行うよりずっと大きな効果を期待できます。胸鎖乳突筋の治療と顔面の押圧は、偏頭痛発作の頻度と痛みを大幅に軽減します。

14.2 施術台を使って行う腰痛治療

急性の腰痛症は突然襲ってくる強烈な腰部の痛みが特徴で、かがんだり体を起こしたとき、または体をよじったり物を持ち上げたりしたときによく起こります。また、せきやくしゃみ、患部の圧迫で痛みが増すことがあります。そして傍脊柱筋群の中に筋硬結が突然現れます。

痛みが脚のほうに放散するときは坐骨神経痛が疑われます。時として麻痺が起きることもあります。その原因としては椎間板のずれや脱出、筋硬結、感覚障害、不良姿勢などが考えられます。

重要

椎間板や脊椎を損傷している場合は対処が難しく、何より危険を伴うため、その可能性がないことを確かめなければなりません。もし施術できるとしても、どのテクニックがどのステージで禁忌とされるかをはっきりさせなければいけません（画像診断が必須）。椎間板が6週間以上脊髄神経を圧迫し続ければ、永続的な損傷が起こるといわれているので注意が必要です。

14.2.1 腰痛患者への施術例

健康に問題のない40代の男性が急な腰痛に襲われて、翌日来院しました。痛みは臀部から大腿の片側に放散しています。L5とL4の部位にサブラクセーションを認めますが、X線の所見から、椎間板には問題がないことがわかりました。ふだんは非常に活動的なこの患者は、今はつらそうに少し前かがみに歩いていますが、治療をすればまた十分に動けるようになるはずです。次に紹介するのは、このケースに対する約1時間の施術プロセスの例です（図14.42～14.65）。施術の最後に、患者を仰向けにして緊張をほぐすようにマッサージをしてもよいでしょう。

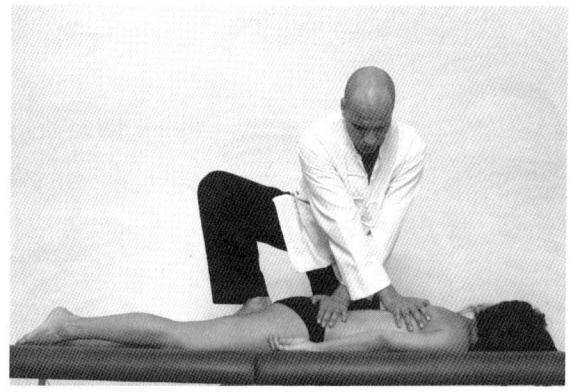

図14.42　体を温める前処置をしてから、背中全体にクラシック・マッサージを短時間行う（四肢の牽引も含む）

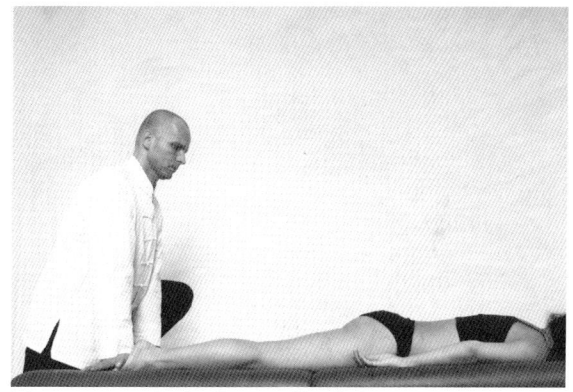

図14.43　足を短時間押圧して体を十分にリラックスさせる

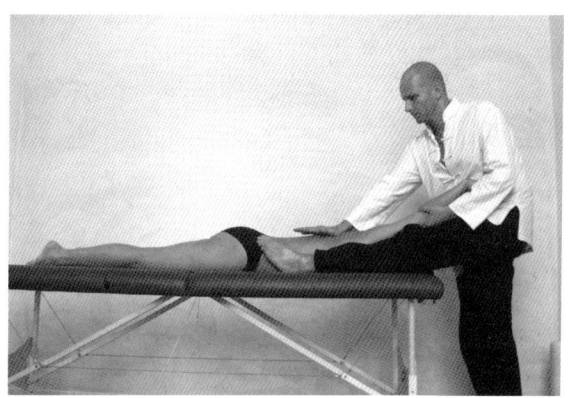

図14.44　広背筋を伸ばした後、脊椎傍をC7からL5まで深くさする

第14章　施術の方法

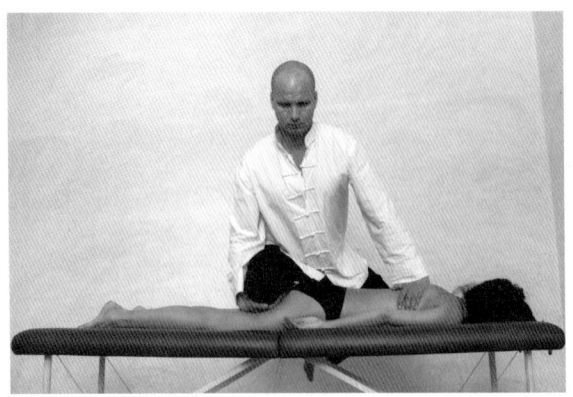

図14.45　背中を伸展させ、手の甲でハムストリングスを深くマッサージする(施術者の膝は患者の大腿部にのせる)

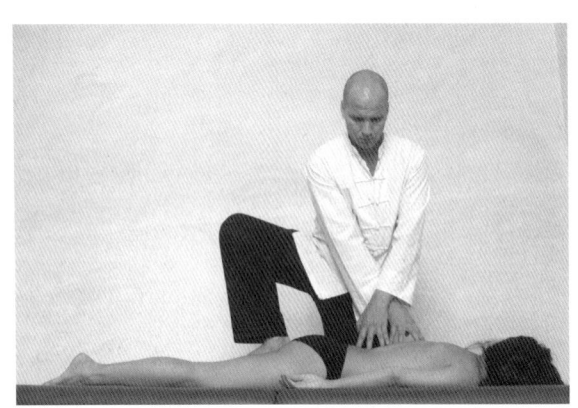

図14.46　脊椎傍をほぐす

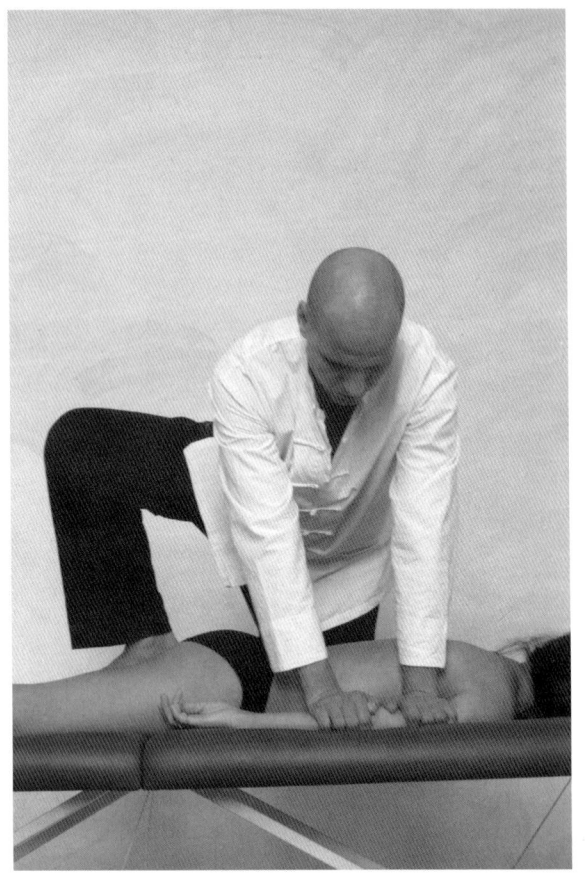

図14.47　腕の陰経を治療して、深い呼吸を促す

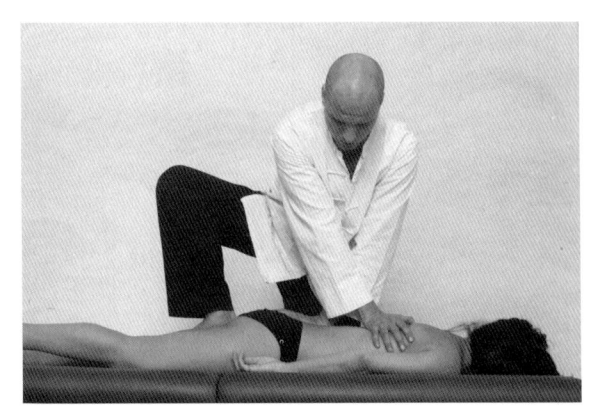

図14.48　再び背中を伸展させる

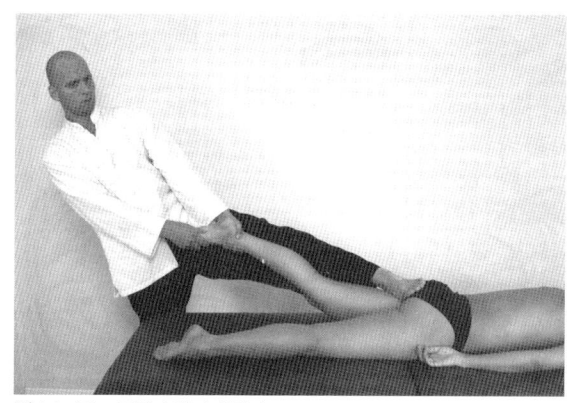

14.2 施術台を使って行う腰痛治療

図14.49　下肢を強く牽引する

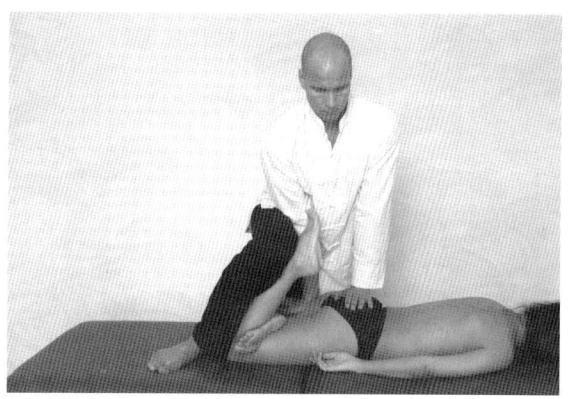

図14.51　脊椎傍を固定し、脚を曲げて内転筋を伸ばす

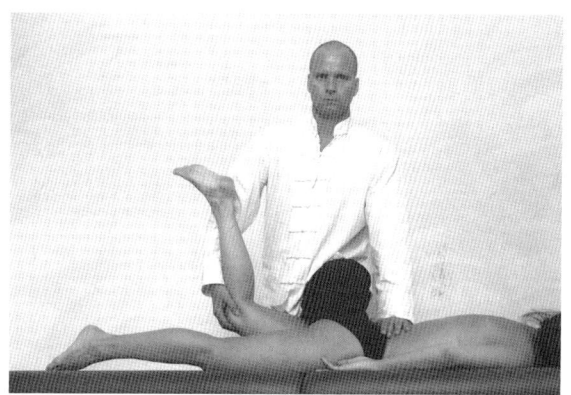

図14.52　背面下部と殿筋にある膀胱経の経穴とトリガーポイントを治療する

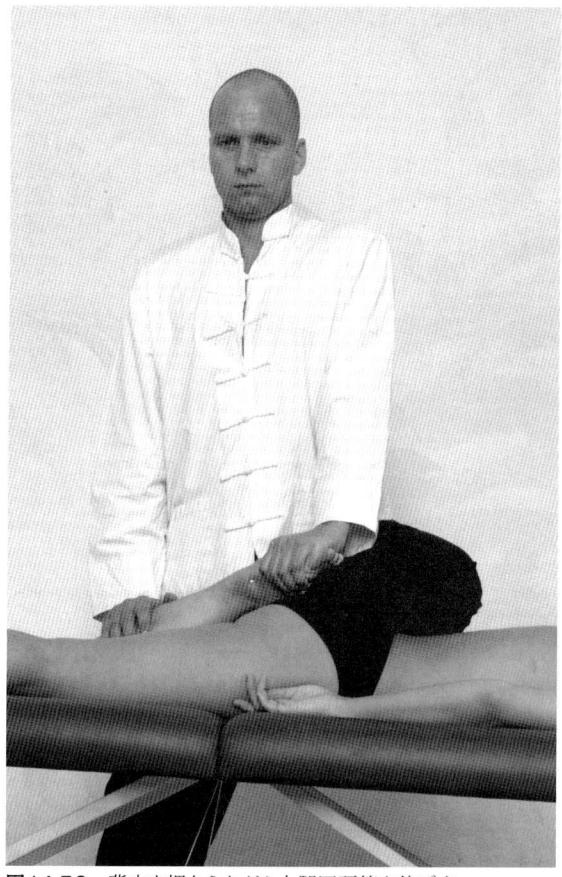

図14.50　背中を押さえながら大腿四頭筋を伸ばす

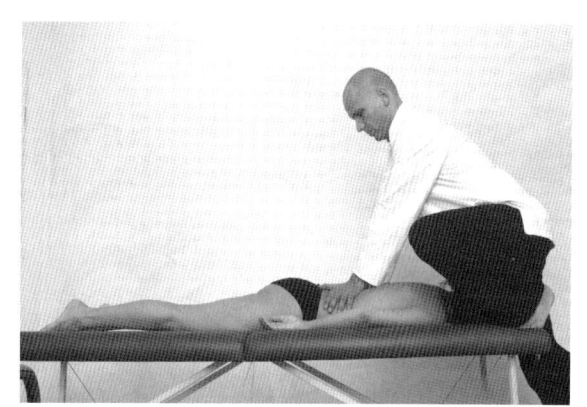

図14.53　腰部と胸部の脊椎傍を手のひらで押す

第14章　施術の方法

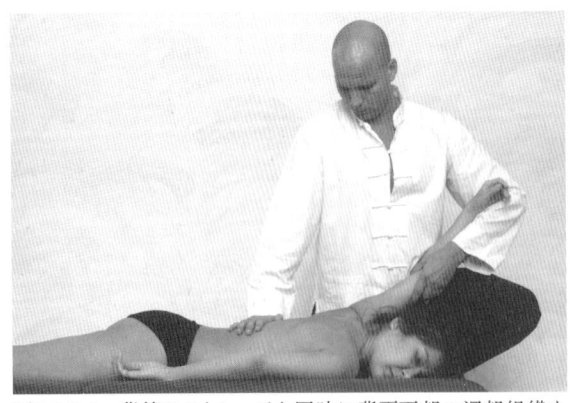

図14.54 背筋のストレッチと同時に背面下部の深部組織をマッサージし、続いて等尺性収縮後リラクセーションを行う

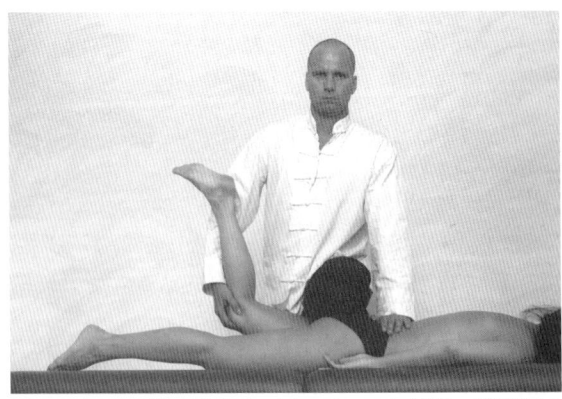

図14.56 等尺性収縮後リラクセーションを利用して腸腰筋を伸張させる

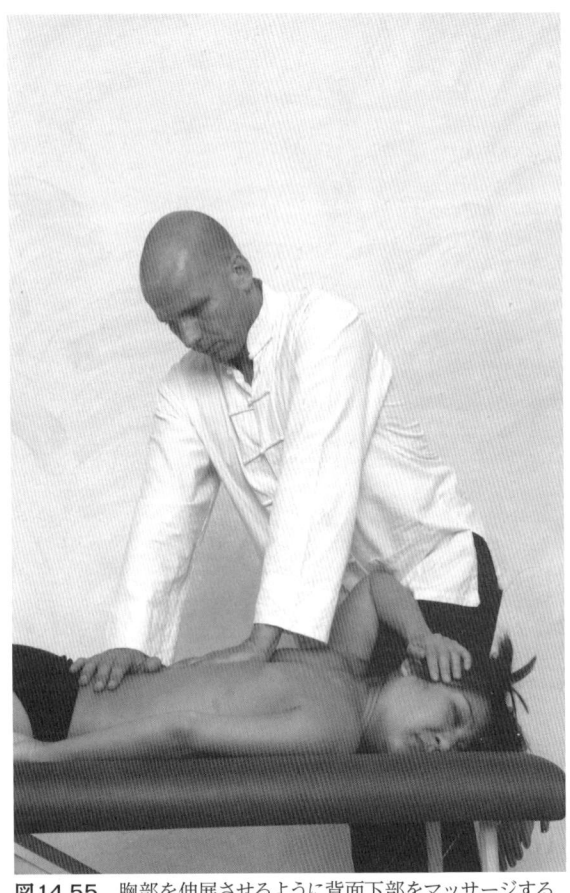

図14.55 胸部を伸展させるように背面下部をマッサージする

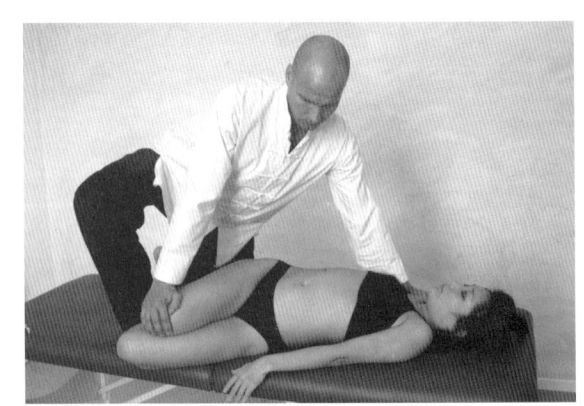

図14.57 体側を軽くストレッチする

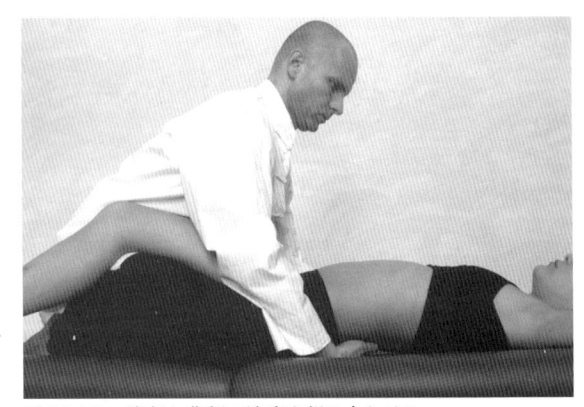

図14.58 腹部と背部の治療を組み合わせる

130

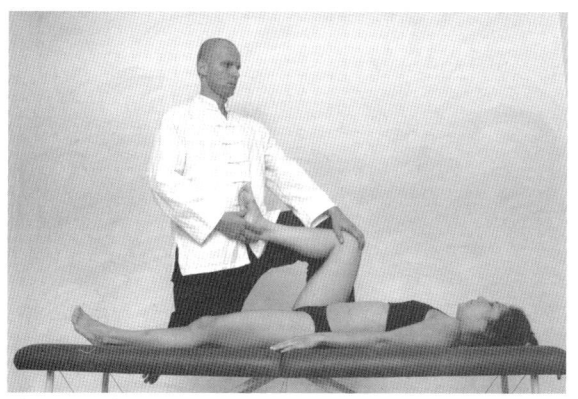

14.2 施術台を使って行う腰痛治療

図14.59　臀部を外旋させる

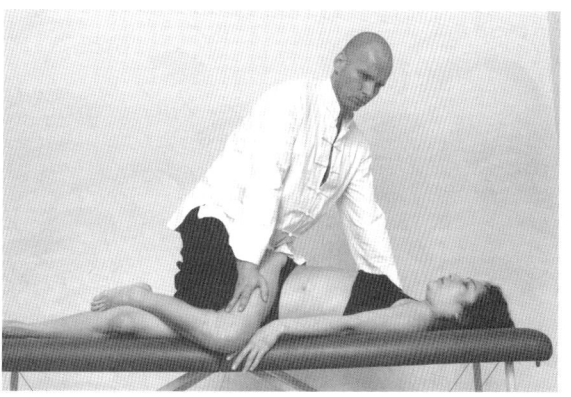

図14.61　大きく体側をストレッチする

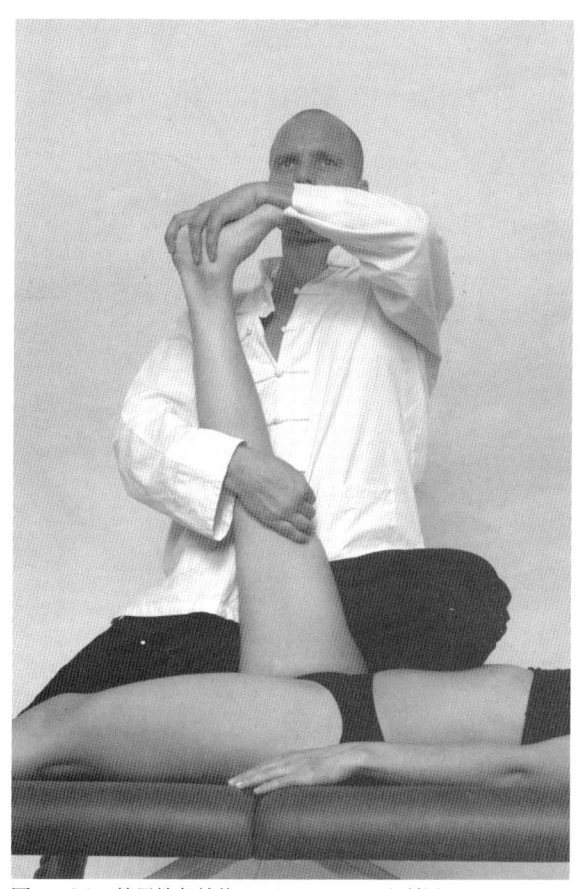

図14.60　等尺性収縮後リラクセーションを利用してハムストリングスとふくらはぎをストレッチする

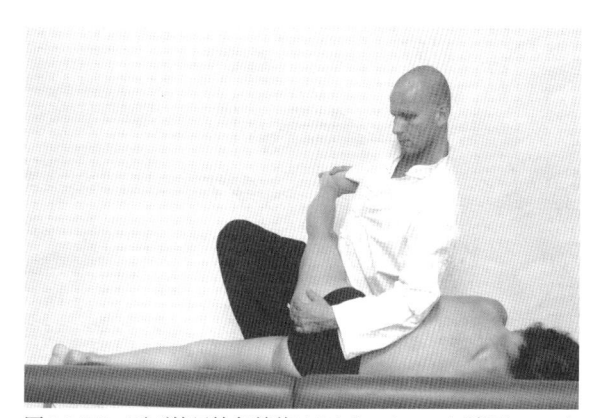

図14.62　再び等尺性収縮後リラクセーションを利用してハムストリングスとふくらはぎをストレッチする

131

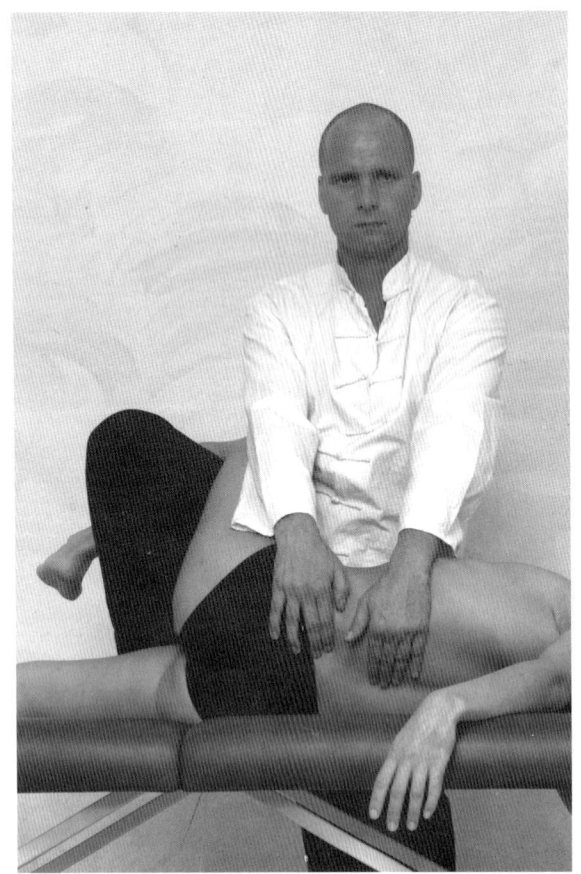

図14.63 背面下部を柔軟にするための可動化マッサージを行う

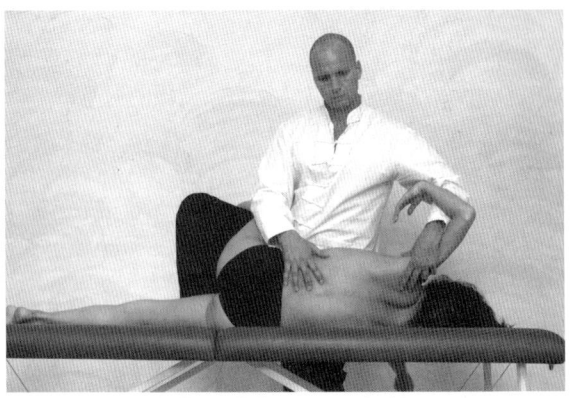

図14.64 背面全体の可動化マッサージを行う

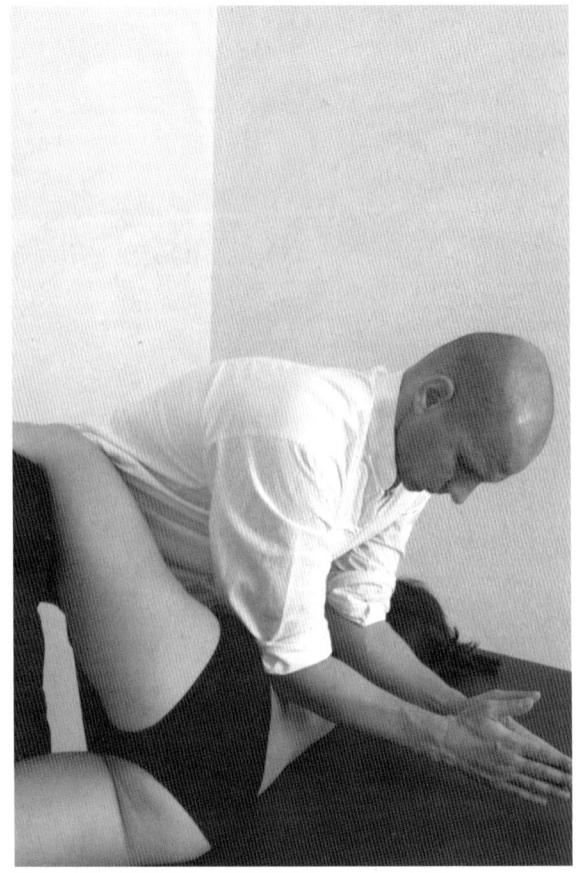

図14.65 背面下部の深部組織をマッサージする

14.2.2 施術例の解説

立てた治療方針を展開していくときは、緊張している筋肉を温め、血液の流れを良くすることに注意を払わなければなりません。まず足を圧迫して患者を深くリラックスさせます。そして経穴とトリガーポイントの治療を組み合わせ、さらにストレッチも加えて患部とその周辺の筋肉を治療して、独自の効果を与えます。続いて手のひらを使った押圧により、サブラクセーションを起こした椎骨を正常な位置に戻します。ここで治療する腰部、臀部、大腿部のすべての筋肉のトリガーポイントが、患部と関連しています。体側のストレッチもまた腰椎のサブラクセーションを解消します。さらに腹部と腰部の治療を組み合わせれば、筋硬結をほぐすうえ、全身をリラックスさせることができます。腰の回旋とハムストリングスのストレッチは、脊椎と仙椎の脇にある筋肉に反射性の作用をもたらします。それに続く等尺性収縮後リラクセーションは血流を促進し、筋肉を非常によく伸ばして緊張を取るので、筋肉の弛緩が促されます。また、可動化マッサージにより腰椎と胸椎の椎体すべてが動くと、興奮した神経が鎮まってきます。そして締めくくりの脊椎傍の深部組織マッサージによって、体の深いところにある筋肉構造まで十分にほぐれるのです。

第15章　付録

図版の典拠

Abb. 8.21 a-b aus Schiffer R, Harms E (Hrsg.): Bindegewebsmassage. 14. Aufl. Stuttgart: Thieme; 2005.

Abb. 8.14, 8.15 aus Richter Ph, Hebgen E: Triggerpunkte und Muskelfunktionsketten in der Osteopathie und Manuellen Therapie. 2. Aufl. Stuttgart: Hippokrates; 2007. Anatomische Illustrationen: Schünke M: Topographie und Funktion des Bewegungssystems. Stuttgart: Thieme; 2000 und Schwegler J: Der Mensch-Anatomie und Physiologie. 3. Aufl. Stuttgart: Thieme; 2002.

Abb. 8.27-8.29, 8.31, 8.32, 9.45, 10.8, 11.3, 11.6-11.8, 11.21, 11.23-11.26, 11.28, 12.5a-b, 13.1a aus Pöntinen P J, Gleditsch J, Pothmann R: Triggerpunkte und Triggermechanismen. 4. Aufl. Stuttgart: Hippokrates; 2007.

参考文献

[1]Brust HA: Die Kunst traditioneller Thai-Massage. Bangkok: Edtions Duang Kamol; 1990.

[2]Chow KT: Thai-Yoga-Massage. Aarau: AT-Verlag; 2005.

[3]Diener HC, Kronfeld K, Boewing G et al.: Efficacy of acupuncture for the prophylaxis of migraine: a multicentre randomised controlled clinical trial. Lancet Neurology. 2006; 5: 310-16.

[4]Diener HC (Hrsg.): Kopfschmerzen. Stuttgart: Thieme; 2003.

[5]Egle UT, Derra C, Nix W, Schewab R: Spezielle Schmerztherapie. Schattauer: Stuttgart; 1999.

[6]Endres HG, Böwing G, Diener HC et al.: Acupuncture for tension-type headache: a multicentre, sham-controlled, patient-and observer-blinded, randomised trial. J Headache Pain. 2007; 8: 1129-2369.

[7]Endres HG, Diener HC, Maier C et al.: Akupunktur bei chronischen Kopfschmerzen. Dtsch Ärztebi. 2007; 104: A-114 / B-105 / C-101.

[8]Endres HG, Victor N, Haake M et al.: Akupunktur bei chronischen Knie-und Rückenschmerzen. Dtsch Ärztebl, 2007; 104: A-123 / B-113 / C-109.

[9]Evjenth O, Hamberg J: Muscle stretching in manual therapie – a clinical. Vol 1. Alfta: Alfta Rehab; 2001.

[10]Funke EM: Physiotherapie an der Halswirbelsäule. München: Elsevier; 1999.

[11]Haake M, Müller HH, Schade-Brittinger C et al.: German acupuncture trials (GERAC) for chronic low back pain. Arch Intern Med. 2007; 167: 1892-1898.

[12]Hecker HU, Steveling A, Peuker E (Hrsg.): Taschenlehrbuch der Akupunktur. 3. Aufl. Stuttgart: Hippokrates; 2007.

[13]Hempen CH: dtv-Atlas der Akupunktur. München: DTV; 2001.
[14]Holzkamp K: Lernen. Frankfurt: Campus; 1995.
[15]Jullien F: Über die Wirksamkeit. Berlin: Merve; 1999.
[16]Kaisar R: ReflexPunktMassage. Stuttgart: Hippokrates; 2000.
[17]Kersting H: Nuad. München: Laredo; 2002.
[18]Klengre F: Dehnen. Ein Thema-fünf Perspektiven. Physiopraxis, 2007; 10: 28-31.
[19]Krackow R: Traditionelle Thai-Massage. Hamburg: Kolibri; 1994.
[20]K, Kunz B: Das große Buch der Reflexzonenmassage. Heyne, München: 2005.
[21]Lewit K: Manuelle Medizin. 8. Aufl. München: Elsevier; 2006.
[22]Lomba AJ, Peper W: Handbuch der Chiropraktik und struktureller strukturellen Osteopathie. 3. Aufl. Stuttgart: Haug: 2007.
[23]Marquardt H: Praktisches Lehrbuch Reflexzonentherapie am Fuß. 6. Aufl. Stuttgart: Hippokrates; 2005.
[24]Marquardt H: Reflexzonenarbeit am Fuß. 23. Aufl. Stuttgart: Haug; 2007.
[25]Meng A: Lehrbuch der Tuina-Therapie. 5. Aufl. Stuttgart: Haug; 2006.
[26]Pape U: Traditionelle Thaimassage, Therapie mit vollem Körpereinsatz. Physiopraxis. 2005; 7: 26-29.
[27]Perschke O: Atlas der Manualtherapie und Akupunktmassage. Stuttgart: Hippokrates; 2001.
[28]Platzer W: Taschenatlas der Anatomie. Bewegungsapparat: Bd.. 9. Aufl. Stuttgart: Thieme; 2005.
[29]Pöntinen PJ, Gleditsch J, Pothmann R: Triggerpunkte und Triggermechanismen. 3. Aufl. Stuttgart: Hippokrates; 2005.
[30]Pothmann R: TENS. Transkutane elektrische Nevernstimulation in der Schmerztherapie. Stuttgart: Hippokrates; 2003.
[31]Reimann S: Befunderhebung. 3. Aufl. München: Elsevier; 2007.

[32]Scharf HP, Mansmann U, Streitberger K et al.: Acupuncture and Knee Osteoarthritis. Ann Intern Med. 2006; 145: 12-20.
[33]Schnorrenberger C, Ching-Lien K: Klassische Akupunktur Chinas, Ling Kü King. 2. Teil. Stuttgart: Hippokrates; 1988.
[34]Schwab R: Durch Stretching beweglicher-Beweglich-keitsschulung am Beispiel der Stretching-Methode. Sport-Praxis. 1994; 106: 45-46
[35]Soyka M, Meholm D: Physiotherapie bei Wirbelsäulenerkrankungen. München: Elsevier; 2000.
[36]Stern-Spezial: Gesund leben. Hamburg: Gruner Jahr; 2004.
[37]Storck U, Junker HO, Rostalski W: Technik der Massage. 19. Aufl. Thieme: Stuttgart; 2004.
[38]Stürmer E: Nuad. Hannover: Humboldt; 2001.
[39]Terrier JC: Technik der Manipulativmassage. 2. Aufl. Lübeck: Ebert; 1995.
[40]Thal S: Zervikogenen Köpfschmerz erkennen und behandeln, Therapie mit Kopfchen. Physiopraxis. 2004; 4: 20-25.
[41]Theelen R, Wetzler N: Nuad-Thai. München Pflaum; 2003.
[42]Tilscher H, Eder M: Reflextherapie-Zur Behandlung schmerzhafter Störungen des Bewegungsapparates. 3. Aufl. Stuttgart: Hippokrates; 1996.
[43]Unschuld P: Was ist Medizin? Westliche und östliche Wege der Heilkunst. München: Beck; 2003.
[44]Wagner F: Reflexzonen-Massage. München: Gräfe Unzer; 1996.
[45]Wernike R: Wie wirkt Shiatsu? Wirkungszusammenhänge aus östlicher und westlicher Sicht. DAO-Sonderheft Shiatsu. Hamburg: Kolibri; 1991.

索 引

あ

アーユルヴェーダ　2, 7, 16
足三里　62, 121, 126
瘂門　101
アレルギー　47, 59, 60, 62, 68, 69, 80
胃経　57, 60, 61, 62, 63, 71, 108, 121, 126
一次性頭痛　112
胃腸炎　59
胃腸疾患　59, 62, 63
遺尿症　65
胃兪　99, 100
陰　10
陰経　10, 35, 36, 38, 42, 43, 57, 59, 63, 68, 69, 70, 86, 117, 122, 126, 128
咽頭炎　76, 78, 79
インポテンツ　49, 59, 65
陰陵泉　60, 121
ウェルネス　16
円回内筋　83
遠隔ポイント　5, 41, 73, 91, 126
オステオパシー　7

か

回外筋　79
外関　80, 122
解谿　63
外旋筋　63
回旋筋腱板　54, 88
外側広筋　40, 62, 87
顎関節症　108
かぜ　79, 100, 109
下腿三頭筋　20, 57, 58, 61, 66, 85
可動化　13, 14, 15, 26, 53, 57, 74, 75, 84, 95, 98, 99, 122, 132, 133
下頭斜筋　47, 99, 100
過敏性腸症候群　81
肝経　35, 47, 59, 63, 64, 65, 86, 121, 124, 126

関節炎　79
　肘関節炎 －　75, 78
　中手指節 －　76
　手首の －　79
　手・指の －　80
　リウマチ性 －　47, 63, 84, 85
関節症　79
環跳　87
顔面神経麻痺　47, 76, 79, 108, 109
気　10, 11, 15, 38, 68, 94, 104, 126
気海兪　49
気管支炎　47, 72, 75, 76, 79, 100
気管支拡張症　72
気絶(意識不明・失神)　76, 77
胸鎖乳突筋　47, 105, 106, 113, 114, 125, 126
頬車　108
狭心症　76, 78, 100
胸腸肋筋　102
胸椎症　47, 79, 98, 100, 106
胸膜炎　76
曲泉　65
曲池　79
魚際　76
居髎　87
禁断症状　78
緊張性頭痛　46, 98, 103, 106
グラウンディング　35, 36, 38, 57, 58, 60
クラシック・マッサージ　7, 10, 12, 14, 15, 26, 102, 112, 127
群発頭痛　115
経穴　3, 5, 7, 9, 10, 11, 14, 18, 28, 36, 37, 38, 40, 41, 42, 45, 46, 47, 48, 49, 50, 51, 59, 62, 63, 64, 67, 71, 72, 73, 74, 75, 78, 87, 92, 93, 99, 100, 101, 102, 103, 106, 108, 109, 110, 112, 126, 129
頸肩腕症候群　15, 27, 47, 79, 100, 103, 114
迎香　109
頸長筋　114
頸椎原性頭痛　46, 98, 103, 106, 113, 114, 115, 126

索引

頸椎症　46, 47, 48, 76, 79, 100, 101, 103
頸半棘筋　101, 102
頸板状筋　98, 99, 101
経絡　3, 7, 9, 10, 11, 14, 15, 38, 42, 46, 57, 60, 61, 67, 68, 69, 70, 72, 78, 86, 87
郄門　76
厥陰兪　99, 100
血海　60
月経過多　64
月経困難症　49, 59, 60
結膜炎　47
下痢　49, 50, 59, 60, 80
肩外兪　51, 103
肩甲挙筋　47, 48, 92, 93, 98, 99, 113, 114
言語障害　78, 101
腱鞘炎　77, 87
肩井　48, 51, 92, 93, 103, 106, 124
行間　64, 121, 126
睾丸炎　59
後谿　81
高血圧　42, 58, 70, 80, 87
膏肓　47
合谷　78, 122, 126
後斜角筋　98
拘縮　77
公孫　59
喉頭炎　76, 79
後頭下筋　98
更年期障害　59
広背筋　28, 29, 41, 50, 51, 94, 96, 127
項部硬直　101, 103, 106
肓門　50
呼吸補助筋　95, 96
五行　10, 35, 37, 57, 60, 68, 69, 86
骨粗鬆症　42
骨軟骨症　114

さ

坐骨神経痛　49, 50, 87, 127
サブラクセーション　43, 44, 45, 57, 85, 127, 133
三陰交　59, 126
三叉神経痛　79, 108, 109
三焦経　47, 48, 51, 68, 69, 70, 80, 81, 109, 122
三焦兪　49, 51

攅竹　47, 108
指圧　7, 9, 15, 16, 17, 26, 39
耳下腺炎　108
支溝　81
志室　50
指伸筋　74
絲竹空　109
歯痛　63, 76, 108, 109
湿疹　46
四白　108
尺側手根屈筋　83
尺側手根伸筋　82, 83
尺沢　75
斜頸　46, 47, 48, 80, 81, 113
尺骨神経　42
手根管症候群　82
受動的ストレッチ　8, 9
循環虚脱　76
小海　82
少海　77
上顆炎　74, 75, 78, 79, 80, 82
上顎洞炎　108, 109
小胸筋　97, 98
条口　63
少商　76
少沢　81
小腸経　47, 51, 69, 70, 81, 82, 103, 109
小殿筋　40
次髎　50
心経　42, 43, 68, 70, 77, 78, 122
腎経　35, 37, 38, 59, 66, 70, 71, 72, 116
神経皮膚炎　87
心臓神経症　78
深部組織　130, 133
心包経　42, 43, 68, 69, 70, 76, 77, 122
神門　78, 122
腎兪　49
推拿　10, 15
睡眠障害　16, 47, 64, 71, 76, 78, 91
ストレッチング　13
正中神経　42, 70, 78
睛明　108
脊柱管狭窄症　114
脊柱起立筋　8, 45, 94, 104
脊椎すべり症　114
セン　3, 7
前脛骨筋　21, 22, 57, 60, 61, 62, 63, 84

137

ぜんそく　46, 47, 59, 68,69, 71, 72, 75, 76, 91, 98, 100
前兆　113
前頭洞炎　108, 109
前立腺炎　59
総指伸筋　82
僧帽筋　5, 6, 31, 47, 48,51, 53, 91, 92, 93, 98, 99, 102, 105, 106, 114, 123, 124
卒中　91, 101, 114

た

太淵　73
大胸筋　71, 94, 97
タイ古式マッサージ　2, 3,4,5, 7, 8, 9, 10, 12, 13, 15, 17
大杼　100
太衝　65, 121, 126
大腿筋膜張筋　40, 88
大腿四頭筋　20, 21, 22, 27, 61, 66
大腿直筋　61
大腸経　68, 69, 78, 79, 109, 122, 126
大腸兪　49
大椎　51, 101
大殿筋　39, 40
太白　59
大包　72
大陵　77
多発性神経炎　59, 62, 76, 77, 79, 80, 87
多裂筋　98
胆経　46, 47, 48, 51, 63, 86, 87, 92, 93, 102, 103, 106, 109, 124, 126
膻中　71
チック症　109
秩辺　40, 41
中渚　80
中衝　77
中殿筋　39, 40, 51
中府　72, 122
聴宮　109
長趾伸筋　63, 87
腸疾患　62
長掌筋　76, 77
長撓側手根伸筋　79, 82
長母指屈筋　83
長母趾伸筋　63
腸腰筋　21, 23, 130
椎間板脱出　114

椎間板分離脱出　114
椎間板膨隆　114
通里　78
低血圧　62, 65, 80
手三里　79
てんかん　46, 63, 64, 65, 76, 78
天柱　47, 99, 100
天髎　48, 51
ドイツ鍼治療試験　12
等尺性筋収縮後リラクセーション　7, 13, 84, 85, 130, 131
瞳子髎　109
撓側手根屈筋　76, 77, 83
撓側手根伸筋　74
頭長筋　114
頭半棘筋　101
頭板状筋　98, 99, 101
犢鼻　62
督脈　46, 51, 70, 90, 91, 99, 100, 101, 123
突発性難聴　80
トリガーポイント　5, 6, 7, 8, 9, 11, 12, 13, 14, 15, 18, 26, 28, 35, 38, 39, 40, 45, 46, 47, 48, 50, 51, 52, 54, 58, 60, 61, 62, 63, 64, 65, 66, 67, 74, 75, 79, 82, 83, 87, 88, 93, 98, 99, 101, 102, 103, 106, 110, 112, 113, 114, 117, 124, 126, 129, 133
　アクティブ・−　9, 15
　サテライト・−　9, 46, 93
　レイテント（潜在性）・−　9

な

内関　76, 122
内旋筋　94, 95
内側広筋　57, 58, 60
内庭　63
内転筋　6, 20, 26, 57, 58, 63, 64, 84, 129
　大　−　40
　母指　−　79
内閉鎖筋　40
難聴　79
二次性頭痛　115
乳腺炎　62
任脈　68, 71
寝汗　100
乗り物酔い　76

は

肺経　42, 43, 68, 69, 71, 72, 73, 75, 76, 96, 97, 122, 124
排尿障害　59, 60, 65, 87
背部痛　4, 12
肺兪　51, 99, 100
吐き気　76, 100, 112, 113, 115, 126
薄筋　40
発熱　19, 47, 79, 81
鍼　4, 7, 9, 10, 12, 19, 38
半棘筋　98, 99, 101
半腱様筋　40, 65
反射区　16, 84
　－ 治療　7, 14, 16
　－ マッサージ　5, 7, 16, 35, 38
反射痛　9, 93
半膜様筋　40, 65
鼻炎　76
　アレルギー性 －　109
脾経　35, 57, 58, 59, 60, 71, 72, 120, 121, 126
腓腹筋　6, 13, 18, 20, 40, 64, 66, 84, 85
皮膚知覚帯　42, 44
百会　90, 123
ピラティス　9
ヒラメ筋　27, 66
風市　87
風池　102, 103
風府　101
腹診　15
腹痛　50, 60, 63, 79, 80, 81
副鼻腔炎　76, 79
不整脈　42, 58, 70, 76
不全麻痺　77, 79, 80, 87
不眠症　77
ペースメーカー　42, 58, 70
変形性股関節症　87
変形性膝関節症　62
変形性脊椎症　114
偏頭痛　46, 47, 64, 65, 79, 80, 87, 100, 103, 106, 108, 109, 112, 113, 114, 115, 126
扁桃炎　47, 76, 79
便秘　49, 50, 59, 63, 81
偏歴　79
縫工筋　57, 58
膀胱経　22, 37, 38, 39, 40, 41, 42, 45, 47, 49, 50, 51, 65, 66, 94, 99, 100, 104, 108, 118, 126, 129

膀胱兪　50
放散痛　7, 9, 10, 98, 106, 126
豊隆　63
ホットストーンマッサージ　7, 16

ま

マニピュレイティブ・マッサージ　7, 14, 15
マニュアル・セラピー　26
慢性疲労症候群　49
耳鳴り　47, 65, 79, 80, 81, 101, 103, 106, 109, 113
無月経　60
メニエール病　65, 80, 109
めまい　47, 63, 80, 91, 100, 101, 112, 113, 114

や

湧泉　37, 116
兪府　72
陽　10
陽経　10, 37, 38, 57, 60, 68, 69, 70, 73, 86
陽谿　79
陽谷　82
腰椎症　49, 87
腰痛症　62, 127
陽白　109
腰方形筋　50, 51, 94
陽陵泉　87
ヨガ　2, 3, 9
抑うつ　46, 49, 62, 63

ら

梨状筋　40, 41, 51
梁丘　62
菱形筋　5, 6, 28, 47, 48, 102, 103
列缺　76
労宮　77
ロルフィング　7

わ

腕神経叢　42
腕橈骨筋　82

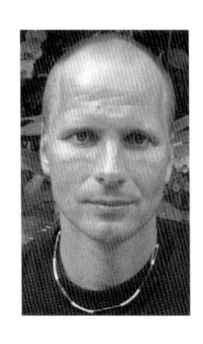

著者：
ウルフ・パーペ（Ulf Pape）
社会科学を学んでいた1992年に、勉学のため一時フィリピンに滞在。そこでアジアのマッサージ療法を初めて体験し、その効果のすばらしさに驚き、とりことなる。以後、アジアやヨーロッパで行われているさまざまな治療法の専門教育を修めた。治療の軸となっているのは、アジア的なボディセラピーと、ヨーロッパ的なマッサージ・理学療法との独創的かつ実践的な組み合わせである。現在は出身地であるベルリンに治療院を開き、治療師、マッサージ師として診療するかたわら、国内外の数多くの研修・教育機関で講師として指導にあたっている。

翻訳者：
知髙良美（ちたか　よしみ）
独和翻訳者。明治大学文学部卒業。医療機器メーカー、自動車メーカーなどドイツ系企業数社に勤務。訳書に『ホリスティックメディスンとしての酸塩基平衡』（産調出版）。

Praxis Thai-Massage
臨床現場で役立てる
タイマッサージ活用法

発　行	2012年4月25日
発行者	平野 陽三
発行元	ガイアブックス
	〒169-0074　東京都新宿区北新宿 3-14-8
	TEL.03(3366)1411　FAX.03(3366)3503
	http://www.gaiajapan.co.jp
発売元	産調出版株式会社

Copyright SUNCHOH SHUPPAN INC. JAPAN2012
ISBN978-4-88282-830-3 C3047

落丁本・乱丁本はお取り替えいたします。
本書を許可なく複製することは、かたくお断りします。

Printed in China

ガイアブックスの本

実践　押圧マッサージ療法

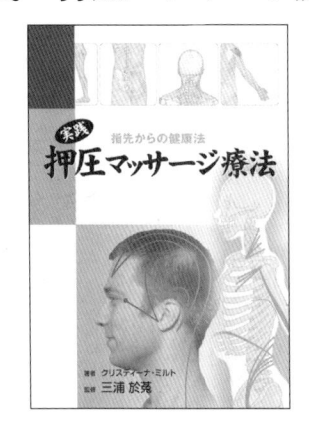

臨床で即、活用できる押圧療法の決定版！

直接手技で皮膚に刺激を加える押圧療法。基本手技に加え、豊富な写真で経穴をわかりやすく解説。病名別推奨経穴と施術方法も収録。

クリスティーナ・ミルト 著
三浦於菟 監修

本体価格：3,300円

筋骨格系の触診マニュアル

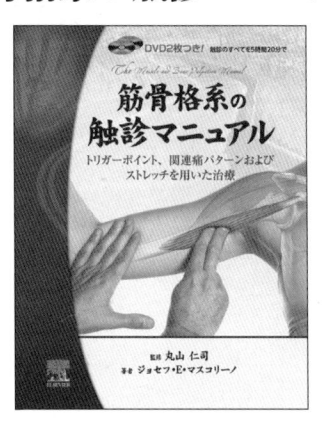

トリガーポイント、関連通パターンおよびストレッチを用いた治療

筋骨格系の触診にトリガーポイントやストレッチ、徒手療法などを取り入れたオールカラー実践本。著者および寄稿者による実演DVD2枚付き。

ジョセフ・E・マスコリーノ 著
丸山仁司 監修

本体価格：8,000円

手技療法とオステオパシーにおける　トリガーポイントと筋肉連鎖

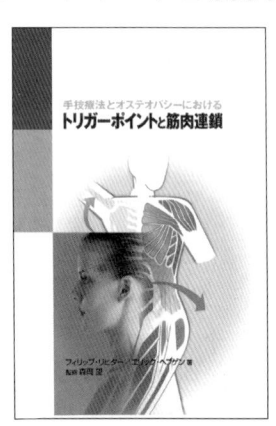

トリガーポイントを見つけ出し、
刺激を与えリリースする！

痛みの原因となっている筋肉組織とトリガーポイントを、解剖学的に解説。豊富な写真でトリガーポイントの位置が簡単にわかる。

フィリップ・リヒター／エリック・ヘブゲン 著
森岡望 監修

本体価格：3,800円

頭痛・頸部痛のための　マッサージセラピストガイド

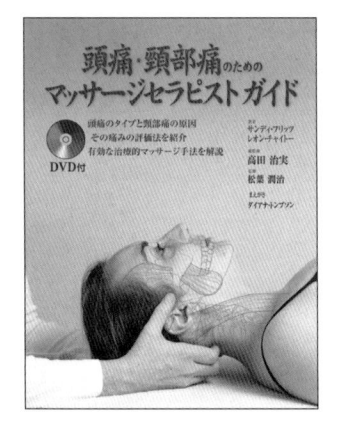

頭痛のタイプと頸部痛の原因、
有効な治療的手法を解説

世界的権威の著者による実践ガイドブック。頭痛のタイプと頸部痛の原因、有効な治療的マッサージ、痛みの評価法などを収録。DVD付き。

サンディ・フリッツ／レオン・チャイトー 著
高田治実 総監修／松葉潤治 監修

本体価格：2,800円